人体微生物组

主　编　郭晓奎

编　委　（按姓氏汉语拼音排序）

陈　磊	陈　力	陈　倩	陈胜良
董　珂	杜艳芝	郭晓奎	侯琳琳
李春波	李擎天	李婷华	林　萍
刘　畅	刘海霞	骆　菲	乔宇琪
秦金红	冉志华	沈通一	孙　阳
韦艳霞	文　姝	吴凯宇	徐纪茹
杨壁西	曾令兵	张　宁	周与华
朱泳璋			

人民卫生出版社

图书在版编目（CIP）数据

人体微生物组 / 郭晓奎主编 . —北京：人民卫生出版社，2017

ISBN 978-7-117-25425-0

Ⅰ.①人…　Ⅱ.①郭…　Ⅲ.①医学微生物学　Ⅳ.①R37

中国版本图书馆 CIP 数据核字（2017）第 260707 号

| 人卫智网 | www.ipmph.com | 医学教育、学术、考试、健康，购书智慧智能综合服务平台 |
| 人卫官网 | www.pmph.com | 人卫官方资讯发布平台 |

人体微生物组

主　　编：郭晓奎

出版发行：人民卫生出版社（中继线 010-59780011）

地　　址：北京市朝阳区潘家园南里 19 号

邮　　编：100021

E - mail：pmph@pmph.com

购书热线：010-59787592　010-59787584　010-65264830

印　　刷：北京画中画印刷有限公司

经　　销：新华书店

开　　本：787×1092　1/16　　**印张**：17　　**插页**：4

字　　数：424 千字

版　　次：2017 年 12 月第 1 版　2017 年 12 月第 1 版第 1 次印刷

标准书号：ISBN 978-7-117-25425-0/R·25426

定　　价：99.00 元

打击盗版举报电话：010-59787491　E-mail：WQ@pmph.com

（凡属印装质量问题请与本社市场营销中心联系退换）

前　言

　　"微生物组"最近成为科学界的一个热词，这不但是因为人们认识到微生物组研究可以在很多领域，如大气、土壤、水体以及生命世界等自然领域和工业、农业、畜牧水产的社会领域，推进人类进步，更重要的体现在"这是继日心说取代地心说后，人类对自然界认识的又一次颠覆性的重大进展"，特别是体现在人与微生物的关系上，以前我们将微生物作为体外有机体看待，现在我们已经认识到微生物组是我们机体的一部分；以前我们只知道微生物可以通过感染损害我们的机体，现在我们还认识到微生物群可以影响我们的心理和精神健康；以前大家认为我们是这个世界的主宰，现在我们认识到在这个世界里微生物是原住民，而人是外来"移民"。

　　我国自20世纪50年代与国际同步开始微生物组相关研究，主要以人体微生态学为学科支撑，代表学者主要有魏曦、余㵑、谢少文等，他们于60年代呼吁开展相关研究。但一直到改革开放后才真正开始，主要领军人物有康白、李兰娟、熊德鑫、杨景云等，他们以及他们领导的微生态学团队经过几十年努力，已研发了22种微生态制剂并在临床应用中取得了良好效果。近10年来，一大批青年学者加盟这个领域，使得我国在国际微生物组研究领域已经占有一席之地。

　　微生态学的核心研究对象是微生物群，微生物组技术是目前研究微生物群的主要手段，而我国微生态学的主要成就集中在医学领域，这些因素构成了书名确定为《人体微生物组》的主要原因。本书主要由三部分构成，分别是微生物群或微生物组与人体的关系、微生物群与人体健康及疾病，以及对微生物群干预促进人体健康。

　　近两年，我国围绕这一主题先后召开了"双清论坛（2015）""香山会议（2016）"和"国际工程科技发展战略高端论坛（2017）"。我国科技部明确提出"深入实施创新驱动发展战略，筑牢基础前沿研究根基，强化原始创新能力，发展重大颠覆性技术，在微生物组、人工智能、深地等领域，创新组织模式和管理机制，部署若干重大项目"，正是在这样的背景下，刚刚成立的上海市微生物学会微生物组专业委员会组织编写了此书，希望对该领域的发展尽绵薄之力。

郭晓奎

上海交通大学特聘教授

上海市微生物学会微生物组专业委员会主任委员

中华预防医学会微生态学分会副主任委员

中国微生物学会医学微生物学与免疫学分会副主任委员

2017 年 6 月

目　　录

第五篇　微生物群的干预与健康

第六篇　病　毒　组

网络增值服务

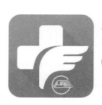

人卫临床助手
中国临床决策辅助系统
Chinese Clinical Decision Assistant System

扫描二维码，
免费下载

第一篇

绪　论

第1章 人体微生物组

　　微生物群（microbiota）是特定时间特定生境所有微生物有机体的总称，其组成包括非细胞结构的病毒（含噬菌体）、原核生物中的真细菌和古细菌，以及真核细胞微生物。与之对应，微生物群可以划分为病毒群、细菌群、古细菌群和真核细胞型微生物群。而微生物组（microbiome）是特定时间特定生境中微生物群所包含的基因序列（含同源序列）的总和。两者不完全对应（图1-1，见文末彩图），微生物组的范围更广，特别是动物和植物微生物组。微生物组与其宿主基因组有重叠部分——主要是宿主基因组包含的与微生物同源的基因序列，特别是与病毒基因序列的同源部分。相应地，微生物组也可以分为病毒组、细菌组、古细菌组、真核细胞型微生物组。微生物组推动自然界过程的变化近年来受到广泛关注，涉及人体、动物、植物、水体、土壤、大气、农业和水产养殖、环境保护和新能源等诸多方面，目前对人体微生物组的研究取得的成果最为丰富。

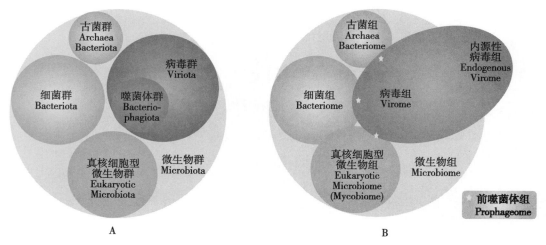

图1-1　人体微生物群（A）与微生物组（B）示意图

一、人体微生物组

　　人体微生物群的概念是从人体正常菌群（norma flora）的认知演变而来的。一方面，人体无论是处在健康或亚健康及疾病状态下，菌群都特定地存在于人体的一些部位，但多样性和丰度存在差异。因此，用中性词"微生物群或者微生物组"取代"正常菌群"更合理；另一方面，在过去的研究中，科研工作者们对人体微生物的研究仅停留在对细菌的作用研究，故而现阶段更多的研究结果都是细菌组与宿主之间相互作用的结果。自美国病毒防御基金会的 Norman G. Anderson 等人于2003年提出病毒组（human virome）以来，病毒组开始进入微生物组的研究范畴。由于病毒组的加入，人们对微生物组的定义范围已经不再局限于仅仅位于体表及一些腔道中，而是基于基因组序列的信息进行分析挖掘。但由于对病毒组的认识才刚刚开始，目前研究还不够全面及系统，接下来我们的叙述微生物组的研究仍以细菌组的结果为主。

人体微生物群在黏膜器官分布最多,如口腔和肠道。据美国佐治亚大学的 Whitman WB 等人估计,人结肠中所含的微生物约占人体全部微生物的 70%。2016 年初,以色列魏兹曼研究所的 Ron Sender 等人估算"标准体格"的成年男性结肠中微生物含量大约为 3.9×10^{13}(人体自身的细胞约为 3×10^{13}),而皮肤、口腔及女性阴道中仅有 10^{12} 左右。从种属水平上分析,肠道微生物群个体差异显著,但在门的水平上一般保守。人肠道微生物群中丰度最高的是拟杆菌门和厚壁菌门,变形菌门和放线菌门其次。但其组成和丰度受宿主基因型、进化过程、饮食、地域及人为干预等因素的影响而会发生动态变化。

二、人体微生物群及宿主的相互作用

人体微生物群与人体的相互作用可以概括为:

1. 共进化　通过微生物群与人体之间的基因交流而影响彼此的进化轨迹。2016 年美国得克萨斯大学奥斯汀分校 Andrew Moeller 等揭示了现代人和猿类并非简单地从环境中得到其肠道细菌,这些细菌在人科动物体内与宿主共同演化了数百万年之久并共同进化。

2. 共发育　人体微生物群参与人体发育、生长和衰老的过程。如微生物群能够影响幼年时免疫系统的发育及建成;微生物群的一些代谢产物能影响大脑和神经系统的发育和功能;微生物群影响胃肠道的发育和血管系统的重构;

3. 共代谢　微生物群与宿主对食品和药品代谢的合作对人的健康和疾病的治疗有着深远的影响,特别是对中药的药效影响巨大。另外,肠道微生物群能够通过初级和次级代谢途径产生大量的小分子物质(如短链脂肪酸等),这一生理过程依赖于宿主的饮食。虽然这些小分子物质中有很多被保留在了肠道内,但是还有一些进入了循环系统并且被宿主进行化学修饰,发挥重要生理功能。

4. 互调控　微生物组对宿主机体的调控主要涉及免疫系统、神经系统和内分泌系统。微生物组通过多种途径影响三大系统的功能,而机体生理状态的改变反之又影响微生物组的构成。此外,微生物组与宿主多种器官间还存在着重要的联系以进行相互调控作用,这种联系包括近年来备受关注的微生物组 – 肠 – 脑轴、微生物组 – 肠 – 肝轴和微生物组 – 肠 – 肺轴。

大量研究表明微生物组与人体健康和疾病发生发展存在密切关系,尤以肠道微生物组最为重要。人体微生物组与哮喘等超敏反应疾病、肥胖、糖尿病、肝脏疾病等代谢相关疾病、心脑血管疾病、肠易激综合征、炎症性肠病、慢性肾病、消化道肿瘤、自闭症、抑郁症及老年痴呆等精神性疾病均有相关。表 1–1 列出了部分文献报道过的与微生物组有关的人类疾病。

表 1–1　人体微生物组相关疾病

部位	疾病	文献
皮肤微生物组	acne（痤疮）	Brüggemann H, Semin Cutan Med Surg, 2005.
		Brüggemann H, Henne A, Hoster F, Liesegang H, et al. Science, 2004.
		Bek-Thomsen M, Lomholt HB, Kilian M, J Clin Microbiol, 2008.
	psoriasis（银屑病）	Gao Z, Tseng C, Strober BE, et al. PLoS ONE, 2008.
		Alekseyenko AV, Perez-Perez GI, De Souza A, et al. Microbiome, 2013.
		Schommer NN, Gallo RL, Trends Microbiol, 2013.

续表

部位	疾病	文献
皮肤微生物组	atopic dermatitis （过敏性皮炎）	Schommer NN, Gallo RL, Trends Microbiol, 2013. Kong HH, Trends Mol Med, 2011. Seite S, Flores GE, Henley JB, et al. J Drugs Dermatol, 2014.
	rosacea （红斑痤疮）	Picardo M, Ottaviani M, J Clin Gastroenterol, 2014.
	seborrheic dermatitis （皮脂溢性皮炎）	Schommer NN, Gallo RL, Trends Microbiol, 2013.
口腔微生物组	dental caries （龋齿）	Becker MR, Paster BJ, Leys EJ, et al. J Clin Microbiol, 2002. Kanasi E, Dewhirst FE, Chalmers NI, et al. Caries Res, 2010. Tanner ACR, Kent RL, Holgerson PL, et al. J Dent Res, 2011.
	gingivitis （齿龈炎）	Trombelli L, Scapoli C, Tatakis DN, et al. PLoS One 2013.
	periapical infection （牙周感染）	Siqueira JF, Rôças IN, Oral Surg Oral Med Oral Pathol Oral Radiol Endod, 2009. Rôças IN, Siqueira JF, J Clin Microbiol, 2008.
	periodontal diseases （牙周疾病）	Zaura E, Keijser BJ, Huse SM, et al. BMC Microbiol, 2009. Huang S, Yang F, Zeng X, et al. BMC Oral Health, 2011. Kumar PS, Griffen AL, Moeschberger ML, et al. J Clin Microbiol, 2005.
	halitosis（口臭）	Murata T, Yamaga T, Iida T, et al. Int Dent J, 2002.
	oral squamous cell carcinoma （口腔鳞状细胞癌, OSCC）	Mager D, Haffajee A, Devlin P, et al. J Transl Med, 2005. Pushalkar S, Mane SP, Ji X, et al. FEMS Immunol Med Microbiol, 2011. Nagy KN, Sonkodi I, Szöke I, et al. Oral Oncol, 1998.
	diabetes mellitus （糖尿病）	Hintao J, Teanpaisan R, Chongsuvivatwong V, et al. Oral Microbiol Immunol, 2007. Lalla E, Kaplan S, Chang SMJ, et al. J Clin Periodontol, 2006. Campus G, Salem A, Uzzau S, et al. J Periodontol, 2005.
	atherosclerosis （动脉粥样硬化）	Figuero E, Sánchez-Beltrán M, Cuesta-Frechoso S, et al. J Periodontol, 2011. Ford PJ, Gemmell E, Hamlet SM, et al. Oral Microbiol Immunol, 2005. Koren O, Spor A, Felin J, et al. Proc Natl Acad Sci U S A, 2011.
物组	bacteremia （菌血症）	Forner L, Larsen T, Kilian M, et al. J Clin Periodontol, 2006.
	obesity （肥胖）	Goodson JM, Groppo D, Halem S, et al. J Dent Res, 2009.
胃肠道微生物组	allergy （过敏性疾病）	Ly Ngoc P, et al. Journal of Allergy and Clinical Immunology, 2011

续表

部位	疾病	文献
胃肠道微生物组	rheumatoid arthritis（类风湿关节炎，RA）	Round June L, et al. Journal of Autoimmunity, 2010
	inflammatory bowel disease（炎症性肠病，IBD）	Sokol H, et al. Inflammatory Bowel Diseases, 2009 Abraham, et al. Gastroenterology, 2011
	coeliac disease（乳糜泻）	Verdu EF, Galipeau HJ, Jabri B, Nat Rev Gastroenterol Hepatol. 2015.
	autism（自闭症）	Hsiao, et al. Cell, 2013.
	hepatic encephalopathy（肝性脑病）	Collins, et al. Gastroenterology, 2009 Qin N, et al. Nature, 2014
	Alzheimer disease（阿尔茨海默病）	Bhattacharjee, et al. Frontiers in Cellular Neuroscience, 2013 Friedland, et al. Journal of Alzheimer's Disease, 2015.
	obesity（肥胖）	Turnbaugh, Peter J, et al. Nature, 2006 Cani, et al. Diabetes, 2007
	nonalcoholic fatty liver disease（非酒精性脂肪性肝病，NAFLD）	Abu-Shanab, et al. Nature Reviews Gastroenterology & Hepatology, 2010
	diabetes（糖尿病）	Cani, Patrice D, et al. Diabetes, 2007
	metabolic syndrome（代谢综合征）	Vijay-Kumar, et al. Science, 2010
	colorectal cancer（结直肠癌）	Xu L, et al. Gut, 2015 Feng Q, et al. Nature Communications, 2015
	Strokes（脑卒中）	Benakis C, et al. Nature Medicine, 2016.
	Clostridium difficileinfrtion（艰难梭菌感染，CDI）	Shankar Vijay, et al. Microbiome, 2014. Hopkins MJ, et al. Journal of Medical Microbiology, 2002. Willing BP, et al. Nature Reviews Microbiology, 2011.
	irritable bowel syndrome（肠易激综合征，IBS）	Stephen M Collins, Nat Rev Gastroenterol Heptaol, 2014.
	coronary artery disease（冠状动脉疾病）	Yamashita T, Emoto T, Sasaki N, Hirata KI, Int Heart J, 2016.
	liver cirrhosis（肝硬化）	Usami M, Miyoshi M, Yamashita H, World J Gastroenterol, 2015
泌尿道微生物组	urolithiasis（尿石症）	Siener R, et al. Kidney Int, 2013. Hatch M, Gjymishka A, Saliido EC, et al. Am J Physiol Gastrointest Liver Physiol, 2011. Sidhu H, Allison MJ, Chow, et al. J Urol, 2001.
	bladder cancer（膀胱癌）	Wolfe AJ, et al. J Clin Microbiol, 2012. Hilt EE, et al. J Clin Microbiol, 2014. Fricke WF, Maddox C, Song Y, et al. Am J Transplant, 2014.

续表

部位	疾病	文献
生殖道微生物组	bacterial vaginosis（细菌性阴道病）	Amsel R, Totten PA, Spiegel CA, et al. Am J Med, 1983. Nugent RP, Krohn MA, Hillier SL. J Clin Microb, 1991. Forsum U, Jakobsson T, Larsson PG, et al. Apmis, 2002. Hillier SL, Krohn MA, Nugent RP, et al. Amer J Obstet and Gyn, 1992. Sobel JD, Ferris D, Schwebke J, et al. Amer J Obstet and Gyn, 2006. Schwebke JR, Desmond RA. Clin Infect Dis, 2007.
	benign prostatic hyperplasia（良性前列腺增生）	ReetMändar, Microbiota of male genital tract：Impact on the health of man and his partner, Pharmacological Research, 2013.
	acquired immunodeficiency syndrome（艾滋病，AIDS）	Martin HL, Richardson BA, Nyange PM, et al. J Infect Dis, 1999. Taha TE, Hoover DR, Dallabetta GA, et al. AIDS（London, England）. 1998.

三、人体微生物组的干预

微生物群失调可能是由遗传倾向、感染、饮食和营养状况改变，以及使用抗生素等导致，改善肠道微生物组的方法主要有以下四种。

1. 饮食调理　饮食能够显著影响肠道微生物群的组成，进而影响宿主的生理功能、免疫系统功能，以及对感染性疾病的敏感性。

2. 补充、添加有益菌或有益菌的活性产物　包括益生元（prebiotics）、益生菌 / 益生生物（probiotics）和促生元（postbiotics）。近年的一些研究证明益生菌能够有效地调节肠道菌群，对于治疗腹泻、肠易激综合征（irritable bowel syndrome，IBS）、过敏性疾病、艰难梭菌感染等疾病具有一定的作用。益生元能够刺激体内特定益生菌的增殖，而促生元为益生菌产生的能够正向调节生命活动的可溶性物质。但益生菌、益生元和促生元对特定疾病的作用尚需更多的随机控制试验去检测和验证。益生菌的使用存在安全性问题亦应重视，对于免疫功能缺陷或有肠漏症的人群不建议采用。

3. 减少有害菌　抗生素的使用不仅会产生细菌耐药，还会干扰正常菌群，导致机会致病菌的定植和致病，比如艰难梭菌感染。而噬菌体仅对个别菌株具有高度的特异性，能够感染并裂解这些特定的靶细菌，且对动植物无毒害作用，因而它们被认为是抗菌治疗的候选"药物"。目前，噬菌体疗法已在控制幽门螺杆菌、艰难梭菌和具核梭菌等病原菌的感染开展研究。

4. 微生物群的置换　通过粪菌移植将健康人粪便中的功能菌群，移植到患者胃肠道内，重建新的肠道菌群，实现肠道及肠道外疾病的治疗。粪菌移植第一次在现代医学中应用是 1958 年由 Eiseman 用于治疗假膜性肠炎。目前，国际和国内已有很多利用粪菌移植成功治疗了感染性疾病或缓解了疾病症状的成功案例，这些疾病包括炎症性肠病（inflammatory bowel disease，IBD）、肠易激综合征（IBS）、代谢综合征等。但是由于粪便成分的复杂性，一些潜在的抗原成分在被易感人群识别后可能会使机体致病。

四、问题与挑战、展望

目前国际上已有一些研究团队对人体微生物群中的部分微生物进行分离培养并提出了

培养组（culturomics）概念。但在培养方法尚未完善和普及之前，大多数人体微生物仍将难以分离和进行体外培养。在这一背景下，宏基因组和 16S 测序技术在肠道微生物群的研究中仍将发挥关键性作用，同时随着与之配套的生物信息学技术的不断更新及完善，微生物组的神秘面纱正在逐步揭开。但正像人体基因组的发展历程一样，目前这些研究只是我们全面认识人体微生物群的开始，通过测序获得微生物组学数据和知识只是微生物群的部分间接数据和结果。在人体微生物群的研究领域，目前亟待解决的问题主要有 6 类：

1. 基础研究技术的发展，包括培养组学，研究进化、发育等的动物模型，特别是微生物群单细胞测序、微生物群单细胞成像、微生物群单细胞分选培养等精细研究技术。

2. 微生物群相关数据的规范和深度挖掘；新的分析方法的建立，特别是病毒组研究技术瓶颈的突破。

3. 微生物群与宿主机体相互作用（包括微生物群 – 肠 – 脑轴、微生物群 – 肠 – 肺轴、微生物群 – 肠 – 肝轴）的研究，特别是微生物群与人类共进化和共发育的规律；研究人体微生物群导致人类疾病的机制，如精神疾患等；在强化肠道微生物群的功能研究同时重点开展肺微生物群研究。

4. 以微生物群为靶标的疾病诊断技术和产品，特别是人工智能与诊断标准优化相结合的精准医学诊断技术体系的建立。

5. 以微生物群为靶标的干预技术和产品，包括天然健康微生物群的人工培养以及人工合成微生物群的扩增技术的研发；新型益生元、益生菌（含噬菌体产品）和促生元等产品的研制。

6. 各类微生物群相关诊断和干预技术或产品的有效性、安全性和质量控制的管理规范。

继 2007 年美国国立卫生研究院（NIH）启动"人类微生物组计划"以来，经过 10 年的发展，在人类有关微生物组的研究取得突破性进展的同时，2016 年 5 月 13 日，美国政府宣布启动"国家微生物组计划"，这标志着微生物组研究由人体研究开始逐渐拓展到人类社会的各个层面，包括自然界的大气、水体和土壤。我国也围绕这一主题先后召开了"双清论坛（2015）"和"香山会议（2016）"。这些计划必将推动人类对世界认识和改造的又一次跨越式发展。

（郭晓奎）

参 考 文 献

［1］Ley RE, Peterson DA, Gordon JI. Ecological and evolutionary forces shaping microbial diversity in the human intestine. Cell, 2006, 124（4）:837-848.

［2］Whitman WB, Coleman DC, Wiebe WJ. Prokaryotes: the unseen majority. Proceedings of the National Academy of Sciences of the United States of America, 1998, 95（12）:6578-6583.

［3］Sender R, Fuchs S, Milo R. Are We Really Vastly Outnumbered? Revisiting the Ratio of Bacterialto Host Cells in Humans. Cell, 2016,164（3）:337-340.

［4］Sender R, Fuchs S, Milo R. Revised estimates for the number of human and bacteria cells in the body. Bio Rxiv, 2016.

［5］Baumler AJ, Sperandio V. Interactions between the microbiota and pathogenic bacteria in the gut. Nature, 2016,535（7610）:85-93.

［6］Goodrich JK, Waters JL, Poole AC, et al. Human genetics shapethe gut microbiome. Cell,

2014.159（4）:789-799.

[7] Ochman H, Worobey M, Kuo CH, et al. Evolutionaryrelationships of wild hominids recapitulated by gut microbial communities. PLoS Biology, 2010, 8（11）:e1000546.

[8] Moeller AH, Li Y, MpoudiNgole E, et al. Rapidchanges in the gut microbiome during human evolution. Proceedings of the National Academy of Sciences of the United States of America, 2014, 111（46）:16431-16435.

[9] David LA, Maurice CF, Carmody RN, et al. Diet rapidly and reproducibly alters the human gut microbiome. Nature, 2014 Jan 23;505（7484）:559-63.

[10] Yatsunenko T, Rey FE, Manary MJ, et al. Humangut microbiome viewed across age and geography. Nature, 2012, 486（7402）:222-227.

[11] Forslund K, Sunagawa S, Kultima JR, et al. Country-specificantibiotic use practices impact the human gut resistome. Genome Research, 2013,23（7）:1163-1169.

[12] Hooper LV, Littman DR, Macpherson AJ. Interactions between the microbiota and the immune system. Science, 2012, 336（6086）: 1268-1273.

[13] Sommer F, Bäckhed F. The gut microbiota—masters of host development and physiology. Nature Reviews Microbiology, 2013, 11（4）: 227-238

[14] Sonnenburg JL, Bäckhed F. Diet-microbiota interactions as moderators of human metabolism. Nature, 2016, 535（7610）: 56-64.

[15] Cooke KR, Hill GR, Gerbitz A, et al. Hyporesponsiveness of donor cells to lipopolysaccharide stimulation reduces the severity of experimental idiopathic pneumonia syndrome: potential role for a gut-lung axis of inflammation. The Journal of Immunology, 2000, 165（11）: 6612-6619.

[16] Sommer F, Bäckhed F. The gut microbiota—masters of host development and physiology. Nature Reviews Microbiology, 2013, 11（4）: 227-238.

[17] Honda K, Littman DR. The microbiota in adaptive immune homeostasis and disease. Nature, 2016, 535（7610）:75-84.

[18] Kalliomäki M, Salminen S, Arvilommi H, et al. Probiotics in primary prevention of atopic disease: a randomised placebo-controlled trial. The Lancet, 2001, 357（9262）: 1076-1079.

[19] McFarland LV. Meta-analysis of probiotics for the prevention of antibiotic associated diarrhea and the treatment of Clostridium difficile disease. The American Journal of Gastroenterology, 2006, 101（4）: 812-822.

[20] Katsnelson A. Core Concept: Prebiotics gain prominence but remain poorly defined. Proceedings of the National Academy of Sciences, 2016, 113（50）: 14168-14169.

[21] Sanders ME, Akkermans LMA, Haller D, et al. Safety assessment of probiotics for human use. Gut Microbes, 2010, 1（3）: 164-185.

[22] Summers WC. Bacteriophage therapy. Annu Rev Microbiol, 2001.

[23] Eiseman B, Silen W, Bascom GS, et al. Fecal enema as an adjunct in the treatment ofpseudomembranous enterocolitis. Surgery, 1958, 44（5）:854-859.

[24] Browne HP, Forster SC, Anonye BO, et al. Culturing of 'unculturable' human microbiota reveals novel taxa and extensive sporulation. Nature, 2016, 533（7604）: 543-546.

第二篇

人体微生物群与微生物组的特征

第2章 口腔微生物群与微生物组特征

　　口腔是人体中动态和独特的生态系统,其特征在于其生态条件的不稳定性。口腔由覆盖于角质化鳞状上皮(例如上腭)、非角化上皮以及舌与龈缘上方和下方的牙齿的硬的非脱落结构的黏膜组成。这些位点构成促进微生物发展的单独的生态位,每个生态位具有独特的微生物组。口腔微生物群落是与人体相关的最复杂的细菌群落之一。

第一节　口腔微生物群

一、口腔细菌组

　　细菌之间的代谢合作在建立稳定的口腔生物膜群落中是重要的,通过这种合作可以建立食物网。到目前为止,已经从人类口腔中鉴定了超过 1000 种不同的细菌种类,并且它们中的大多数与牙菌斑相关。

二、口腔病毒组

　　病毒是一种体积微小,结构简单,必须在活细胞内寄生的非细胞型生物。

　　病毒在自然界分布非常广泛,可在人、动植物、真菌和细菌中寄居,有时可引起感染。

　　口腔病毒学是研究口腔内病毒和口腔疾病关系的一门学科,着重研究口腔内病毒的分布特点、性质及其在口腔内存在病理和生理意义。

　　在人类口腔中可检测到多种病毒,它们常存在于病毒的显性或隐性感染者。它们分别能引起各种口腔黏膜疾病。

　　相对于病毒而言,人体病毒组种类数量较低,大概有 1500 种基因型,其中 8% 以噬菌体形式存在,2% 是真核细胞病毒,而剩下的 90% 病毒为未知种类。绝大部分潜伏于口腔中的病毒具有溶源性作用,这些病毒可能与口腔微生物多样性密切相关。

　　在口、鼻、咽部位,每毫升体液约含有 2.1×10^8 个病毒样颗粒,总共为 1.2×10^{10},包括 250 种基因型;牙体相关的部位总共有 3.0×10^9 病毒,其基因型数量尚不清楚。唾液中的病毒主要以噬菌体的方式存在,环境因素是病毒群落组成的决定因素。除了噬菌体外,仍有相对数量的真核病毒,例如疱疹病毒和乳头瘤病毒等。利用全基因组鸟枪测序法,将获得的病毒序列用基本局域线性搜索工具与美国国家生物技术信息中心病毒数据库进行匹配检索可发现,数量最多的是人疱疹病毒 7 型,有 17 个和 15 个正向和反向测序读长。用聚合酶链反应(polymerase chain reaction, PCR)检测牙周炎组织提取的细菌 DNA,可至少测得有 6 种 DNA 双链疱疹病毒,例如疱疹病毒 1 型、爱泼斯坦 - 巴尔病毒(EB 病毒)1~2 型、巨细胞病毒、人疱疹病毒 6~8 型。

三、口腔真菌组

　　口腔微生物组的真菌组分是多样化的,使用多标记焦磷酸测序的方法对 20 个健康个体口腔中的真菌进行检测,得到了口腔真菌基因组(oral fungal microbiome):包含74个可培养的和11不可培养的真菌属,总共101种,每个个体中存在9~23种可培养物种。20%的测试样品中存在15属(包括四种已知的致病真菌和不可培养的生物体),其中念珠菌属(*Candida*)检出率最高,约占75%,其次是枝孢菌属(*Cladosporium*)(65%)、短梗霉属(*Aureobasidium*)和酵母属(*Saccharomycetales*)(两者均为50%)、曲霉属(*Aspergillus*)(35%)、镰孢属(*Fusarium*)(30%)和隐球菌属(*Cryptococcus*)(20%)。其中4种优势菌属对人具有致病性。在口腔样品中检测到的非培养菌属包括球囊霉属(*Glomus*)、小球腔菌科(*Leptosphaeriaceae*)、子囊菌属(*Ascomycete*)、担子菌属(*Basidiomycete*)、外生菌属(*Ectomycorrhiza*)、内生真菌属(*Endophytic fungi*)和球囊菌属(*Glomeromycete*)。低丰度菌属可能来自于空气和摄入的食物中。在可培养菌属中,有61属仅有一个物种代表,13属包括2~6个不同物种。

第二节　核心口腔微生物组特征

一、链球菌属

链球菌属(*Streptococcus*)是革兰阳性、无动力的球菌,呈链状排列。该菌包含200多个菌种和亚种,广泛分布于恒温动物的正常口腔和肠道菌群中。口腔中的链球菌主要包括无乳链球菌(*S. agalactiae*)、咽峡炎链球菌(*S. anginosus*)、汗毛链球菌(*S. downei*)、戈氏链球菌(*S. gordonii*)、婴儿链球菌(*S. infantis*)、中间链球菌(*S. intermedius*)、缓症链球菌(*S. mitis*)、变异链球菌(*S. mutans*)、口腔链球菌(*S. oralis*)、副血链球菌(*S. parasanguinis*)、肺炎链球菌(*S. pneumococcu*)、酿脓链球菌(*S. pyogenes*)、唾液链球菌(*S. salivarius*)、血链球菌(*S. sanguinis*)、表兄链球菌(*S. sobrinus*)和前庭链球菌(*S. vestibularis*)。

（一）链球菌属的主要生物学特征

球形或卵圆形,直径0.6~1.0μm,多数呈链状排列。多数菌种无荚膜,所有菌种均无芽孢,无鞭毛,有菌毛样结构,含M蛋白,革兰染色阳性。

多数链球菌为兼性厌氧菌,口腔链球菌多要求补充5%~10%的CO_2。最适温度37℃,最适pH7.4~7.6。

链球菌对营养的要求较高,在普通培养基中生长时需加入血液、血清和葡萄糖等才能生长。不同菌株在血琼脂表面产生不同溶血现象,根据溶血现象可将链球菌分为3种:①甲型(α)溶血性链球菌,菌落呈灰色、针尖状,周围有草绿色溶血环(α溶血),属于条件致病菌,致病力弱;②乙型(β)溶血性链球菌,菌落呈灰白色、细小、周围有宽大透明溶血环(β溶血),致病力强,根据抗原构造不同,又分成A、B、C、D等20个群,对人类有致病性的绝大多数属于A群;③丙型(γ)链球菌呈灰白色小菌落、无溶血环,无致病力。

链球菌属的大多数细菌对广谱抗生素敏感,多用抗生素控制链球菌感染,但是过度使用,导致耐药菌株的出现。此外,链球菌可以通过细胞内入侵,从而避免抗生素的作用。

（二）致病性

人体中能够引起感染的致病性链球菌包括化脓性链球菌(A群链球菌,GAS)、无乳链球菌(B群链球菌,GBS)、肺炎链球菌和变形链球菌等。

GAS定植于呼吸道和皮肤的黏膜,能够引起咽炎和脓皮病。当化脓性链球菌定植于正常的无菌组织时,可能导致严重的侵袭性疾病。

GBS是定植于肠道的共生菌,能够侵入不同宿主的隔室,并且可能导致严重的新生儿感染。

肺炎链球菌是常见的链球菌种类,能够引起免疫缺陷性疾病,包括肺炎、脑膜炎和中耳炎等。

变形链球菌是人类龋齿主要致病菌,变形链球菌一层一层地吸附在牙齿上,形成"生物膜"。它们消耗糖类,产生酸,腐蚀牙齿的釉层,造成牙洞。

共生链球菌感染主要发生在免疫受损个体和老年人中。定居于口腔黏膜、牙齿表面的缓症链球菌、变形链球菌、唾液链球菌及咽峡炎链球菌和其他黏膜表面的咽峡炎链球菌等共生微生物,可能引起感染性心内膜炎和严重的化脓感染。

二、普雷沃菌属

普雷沃菌属(Prevotella)属于拟杆菌门(Bacteroidetes),是人龈沟的优势菌,也是多种口腔疾病的病原菌。口腔中的普雷沃菌主要包括两路普雷沃菌(P. bivia)、颊普雷沃菌(P. buccae)、口颊普雷沃菌(P. buccalis)、齿垢普雷沃菌(P. denticola)、抑制普雷沃菌(P. enoeca)、深黑色普雷沃菌(P. fusca)、栖组织普雷沃菌(P. histicola)、中间普雷沃菌(P. intermedia)、洛氏普雷沃菌(P. loescheii)、产黑色素普雷沃菌(P. melaninogenica)、彩虹普雷沃菌(P. micans)、嗜糖普雷沃菌(P. multisaccharivorax)、变黑普雷沃菌(P. nigrescens)、口普雷沃菌(P. oris)、口腔普雷沃菌(P. oralis)、龈炎普雷沃菌(P. oulorum)、解糖普雷沃菌(P. saccharolytica)和真口普雷沃菌(P. veroralis)。

(一)普雷沃菌属的主要生物学特征

革兰阴性杆菌,无芽孢,无动力。严格厌氧,在厌氧培养基上生长良好。最适生长温度为37℃,但有些菌株在25℃或47℃也能够生长。培养时培养基中需加入氯化血红素和维生素K。在葡萄糖肉汤中生长时易形成光滑或线状沉淀,最终pH可达4.5,葡萄糖的利用率为30%~39%。能产生黑色素的普雷沃菌在血平板上形成黑色菌落。

(二)致病性

普雷沃菌是牙周炎的重要致病因子,能够导致牙周病、成人囊性纤维化患者的气道感染以及败血症等系统性疾病。感染多为慢性,感染部位接近黏膜表面及器官表面的脓肿;脓液或分泌液黏稠,一般是带有血,呈黑色,有恶臭,通常会有一些气味。普雷沃菌属中的产黑色素的普雷沃菌与周期性疾病相关。

(三)中间普雷沃菌

中间普雷沃菌(P. intermedia)大多为短杆状,培养时培养基中需加入氯化血红素和维生素K。在血琼脂表面形成圆形、半透明、表面光滑和溶血的菌落。

中间普雷沃菌可以从身体健康和牙菌斑患者的唾液中以及根尖周疾病患者的根管中分离出来,能够引起牙周病,例如成人牙周炎、急性坏死性溃疡性龈炎和妊娠龈炎等,感染引起的牙周炎与类风湿关节炎有关。

此外,中间普雷沃菌可以降解免疫球蛋白G以及产生其他毒力因子,包括胞外多糖、透明质酸酶、胶原酶、脂肪酶、脱氧核糖核酸酶(DNase)、脂多糖等。

三、卟啉单胞菌

卟啉单胞菌属通常分布于恒温动物的口腔、泌尿生殖系统和肠道中。卟啉单胞菌属包括不解糖卟啉单胞菌（*P. asaccharolytica*）、牙髓卟啉单胞菌（*P. endodontalis*）、牙龈卟啉单胞菌（*P. gingivalis*）、牙周卟啉单胞菌（*P. circumdentaria*）和唾液卟啉单胞菌（*P. salivosa*）等。

（一）卟啉单胞菌属的主要生物学特征

革兰阴性杆菌或球杆菌，无芽孢，无动力。大多数菌株是专性厌氧菌，但是一些菌株也能够在微需氧条件下生长。最适生长温度为 37℃。许多这些隔离位点被认为是缺氧区。在血琼脂平板上于 37℃下厌氧条件下孵育 5 天后，出现直径 1~2mm，浅灰色，轻微凸起的菌落。在胰蛋白酶大豆血液琼脂培养基上于 37℃厌氧条件下孵育 14 天后，分离的细菌以黑色色素的菌落形式生长。

（二）致病性

卟啉单胞菌属能从口腔感染、臀部和腹股沟区的脓肿、软组织感染、骨盆脓肿，外阴阴道炎和其他感染组织中分离出来。卟啉单胞菌属是慢性牙周炎的重要病原体，能够引起牙龈炎、牙周炎、牙髓病和顶端脓肿等口腔疾病，也能参与人类其他疾病，例如子宫内膜炎、腹膜炎和外阴道炎等。

（三）牙龈卟啉单胞菌

牙龈卟啉单胞菌是革兰阴性厌氧细菌，血红素及含有血红素或铁的化合物有助于其生长，在血琼脂平板表面形成直径 1~2mm、凸起、有光泽、表面光滑的黑色菌落。

牙龈卟啉单胞菌被认为是成年牙周炎的主要病原体，主要从牙周炎患者的牙周袋中分离，通常不存在于健康的牙龈沟中。其在牙周袋中的存活将需要克服由中性粒细胞和巨噬细胞产生的活性氧所诱导的氧化应激的能力。虽然牙龈卟啉单胞菌的主要生态环境是在龈下袋的混合群落中，但是在初始进入口腔时，其必须首先定植于牙菌斑，随后破坏上皮细胞生长因子，并定植于牙槽骨，允许细菌进一步穿透到更深的牙周组织。

牙龈卟啉单胞菌具有几种潜在的毒力因子，包括半胱氨酸蛋白酶、血凝素、脂多糖和菌毛；能够产生神经氨酸酶，在碳水化合物和糖蛋白的分解中起作用，有助于生物膜形成；具有血红素层，该血红素层充当氧化吸收体以消除过氧化氢和其他活性氧物质的影响，从而保护生物体的细胞膜和其他细胞组分免受氧化损伤。

四、放线菌属

放线菌属（*Actinomyces*）属于放线菌门，口腔中的放线菌有龋齿放线菌（*A. odontolyticus*）、口腔放线菌（*A. oris*）、乔氏放线菌（*A. georgiae*）、戈氏放线菌（*A. gerencseriae*）、衣氏放线菌（*A. israelii*）、内氏放线菌（*A. naeslundii*）和黏性放线菌（*A. viscosus*）等。

（一）放线菌属的主要生物学特征

革兰阳性杆状细菌，有菌毛，无芽孢，无动力。兼性厌氧，最适生长温度为 37℃，生长需要有机氮源，血清可明显促进其生长。在血平板上不溶血，可形成圆凸、半透明、湿润的菌落，黏于琼脂不易剥离。所有放线菌均发酵葡萄糖、果糖产酸，但不产气。

（二）致病性

放线菌属是口腔微生物群落的一部分，在调节口腔微生物平衡中起重要作用。能够引起龋齿、根尖周病变、脑膜炎及菌血症等。

戈氏放线菌（*A. gerencseriae*）和衣氏放线菌（*A. israelii*）在牙菌斑形成中起重要作用。它们吸附到牙齿表面，产生能够结合富含脯氨酸蛋白和富酪蛋白的唾液的菌毛，并且能够通过共凝集作用与其他牙菌斑细菌，包括杆菌属、普雷沃菌属和韦荣球菌属相互作用，为牙菌斑提供结构完整性，一旦生物膜形成，并且在可发酵的碳水化合物的存在下，放线菌属菌种可产生酸，导致龋齿。戈氏放线菌，是患有严重龋病的儿童牙菌斑中最活跃的物种之一。

当龋齿发生后未进行治疗，放线菌属可进入牙髓腔和根管感染牙髓，并最终导致牙髓组织的坏死。由于感染过程是无症状的，如果没有给予根管治疗，可引起根尖周疾病。

放线菌属在牙菌斑成熟过程中作为早期定植者在牙龈炎中起重要作用，其在牙齿和黏膜表面的定植增加了牙菌斑中细菌的数量和种类，并促进它们之间的相互作用。放线菌属通过创伤、外科手术等进入更深的组织，破坏黏膜屏障。它们具有低毒力，但是可以依赖于厌氧细菌等的存在，以增强致病性。

五、奈瑟菌属

奈瑟菌属（*Neisseria*）属于奈瑟球菌科（*Neisseriaceae*），是人类口腔和鼻咽腔黏膜的早期定植者。口腔中的奈瑟菌有长奈瑟菌（*N. elongata*）、浅黄奈瑟菌（*N. flavescens*）、淋病奈瑟菌（*N. gonorrhoeae*）、乳糖奈瑟菌（*N. lactamica*）、脑膜炎奈瑟菌（*N. meningitidis*）、黏液奈瑟球菌（*N. mucosa*）、灰色奈瑟球菌（*N. cinerea*）、干燥奈瑟球菌（*N. sicca*）、微黄奈瑟菌（*N. subflava*）和编织奈瑟球菌（*N. weaveri*）。其中除脑膜炎奈瑟菌和淋病奈瑟菌对人致病外，其余均属口腔的正常菌群。

（一）奈瑟菌属主要的生物学特征

革兰阴性双球菌，有荚膜和菌毛，无芽孢和鞭毛。在普通琼脂培养基上可生长，在血琼脂平板上培养可观察到直径为 0.5~2.0mm、没有溶血活性的扁平聚结菌落。除长奈瑟菌外，其他奈瑟菌的氧化酶试验均为阳性反应，但不从葡萄糖、麦芽糖、果糖、蔗糖、甘露醇、甘露糖、乳糖或蔗糖产生酸，不存在精氨酸双水解酶和脲酶活性。

（二）致病性

奈瑟菌属被认为是人鼻咽的共生菌，能在免疫受损的宿主中引起疾病或全身感染。在最近的宏基因组学研究中发现了人口腔中存在奈瑟菌定植，并且在有牙周病的成年人的牙结石中鉴定出 4 种奈瑟菌种，包括脑膜炎奈瑟菌、淋病奈瑟菌、干燥奈瑟菌和微黄奈瑟菌。

脑膜炎奈瑟菌有时能进入血流并引起全身性疾病，例如脑膜炎、败血症和偶发性局部感染。淋病奈瑟菌引起淋病。共生的乳糖奈瑟菌，能通过天然免疫保护脑膜炎奈瑟球菌。乳糖奈瑟菌是与脑膜炎奈瑟菌密切相关的乳糖发酵共生菌。

共生奈瑟菌是人口腔的优势菌属，并且被认为是人特异性的致病细菌。高脂蛋白和载脂蛋白 AI 能够抑制动脉粥样硬化，口腔内共生奈瑟菌丰度与脂蛋白和载脂蛋白 AI 的水平负相关。与正常体重的个体相比，黏液奈瑟球菌的存在量是肥胖者的 6 倍。炎症性肠病（IBD）具有口腔表现如溃疡和口干，与健康个体相比，IBD 患者的黏液奈瑟球菌丰度减少了50%。胰腺癌患者口腔中的长奈瑟菌比健康个体的丰度低。

六、嗜血杆菌属

嗜血杆菌属（*Haemophilus*）属于变形菌门（*Proteobacteria*），因生长需要血液而得名。口腔中的嗜血杆菌主要包括埃及嗜血杆菌（*H. aegyptius*）、杜克雷嗜血杆菌（*H. ducreyi*）、溶血嗜血杆菌（*H. haemolyticus*）、流感嗜血杆菌（*H. influenzae*）、副溶血嗜血杆菌（*H. parahaemolyticus*）和副流感嗜血杆菌（*H. parainfluenzae*）等。

（一）嗜血杆菌属的生物学特征

革兰阳性杆菌。无芽孢、无荚膜、无鞭毛。兼性厌氧，最适生长温度为 35~37℃。

（二）致病性

流感嗜血杆菌是人的机会致病菌，有包膜的 B 型流感嗜血杆菌能够引起婴儿脑膜炎和败血症。非分型流感嗜血杆菌是导致慢性阻塞性肺疾病（chronic obstructive pulmonary disease，COPD）恶化、中耳炎和眼部感染的重要原因，其发病机制的主要因素是脂寡糖（LOS）。

七、梭杆菌属

梭杆菌属（*Fusobacterium*）属于梭杆菌门（*Fusobacteria*）。口腔中的梭杆菌主要包括微生子梭杆菌（*F. gonidiaformans*）、坏死梭杆菌（*F. necrophorum*）、具核梭杆菌（*F. nucleatum*）和牙周梭杆菌（*F. periodonticum*）等。

（一）梭杆菌属的生物学特征

革兰阴性杆菌，无鞭毛，无动力，无芽孢。专性厌氧，在有氧和补充 5%~10% CO_2 空气的琼脂表面生长。在培养基中加入 5%~10% 的血清可维持细菌生长，最适生长温度 37℃。

（二）致病性

梭杆菌属菌种涉及广泛的人类疾病，包括牙周病、克罗恩病、溃疡性结肠炎和结肠直肠癌。直接侵入型的梭杆菌可以独立地进入宿主细胞，而被动侵入型的菌种需要另外的因子，例如黏膜完整性的损害或与其他微生物的共同感染。直接侵入型菌株的特征包括大量扩增编码膜相关蛋白的基因，包括：①编码包含 MORN2 膜相关结构域和 RadD 黏附素结构域的蛋白质组；②编码 FadA 黏附素蛋白和含有 BMC 结构域的蛋白质来区分宿主细胞侵袭和细菌聚集；③编码额外的黏附相关蛋白，包括Ⅳ型菌毛等。

（三）具核梭杆菌

具核梭杆菌是与人类疾病相关的厌氧性口腔共生菌和牙周病原体，包括五个亚种：具核梭杆菌动物亚种（*ss animalis*）、具核梭杆菌梭形亚种（*ss fusiforme*）、具核梭杆菌具核亚种（*ss nucleatum*）、具核梭杆菌多形亚种（*ss polymorphum*）和具核梭杆菌文氏亚种（*ss vincentii*）。

具核梭杆菌是口腔中最丰富的物种之一，能够引起各种形式的牙周病，包括轻度可逆形式的牙龈炎和晚期不可逆形式的牙周炎（慢性牙周炎、局部侵袭性牙周炎和广泛型侵袭性牙周炎）。它也常常与牙根管感染如牙髓坏死和根尖周炎有关。在五个亚种中，*ss fusiforme* 和 *ss vincentii* 经常与健康相关，而 *ss nucleatum* 与疾病相关。具核梭杆菌的丰度受环境因素的影响，吸烟会增加其在健康和患病者牙周的丰度。在慢性牙周炎患者中，2 型糖尿病患者具有较高水平的具核梭杆菌。

具核梭杆菌能够引起不良妊娠结局（绒毛膜羊膜炎、早产、死胎、新生儿败血症和先兆子痫），细菌起源于母亲的龈下斑块并移位到胎盘和胎儿，引起急性炎症导致胎儿死亡。此外，具核梭杆菌还能引起胃肠道（GI）病症（结肠直肠癌、炎性肠病和阑尾炎），心血管疾病，类风湿关节炎，呼吸道感染，Lemierre 综合征和阿尔茨海默病等疾病。其致病的关键的毒力因子是 FadA 黏附素 / 侵袭素，Pre-FadA 和 mFadA 形成活性复合物 FadAc，用于与宿主细胞结合和侵袭。

八、韦荣球菌属

韦荣球菌属（*Veillonella*）是口腔中最主要的物种之一，与许多早期、中期和晚期定植者共凝集。口腔中的韦荣球菌主要包括小韦荣球菌（*V. parvula*）、非典型韦荣球菌（*V. atypica*）和殊异韦荣球菌（*V. dispar*）。

（一）韦荣球菌的生物学特征

革兰阴性球菌，无鞭毛，无芽孢，严格厌氧，形成人类胃肠道、口腔和阴道菌群的一部分。最适生长温度 30~37℃。不能分解代谢糖，依赖于有机酸发酵成丙酸和乙酸、二氧化碳和氢。

（二）致病性

韦荣球菌依赖于口腔链球菌属产生有机酸。早期定植者的生长和代谢活性通过韦荣球菌属等提供营养物（代谢产物/废物）和附着位点，被认为是生物膜发育中的桥接物种。

韦荣球菌主要存在于舌、颊黏膜和唾液中，也存在于患有慢性牙周炎的患者的龈下生物膜样品中。与口腔生物膜相关，口腔生物膜引起许多人类口腔传染病，例如牙周炎和龋齿。韦荣球菌能产生大量的脂多糖（lipopolysaccharide，LPS）。韦荣球菌也是硫化氢（H_2S）的主要生产者，硫化氢（H_2S）是口臭的主要成分之一。此外，韦荣球菌还能引起脑膜炎、心内膜炎、阻塞性肺炎和菌血症等严重感染。

（三）小韦荣球菌

小韦荣球菌是口腔中最常见的革兰阴性厌氧球菌，与严重的早期儿童龋病和睾丸内感染有关。小韦荣球菌是牙周炎和其他牙齿感染的重要病原体，是慢性上颌窦炎和深部颈部感染中最常见的厌氧病原体之一。此外，也能引起心内膜炎、肝脓肿、脑膜炎、骨髓炎和急性肾盂肾炎。

第三节　口腔微生物新菌种

一、*K. michiganesis* 克雷伯菌属（*Klebsiella*）（2013）

革兰氏阳性菌，兼性厌氧，直杆、有动力，细胞的直径为 0.5~0.8μm，长度为 1~2μm。菌落呈白色，圆形，边缘光滑，菌落小而凸起。氯化钠和 pH 耐受性分别高达 6% 和 10。从人的口腔中分离。

模式株：W14T（=ATCC BAA–2403T=DSM 25444T）。

二、*K. quasipneumoniae* 克雷伯菌属（*Klebsiella*）（2014）

人类和动物的病原体，广泛分布于环境中。从人的口腔中获得。

模式株：01A030T（=5SB11T5=CIP 110771T=5DSM 28211T）。

三、*Enterobacter xiangfangensis*（2014）

革兰氏染色阴性菌，10~17t，兼性厌氧，有动力，无芽孢杆菌。菌落呈圆形，表面光滑，凸起，白色，培养 24 小时后 1~1.5mm。从人的口腔中获得。

模式株：10–17T（=5LMG 27195T=5NCIMB14836T5=CCUG 62994T）。

四、*S. dentisani* 链球菌属（*Streptococcus*）（2014）

革兰氏染色阳性菌,兼性厌氧菌,不产芽孢,无动力,过氧化氢酶阴性球菌,DNA 的 G + C 含量约 40.8 mol%。可造成龋齿的形成。从人类牙齿表面获得。

模式株：Str. 7747T（=5CECT 8312T=5DSM27088T）。

（侯琳琳　陈　力）

参 考 文 献

［1］David T Pride, Julia Salzman, Matthew Haynes, et al. Evidence of a robust resident bacteriophage population revealed through analysis of the human salivary virome. The ISME Journal, 2012, 6: 915–926.

［2］JØRGEN SLOTS. Human viruses in periodontitis. Periodontology, 2000, 2010, 53: 89–110.

［3］Ghannoum MA, Jurevic RJ, Mukherjee PK, et al. Characterization of the Oral Fungal Microbiome（Mycobiome）in Healthy Individuals. PLoS Pathog, 2010, 6（1）: e1000713.

［4］Lazarevicl V, Whiteson K, Gaïa N, et al. Analysis of the salivary microbiome using culture independent techniques. Journal of Clinical Bioinformatics, 2012, 2:4.

［5］Cole JN, Henningham A, Gillen CM, et al. Human pathogenic streptococcal proteomics and vaccine development. Proteomics Clin Appl, 2008, 2:387–410.

［6］Itoh T, Nakamura H, Kishi J, et al.The Activation of Matrix Metalloproteinases by a Whole-cell Extract from Prevotella nigrescens. Journal of Endodontics, 2009, 35:1.

［7］Silva VL, Carvalho MAR, Nicoli JR, et al. Aerotolerance of human clinical isolates of Prevotella spp. Journal of Applied Microbiology, 2003, 94: 701–707.

［8］Conrads G, Citron DM, Kerin L. 16S–23S rRNA gene internal transcribed spacer sequences for analysis of the phylogenetic relationships among species of the genus Porphyromonas. International Journal of Systematic and Evolutionary Microbiology, 2005, 55: 607–613.

［9］Filioussis G, Petridou E, Karavanis E, et al. Pyogranulomatous Pneumonia in Goats Caused by an Undescribed Porphyromonas Species, "Porphyromonas katsikii". Journal of Clinical Microbiology, 2014, 53:795–798.

［10］Kawamura Y, Kuwabara S, Kania SA, et al. Porphyromonas pogonae sp. nov, an anaerobic but low concentration oxygen adapted coccobacillus isolated from lizards（Pogona vitticeps）or human clinical specimens, and emended description of the genus Porphyromonas Shah and Collins 1988. Systematic and Applied Microbiology, 2015,38: 104–109.

［11］de Assis PRGR, Nakano V, Senhorinho GNA, et al. The use of a rapid assay to detect the neuraminidase production in oral Porphyromonas spp. isolated from dogs and humans. Journal of Microbiological Methods, 2013, 94:159–160.

［12］Könönen E, Wade WG. Actinomyces and Related Organisms in Human Infections. Clinical Microbiology Reviews, 2015, 28:2.

［13］Liu G, Tang CM, Exley RM. Non-pathogenic Neisseria: members of an abundant, multi-habitat, diverse genus. Microbiology, 2015, 161:1297–1312.

[14] McGuire AM, Cochrane K, Griggs AD. Evolution of Invasion in a Diverse Set of Fusobacterium Species. MBio, 5（6）:e01864–14.

[15] Do T, Sheehy EC, Mulli T. Transcriptomic analysis of three Veillonella spp. Present in carious dentineand in the saliva of caries-free individuals. Front. Cell, Infect Microbiol, 2015, 5:25.

[16] Matera G, Muto V, Vinci M, et al. Receptor Recognition of and Immune Intracellular Pathways for Veillonella parvula Lipopolysaccharide. Clinical and Vaccine Immunology, 2009, 1804–1809.

[17] Saha R, Farrance CE, Verghese B, et al. Klebsiella michiganensis sp. nov., a new bacterium isolated from a tooth brush holder. Curr Microbiol, 2013, 66（1）:72–78.

[18] Brisse S, Passet V, Grimont PA. Description of Klebsiella quasipneumoniae sp. nov., isolated from human infections, with two subspecies, Klebsiella quasipneumoniae subsp. quasipneumoniae subsp. nov. and Klebsiella quasipneumoniae subsp. similipneumoniae subsp. nov., and demonstration that Klebsiella singaporensis is a junior heterotypic synonym of Klebsiella variicola. Int J Syst Evolicrobiol, 2014, 64（Pt 9）:3146–3152.

[19] Gu C T, Li C Y, Yang L J, et al. Enterobacter xiangfangensis sp. nov., isolated from Chinese traditional sourdough, and reclassification of Enterobacter sacchari Zhu et al. 2013 as Kosakonia sacchari comb. nov. Int J Syst Evol Microbiol, 2014, 64（Pt 8）:2650–2656.

第3章 呼吸道微生物群与微生物组特征

随着广范围 PCR（broad range PCR）技术和新一代焦磷酸测序（pyrosequencing）技术的不断完善，以此为基础的人体微生物组研究得到了广泛的开展，也获得了诸多的研究成果。但是，与消化道、泌尿生殖道的微生物组研究相比，呼吸道的微生物组研究始终处在一个相对滞后的状态，主要出于以下几个原因：第一，经典理论认为，由于呼吸道的解剖学和组织学特点，下呼吸道几乎处于无菌的状态，因此对于健康人下呼吸道的微生物组研究一直处于被忽视的状态。第二，正常呼吸道相对于消化道和泌尿道而言，有形的排出物非常稀少，正常人很难在自然条件下排出具有研究价值的排泄物。第三，由于下呼吸道的排出物在自然条件下获取容易受到口腔的污染，如果需要得到能客观忠实地反映下呼吸道生境（habitat）的标本，就需要借助一些诸如支气管肺泡灌洗（bronchoalveolar lavage）和支气管肺泡毛刷（bronchoalveolar brush）等有创的介入手段，在健康人群中开展有创的标本采集容易遭到被检者的抵触，同时也会引起一系列医学研究的伦理问题。因此，有创性的标本采集方法也是阻碍呼吸道微生物组研究发展的一个主要因素。

但是随着研究的不断深入，呼吸道微生物组的研究也有了长足的发展，本章的主要目的就是介绍人体呼吸道，特别是下呼吸道微生物组研究的进展和最新发现。

一、正常人体呼吸系统的解剖及生理

人体的呼吸系统由呼吸道和肺构成。其中呼吸道以喉部的环状软骨下缘为界分为上呼吸道和下呼吸道两部分。构成上呼吸道的主要有鼻、咽和喉，而下呼吸道主要包括从气管气道到肺内终末细支气管的整个气管树。气管和终末细支气管主要司职气体的正常传导，而肺内最末端的呼吸性支气管及肺泡主要参与气体的物质交换。肺脏位于人体胸膜腔内，是富有弹性的海绵样器官，上端位于锁骨后，称为肺尖；下端与膈肌相邻称为肺底；肺门是支气管、肺动脉、肺静脉、肺部神经及淋巴管进出的通道。

呼吸道和消化道、泌尿生殖道、外耳道一样，是人体重要的与外界相通的腔道，也是人体正常菌群寄生的场所。呼吸道的上皮组织既参与构成了细菌定植的场所，为正常菌群的生长提供了有利的生存内环境，同时也作为预防外源性致病菌感染及内源性机会感染的重要屏障。上、下呼吸道的上皮组织主要由假复层纤毛柱状上皮构成，纤毛摆动是呼吸道自净作用及预防外来病原体入侵的重要手段，炎症等病理状态下引起的纤毛功能障碍及结构缺失是造成外源致病菌感染和内源性机会感染的重要促进因素。同时，整个呼吸道，特别是下呼吸道还零星分布着黏液细胞、基底细胞、K细胞、Clara细胞等多种形态功能各异的细胞，这些细胞虽然不是构成屏障组织的主要成分，但却在保持呼吸道湿润、神经内分泌、细胞分化储备等方面发挥着重要作用，参与呼吸道内环境的稳定。在肺内，呼吸道逐步延伸为终末呼吸单位，此时随着气道的职能由气体传导逐步向气体交换转变，纤毛柱状上皮逐渐稀少直至演变为扁平细胞。而在肺泡内，上皮主要由Ⅰ型肺泡上皮细胞和Ⅱ型肺泡上皮细胞构成，前者是覆盖肺泡上皮及构成血气屏障的主要结构，后者分泌保障肺顺应性所必需的表面活性物质，同时作为Ⅰ型细胞的储备细胞。此外，肺内游走的吞噬细胞也起到肺泡内防御的作用。

人体在呼吸作用中吸入的空气是气体和诸多"颗粒"样物质的混合体,而在这些颗粒中含有一定量的微生物,因此呼吸道和消化道一样,也是正常菌群寄生和外来细菌入侵的主要场所之一。正常人体在呼吸运动的过程中,通过气管纤毛摆动的自净作用,以及呼吸道的特殊结构,特别是鼻甲骨、会厌、喉等解剖结构以及黏液的附着和主支气管树二分叉的折射作用阻挡了大量外来有害因子的入侵,同时通过黏膜局部的分泌性 IgA 以及人体的咳嗽反射等,保护呼吸道免遭外界有害因子的侵害。由于呼吸道保护作用的存在,呼吸道正常细菌的分布呈现一种极不均匀的状态。经典理论认为正常人体上呼吸道,诸如鼻腔、咽、喉等解剖部位有大量正常菌群寄生,而环状软骨以下的解剖位置接近于无菌状态。同时,在某些情况下,如:用力呼吸、急促呼吸、炎症所致鼻腔堵塞等,口腔也承担重要上呼吸道的气体传导的功能,因此,口腔菌群对于呼吸道菌群的影响亦然不容忽视。构成上呼吸道的菌属主要有链球菌属(*Streptococcus*)、奈瑟菌属(*Neisseria*)、罗氏菌属(*Rothia*)、嗜血杆菌属(*Haemophilus*)、假单胞菌属(*Pseudomonas*)和放线菌属(*Actinomyces*)等。而对于正常人体下呼吸道的菌群构成,由于普遍认为是无菌状态,因此鲜有文献记载。

二、正常人体呼吸道微生物组研究及特征

学者 Emily S. Charlson 等在最新发表的文献中第一次比较系统地阐述了整个呼吸道(包括上呼吸道及下呼吸道)的微生物组分布特点。患者在进行吸入麻醉之后,以位于喉部的声门为界,在声门以上通过拭子取样,在声门以下右肺的中叶以及下叶的主支气管进行多点生理盐水灌洗取样,而左肺进行套管式支气管镜毛刷取样(该毛刷在经过上呼吸道时被包裹,在进入左肺后才伸出进行取样),因此从取样的方法上,他们在做到上、下呼吸道多点取样的同时也避免了取样物在经过上呼吸道时的细菌污染。在应用了对于细菌 16S rRNA 基因的实时定量 PCR、广范围 PCR 以及 454 测序等一系列的定量研究手段,基本否定了"下呼吸道,特别是肺部处于无菌状态"这一传统的概念,他们认为整个呼吸道的微生物组存在以下特征:首先,对比其他人体解剖部位的微生物组特征,整个呼吸道存在着一个高度同源的微生物组(homogenous microbiota),上下呼吸道微生物组表现为"地貌连续性"(topographical continuity)。而相比于消化道的微生物组,从其起始端到末端,随着解剖部位的移行,微生物组的构成特点有明显的变化。因此,对于整个呼吸道而言,下呼吸道并不存在具有唯一性的微生物组结构,而仅仅是上呼吸道微生物组的一种延续。其次,所谓上下呼吸道的微生物组的差异只体现在生物量(biomass),而不体现在微生物组构成的特异性。因此,从上呼吸道到下呼吸道,虽然菌量逐渐减少,但是通过培养不依赖方法检出的上呼吸道细菌在下呼吸道同样可以检出。最后,下呼吸道的正常寄生菌很有可能是由于下呼吸道支气管以及微支气管的微抽吸作用(micro-aspiration)将上呼吸道过度生长的冗余菌(carryover bacteria)"吸"入下呼吸道定植的,这可能是下呼吸道不存在特征性的微生物组,仅仅是上呼吸道微生物组延续的原因所在。

最新的基于细菌 16S rRNA 基因 V3 高变区的焦磷酸测序技术的微生物组研究技术表明,人体呼吸道正常定植菌主要由 5 个菌门构成,分别是:厚壁菌门(*Firmicutes*)、拟杆菌门(*Bacteroidetes*)、变形菌门(*Proteobacteria*)、梭杆菌门(*Fusobacteria*)和放线菌门(*Actinobacteria*)。而这 5 个菌门在微生物组构成中所占比例也各不相同,大致的比例分别为:厚壁菌门 41%、拟杆菌门 27%、变形菌门 15%、梭杆菌门 7%、放线菌门 5%。其中厚壁菌门占细菌总数的

2/5,成为正常人呼吸道的优势菌门。通过菌属水平的定量分析发现,在正常人的呼吸道分泌物中,如表 3-1 所示,丰度最高的 30 个菌属中,链球菌属(*Streptococcus*)、普雷沃菌属(*Prevotella*)占所有细菌的 1/3 以上,是呼吸道中的优势菌属。经过生物信息学的同源性分析可以发现,正常人呼吸道微生物组个体间非常接近,呈现高度的同源性,与一些病理条件下的微生物组,如:社区获得性肺炎、医院获得性肺炎、肺结核等具有明显的差异。

表 3-1　正常人呼吸道微生物组中丰度最高的 30 个菌属

排序	属	平均百分比(%)	排序	属	平均百分比(%)
1	*Streptococcus*	21.67	16	*Selenomonas*	0.72
2	*Prevotella*	10.11	17	*Peptostreptococcus*	0.66
3	*Haemophilus*	4.00	18	*Parvimonas*	0.54
4	*Veillonella*	3.62	19	*Treponema*	0.49
5	*Fusobacterium*	3.39	20	*Cardiobacterium*	0.18
6	*Capnocytophaga*	3.24	21	*Atopobium*	0.18
7	*Granulicatella*	3.14	22	*Tannerella*	0.06
8	*Gemella*	2.81	23	*Mycoplasma*	0.06
9	*Neisseria*	1.78	24	*Peptococcus*	0.04
10	*Leptotrichia*	1.75	25	*Kingella*	0.04
11	*Actinomyces*	1.47	26	*Oribacterium*	0.04
12	*Rothia*	1.04	27	*Dialister*	0.04
13	*Aggregatibacter*	0.87	28	*Megasphaera*	0.03
14	*Campylobacter*	0.80	29	*Mogibacterium*	0.03
15	*Porphyromonas*	0.72	30	*Corynebacterium*	0.02

三、疾病状态下人体呼吸道微生物组研究进展

经典理论认为,由于呼吸道的解剖特点和上皮的纤毛向上作用,细菌几乎很难进入下呼吸道,因此下呼吸道应该处于一个近似于无菌的状态。同时,人体的下呼吸道又非常容易遭到细菌等病原体感染,据 2004 年世界卫生组织的统计,每年的死亡人口中,死因为下呼吸道感染的占 6.8%,年死亡人数超过 400 万,下呼吸道感染是继心脑血管疾病及肿瘤以后的人类第三大死因。在这样的背景下,针对下呼吸道感染的微生物组研究较正常下呼吸道微生物组研究更早出现。

对于在感染条件下呼吸道微生物组生境的研究,最常见的疾病模型是肺囊性纤维化(cystic fibrosis, CF)。该疾病是一种常染色体隐性遗传病,人体染色体的基因缺陷致使囊性纤维化跨膜调节因子蛋白(cystic fibrosis transmembrane conductance regulator protein, CFTR)出现功能缺陷,进而引起上皮细胞离子转运功能缺陷从而导致上皮功能缺陷。而在人体呼吸道,其自净作用很大程度上依赖于假复层纤毛柱状上皮的正常功能,CFTR 功能的丧失使得患者的呼吸道直接暴露于吸入的空气以及上呼吸道和口腔的细菌中,因此极易引起下呼吸道的感染。下呼吸道感染对于 CF 患者病程的发展与恶化,起到了至关重要的作用。

所以无论是培养依赖的方法还是培养不依赖的方法都将其作为下呼吸道感染研究的模式疾病。

通常情况下,用于诊断和鉴定 CF 合并下呼吸道感染细菌的方法主要依赖痰液细菌的体外培养,主要涉及两大组分的细菌,其中包括变形菌门(*Proteobacteria*)的流感嗜血杆菌(*Haemophilus influenzae*)、铜绿假单胞菌(*Pseudomona aeruginosa*)、嗜麦芽寡养单胞菌(*Stenotrophomonas maltophilia*)、伯克霍尔德菌(*Burkholderia cepacia*)和木糖氧化产碱菌(*Alcaligenes xylosoxidans*)以及厚壁菌门(*Firmicutes*)的金黄色葡萄球菌(*Staphylococcus aureus*)。而基于培养不依赖的方法的微生物组研究开始于 2003 年,最早运用 T-RFLP 进行 PCR 产物的分析,而后逐步过渡为 454 焦磷酸测序的方法。通过培养不依赖的方法,研究同样证明了在该类患者的痰液中含有大量的变形菌门和厚壁菌门的细菌,其中变形菌门的代表菌属是奈瑟菌属(*Neisseria*)和不动杆菌属(*Acinetobacter*),而厚壁菌门的代表菌属包括韦荣球菌属(*Veillonella*)、链球菌属(*Streptococcus*)、乏氧菌属(*Abiotrophia*)和孪生球菌属(*Gemella*)。然而除了这两个与培养依赖的方法共同检出的菌门之外,通过培养不依赖的方法,还大量检出涉及拟杆菌门(*Bacteroides*)和梭杆菌门(*Fusobacteria*)的菌属,其中拟杆菌门主要涉及的菌属有普雷沃菌属(*Prevotella*)、卟啉单胞菌(*Porphyromonas*)、二氧化碳噬纤维菌属(*Capnocytophaga*)和密螺旋体属(*Treponema*);梭杆菌门涉及的主要菌属为梭状杆菌属(*Fusobacterium*)。由此可见,培养不依赖方法在微生物组研究中的应用,极大扩充了人们对于此类患者痰液标本中微生物组构成的认识,而在至今为止的发现中最重要的莫过于在患者痰液标本中发现类似韦荣球菌属(*Veillonella*)和普雷沃菌属(*Prevotella*)等厌氧菌的大量存在,这甚至成为了这一类临床标本中的代表菌属。虽然从 CF 的发病机制和病理特点来讲,由于病理条件下呼吸道中复杂的生境可以为厌氧菌的生长提供足够的碳源,解释厌氧菌的生长并不困难,但由于体外培养困难,培养依赖的方法常常将这一大类细菌忽略,造成了一定的偏差,因此从这里可以看出,培养不依赖的方法是对于体外培养鉴定方法的有效补充,对于临床疾病而言,这一发现对于 CF 患者感染的临床诊断、用药策略的改变可产生重要的影响。

虽然下呼吸道感染是临床实践中非常常见的问题,但是至今为止除了 CF 合并下呼吸道感染作为模式疾病进行微生物组研究以外,对于其他的下呼吸道感染(如:肺炎、结核)的研究并没有太多系统的文献记载,这可能与呼吸道标本质量不稳定以及经验性运用抗生素有关。

四、普通肺部感染情况下呼吸道微生物组的改变

普通的肺部感染根据患者场所的不同,可以分为医院获得性肺炎(hospital acquired pneumonia,HAP)和社区获得性肺炎(community acquired pneumonia,CAP),在针对这两种感染的微生物组研究表明,虽然和正常人一样,这两种患者的呼吸道微生物组也是由厚壁菌门、拟杆菌门、变形菌门、梭杆菌门和放线菌门构成,但是在病理状态下,患者的微生物组和正常人存在一些差异(图 3-1,见文末彩图)。

对于 CAP 患者而言,相较于健康人群,占据绝对优势的厚壁菌门所占比重变化不大(正常人为 41%;CAP 患者为 36%),而变形菌门和放线菌门相较正常人而言其比例有所提高,但是除了占据优势的厚壁菌门外,其他四个菌门(拟杆菌门、变形菌门、梭杆菌门和放线菌门)所占比重虽然有所变化,但 CAP 患者的微生物组大体上遵循健康人呼吸道的微生物组

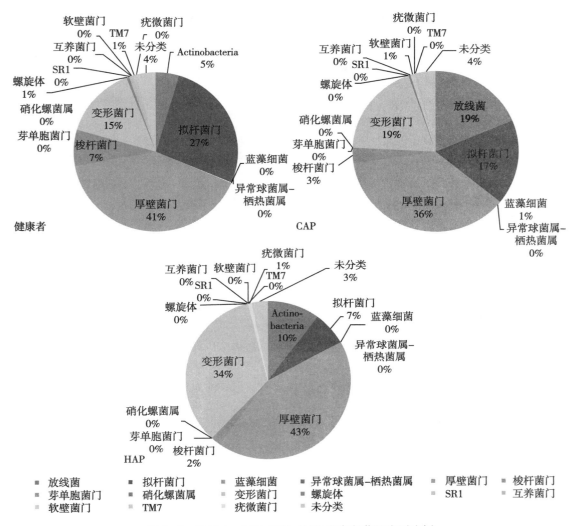

图 3-1 正常人、CAP 患者、HAP 患者各菌门序列比例

结构。而反观 HAP 患者的微生物组结构,相比正常人和 CAP 患者,除原先占据优势的厚壁菌门比例增高之外(正常人为 41%;CAP 患者为 36%;HAP 患者为 43%),变形菌门所占比例明显增加(正常人为 15%;CAP 患者为 19%;HAP 患者为 34%),成为了继厚壁菌门之后的第二个优势菌门,而其他三个主要菌门的比例被明显压缩,因此从图 3-1 中可以看出由于同时出现两个优势菌门,HAP 患者的呼吸道微生物组相比前两者发生了明显的变化,而 CAP 患者虽然个别菌门有所变化,但是没有出现第二个优势菌门,和正常人基本相似,这也和传统的下呼吸道感染理论中:CAP 倾向于寡病原致病,而 HAP 更倾向于多病原致病的观点不谋而合。

通过应用生物信息学中的主坐标分析(principle coordinates analysis, PCoA)法来进行分析,从分析中对于患者微生物组的整体描述可以发现,除了 CAP 和 HAP 之间的少量交叉外,三类人群根据微生物组的亲缘远近的关系明显不同,基本上可以被分类于不同的位置,也就是说这三类人群在微生物组上存在着比较明显的差异,而 HAP 患者的数据相比于 CAP 患者的数据离正常人更远,这又充分说明了 HAP 患者微生物组发生较大的改变。同时在

图 3-2（见文末彩图）中，代表正常人的绿色散点所占据的面积最小，而代表 HAP 患者的红色散点占据的面积最大，这说明正常人的微生物组具有较好的同源性，HAP 患者微生物组的同源性最差，而 CAP 介于两者之间。另外，图 3-2 中差异化的结果也提示我们通过微生物组来分类不同病种的患者应该是可行的。一直以来临床上分类患者主要是以痰液检出的个别细菌作为依据的，相比而言，在以微生物组为分类依据的情况下，由于是多因素分析的结果，会显得更加全面，但其临床意义和临床应用还有待进一步的探讨。

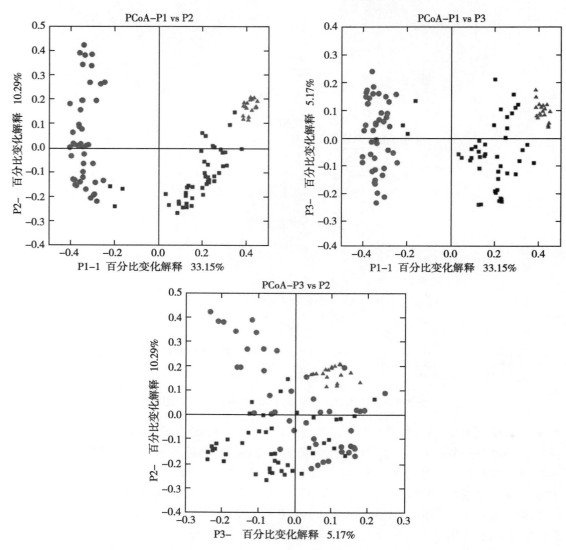

图 3-2 正常人、CAP 患者、HAP 患者标本微生物组的 PCoA 分析

图中的绿色、蓝色、红色的散点分别代表正常人、CAP 患者、HAP 患者

以上通过生物信息学的方法可以明显看出，正常人、CAP 患者、HAP 患者的呼吸道微生物组存在明显的差异，至于造成这一差异的原因，可以从进一步的菌属定量分析中有所发现。

表 3-2 所显示的是在正常人、CAP 患者和 HAP 患者在三类人群中丰度最高的 30 个菌

属的丰度信息。将测序检测所得的各菌属在各患者人群中所占的比例进行统计学分析后可以发现,在正常人和 CAP 患者微生物组中共同检出的菌属的统计学比较中可以发现,在两类人群共同检出的众多菌属中,仅仅由以罗氏菌属(*Rothia*)、嗜血杆菌属(*Haemophilus*)、消化链球菌(*Peptococcus*)为代表的少数几个菌属的丰度呈现出明显的统计学差异,而出现明显增高的仅有罗氏菌属(*Rothia*)、嗜血杆菌属(*Haemophilus*)。由于这两个菌属在正常人呼吸道的标本中也有检出,同时根据经典理论和新近文献记载,它们都属于人体呼吸道正常微生物组的组成部分,因此推测它们应该是 CAP 感染的重要内源性感染因素。反观 HAP 患者的呼吸道微生物组,于 CAP 患者共有的众多菌属中,以葡萄球菌(*Staphylococcus*)、假单胞菌属(*Pseudomonas*)、寡养单胞菌属(*Stenotrophomonas*)、不动杆菌属(*Acinetobacter*)等为代表的大部分正常人微生物组中未检出的菌属出现了明显的增高,因此,相比 CAP 患者,HAP 患者呼吸道微生物组出现了整体性的变化。运用菌属水平的比较可以很好地解释在菌门水平比较以及生物信息学比较中出现的"CAP 患者微生物组与正常人比较接近,而HAP 患者微生物组与正常人差距较大"的现象,在 CAP 感染中患者微生物组的整体结构没有遭到过度破坏,而是个别菌属的过度生长造成了感染的出现,这种现象类似于少数菌属的"个别叛变"。而在 HAP 患者中,原先正常人的呼吸道微生物组结构已经完全消失,致病菌属与非致病菌属界限进一步模糊,整个微生物组结构发生了较大的变化,感染的发生很可能是由于寄生微生物组的"整体叛变"所导致。

表 3-2　正常人、CAP 患者、HAP 患者中各自比例最高的 30 个菌属

R	Normal		CAP		HAP	
	属	平均数(%)	属	平均数(%)	属	平均数(%)
1	*Streptococcus*	21.67	*Streptococcus*	20.58	*Streptococcus*	20.13
2	*Prevotella*	10.11	*Rothia*	11.35	*Staphylococcus*	8.10
3	*Haemophilus*	4.00	*Prevotella*	9.90	*Pseudomonas*	7.64
4	*Veillonella*	3.62	*Veillonella*	3.60	*Acinetobacter*	6.21
5	*Fusobacterium*	3.39	*Pseudomonas*	3.49	*Rothia*	4.84
6	*Capnocytophaga*	3.24	*Gemella*	2.98	*Gemella*	3.92
7	*Granulicatella*	3.14	*Granulicatella*	2.70	*Prevotella*	3.83
8	*Gemella*	2.81	*Neisseria*	2.15	*Granulicatella*	3.01
9	*Neisseria*	1.78	*Capnocytophaga*	1.91	*Stenotrophomonas*	2.70
10	*Leptotrichia*	1.75	*Fusobacterium*	1.66	*Ensifer*	2.37
11	*Actinomyces*	1.47	*Haemophilus*	1.65	*Corynebacterium*	1.81
12	*Rothia*	1.04	*Actinomyces*	1.06	*Neisseria*	1.61
13	*Aggregatibacter*	0.87	*Aeromonas*	1.05	*Enterococcus*	1.40
14	*Campylobacter*	0.80	*Staphylococcus*	1.01	*Streptobacillus*	1.30

续表

R	Normal		CAP		HAP	
	属	平均数（%）	属	平均数（%）	属	平均数（%）
15	*Porphyromonas*	0.72	*Leptotrichia*	0.97	*Actinomyces*	1.20
16	*Selenomonas*	0.72	*Porphyromonas*	0.96	*Limnobacter*	1.01
17	*Peptostreptococcus*	0.66	*Serratia*	0.88	*Veillonella*	0.86
18	*Parvimonas*	0.54	*Moraxella*	0.82	*Leptotrichia*	0.69
19	*Treponema*	0.49	*Streptophyta*	0.61	*Fusobacterium*	0.55
20	*Cardiobacterium*	0.18	*Peptostreptococcus*	0.56	*Sphingomonas*	0.50
21	*Atopobium*	0.18	*Mycoplasma*	0.48	*Elizabethkingia*	0.49
22	*Tannerella*	0.06	*Campylobacter*	0.40	*Opitutus*	0.48
23	*Mycoplasma*	0.06	*Treponema*	0.29	*Haemophilus*	0.43
24	*Peptococcus*	0.04	*Atopobium*	0.19	*Hydrogenophaga*	0.41
25	*Kingella*	0.04	*Acinetobacter*	0.17	*Aggregatibacter*	0.40
26	*Oribacterium*	0.04	*Bifidobacterium*	0.14	*Peptostreptococcus*	0.33
27	*Dialister*	0.04	*Klebsiella*	0.14	*Capnocytophaga*	0.33
28	*Megasphaera*	0.03	*Thermus*	0.14	*Symbiobacterium*	0.28
29	*Mogibacterium*	0.03	*Tannerella*	0.14	*Phyllobacterium*	0.28
30	*Corynebacterium*	0.02	*Lactobacillus*	0.11	*Porphyromonas*	0.18

五、原发性肺结核患者下呼吸道微生物组的变化

在结核病中,以原发于肺部的结核(pulmonary tuberculosis)最为多见。作为一种发生于肺部的特异性感染,肺结核以在肺部出现结节样的结核肉芽肿为特征性病理改变,结核结节的出现、发展、钙化封闭或破裂开放与病情的发展与转归休戚相关。现今,痰液抗酸染色、痰培养及血清学检查对于结核分枝杆菌(*Mycobacterium tuberculosis*)的鉴定与分型以及对于该细菌耐药性机制的研究一直是此细菌被关注的重点,而对于结核发生时在肺部由其他细菌引起的继发感染了解甚少。然而,在临床实践中,肺部除原有结核病灶以外的继发感染同样是治疗中的棘手问题。研究表明,肺部结核的发生往往增加了其他细菌继发感染的几率,而且继发感染的发生也为结核分枝杆菌的播散提供了条件,增加了治疗的难度和死亡率。人群结核病灶内的其他细菌也具有重要的意义。在正常条件下,下呼吸道的细菌量随着呼吸道的延伸而不断减少,这种状况很好地保护了下呼吸道血气交换屏障免受细菌的侵害。然而,在结核分枝杆菌感染的情况下,由于炎症反应的发生,这样的屏障会遭到破坏,增加细菌定植的可能性,在初发结核患者的病灶中,除了结核分枝杆菌以外,是否还存在其他的定植

细菌？这些细菌是原呼吸道细菌的大量扩增还是外来新物种的定植？与正常下呼吸道微生物组相比,在结核病灶内的微生物组又有哪些变化和特点？这些问题在现有的文献中尚没有明确的阐述。

通过对原发性肺结核患者肺部结核病灶内和正常肺组织肺泡灌洗液以及正常人呼吸道分泌液的微生物组 PCoA 研究可以发现(图 3-3,见文末彩图),与上文显示正常人、CAP 患者及 HAP 患者的图 3-2 中三类人群的散点明显分属三个不同区域的结果相比,在图 3-3 中代表健侧微生物组的蓝点和代表患侧微生物组的红点没有呈现出明显的区域聚集性,而是呈现相互交错的排列,这就说明从患者群体的角度而言,健侧肺组织和患侧肺组织并不像上文中的三类人群那样呈现可以明显区分的特征性微生物组结构,但是结核患者标本和本实验的对照正常人标本却可以明显分开,处于两个不同的象限中,仅有个别标本的微生物组和正常人比较接近。

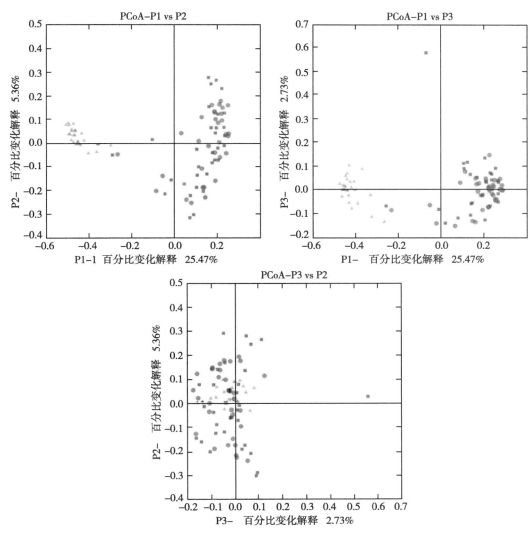

图 3-3　TB 患者、正常人标本微生物组的 PCoA 分析

图中的绿色、蓝色、红色的散点分别代表正常人、TB 患者健侧、TB 患者患侧标本

　　表 3-3 所示的是在原发性肺结核患者肺部结核病灶内外微生物组中丰度最高的 40 个菌属,表中可见丰度最高的菌属为贪铜菌属(*Cupriavidus*),而不是上文中所叙述的普通肺部感染和正常人标本中的链球菌属(*Streptococcus*),这很有可能是在 PCoA 分析中显示 TB 患者和正常人微生物组存在明显区别的重要原因。同时,根据现有文献,已有关于此菌属感染人体的相关报道,而感染主要发生于诸如移植后、再生障碍性贫血(aplastic anemia)、肺囊性纤维化(cystic fibrosis)这样的全身免疫或呼吸道局部黏膜免疫处于低下状态的患者。TB 患者由于慢性肉芽肿的形成而消耗大量人体的免疫细胞,同时病灶会导致局部呼吸道黏膜结构的破坏,因此全身和呼吸道局部的免疫水平都处于相对低下的状态,因此,出现该菌属的继发感染应该不难解释。而根据对所有检出菌属丰度进行患者健侧和对侧的配对检验则发现,除了分枝杆菌属和卟啉单胞菌属两个菌属在病灶中丰度的增高具有统计学意义之外,其他菌属,包括上文提到的呈现高丰度的贪铜菌属在内,其丰度均没有统计学差异。这进一步说明了,患者的患侧和健侧的微生物组没有明显的差异,但作为 TB 感染的核心——分枝杆菌不仅在患者肺内广泛分布,而且病灶内的丰度明显大于影像学显示正常的肺组织内的丰度,因此这很有可能是形成肺部可见病灶的主要因素,同时病灶内卟啉单胞菌属丰度的明显升高也可能是病灶形成的重要协同因素。然而贪铜菌属虽然是微生物组中丰度最高的菌属,但其在患者健侧和患侧没有明显差异,这进一步提示该菌属很可能是重要的继发感染因素。

表 3-3　TB 患者健侧和患侧肺组织微生物组中比例最高的 40 个菌属

R	健侧		患侧	
	属	平均数(%)	属	平均数(%)
1	*Cupriavidus*	5.13	*Cupriavidus*	4.59
2	*Prevotella*	4.24	*Prevotella*	4.50
3	*Acinetobacter*	3.03	*Acinetobacter*	3.67
4	*Streptococcus*	3.00	*Streptococcus*	3.29
5	*Staphylococcus*	2.81	*Fusobacterium*	2.84
6	*Fusobacterium*	2.64	*Rummeliibacillus*	1.57
7	*Pseudomonas*	1.87	*Flavobacterium*	1.55
8	*Flavobacterium*	1.58	*Pseudomonas*	1.55
9	*Veillonella*	1.47	*Veillonella*	1.51
10	*Rothia*	1.44	*Staphylococcus*	1.28
11	*Rummeliibacillus*	1.33	*Mycobacterium*	1.05
12	*Comamonas*	0.98	*Actinomyces*	0.97
13	*Actinomyces*	0.85	*Comamonas*	0.85
14	*Sphingomonas*	0.79	*Lactobacillus*	0.85
15	*Brevibacillus*	0.72	*Escherichia/Shigella*	0.81

续表

R	健侧		患侧	
	属	平均数（%）	属	平均数（%）
16	*Granulicatella*	0.69	*Methylobacterium*	0.78
17	*Escherichia/Shigella*	0.61	*Granulicatella*	0.63
18	*Deinococcus*	0.47	*Rothia*	0.58
19	*Bosea*	0.45	*Sphingomonas*	0.46
20	*Thermus*	0.45	*Brevibacillus*	0.44
21	*Mycobacterium*	0.42	*Neisseria*	0.34
22	*Corynebacterium*	0.41	*Capnocytophaga*	0.34
23	*Haemophilus*	0.34	*Haemophilus*	0.32
24	*Gemella*	0.33	*Leptotrichia*	0.30
25	*Propionibacterium*	0.30	*Gemella*	0.29
26	*Solobacterium*	0.30	*Deinococcus*	0.27
27	*Neisseria*	0.30	*Corynebacterium*	0.27
28	*Pelomonas*	0.26	*Propionibacterium*	0.27
29	*Capnocytophaga*	0.24	*Pelomonas*	0.25
30	*Thauera*	0.23	*Porphyromonas*	0.22
31	*Methylobacterium*	0.21	*Solobacterium*	0.20
32	*Leptotrichia*	0.18	*Bacillus*	0.19
33	*Bacillus*	0.18	*Thermus*	0.16
34	*Exiguobacterium*	0.14	*Clostridium XlVa*	0.12
35	*Ralstonia*	0.13	*Weissella*	0.12
36	*Peptostreptococcus*	0.12	*Enhydrobacter*	0.10
37	*Porphyromonas*	0.11	*Campylobacter*	0.10
38	*Clostridium XlVa*	0.10	*Ralstonia*	0.10
39	*Dyadobacter*	0.09	*Stenotrophomonas*	0.09
40	*Campylobacter*	0.09	*Pseudoxanthomonas*	0.09

（周与华　朱泳璋　郭晓奎）

参 考 文 献

[1] Hong PY, Wheeler E, Cann IK, et al. Phylogenetic analysis of the fecal microbial community in herbivorous land and marine iguanas of the Galapagos Islands using 16S rRNA-based

pyrosequencing. ISME J, 2011, 5: 1461–1470.

［2］ Mobberley JM, Ortega MC, Foster JS. Comparative microbial diversity analyses of modern marine thrombolitic mats by barcoded pyrosequencing. Environ Microbiol, 2012, 14: 82–100.

［3］ Zhou Y, Lin P, Li Q, et al. Analysis of the microbiota of sputum samples from patients with lower respiratory tract infections. Acta Biochim Biophys Sin（Shanghai）, 2010, 42: 754–761.

［4］ Zhou Y. A study of bacterial communities in clinical samples from lower respiratory tract infection patients. Ph.D. Thesis. Shanghai Jiao Tong University School of Medicine, 2012,

［5］ Charlson ES, Bittinger K, Haas AR, et al. Topographical Continuity of Bacterial Populations in the Healthy Human Respiratory Tract. Am J Respir Crit Care Med, 2011,

［6］ Han MK, Huang YJ, Lipuma JJ, et al. Significance of the microbiome in obstructive lung disease. Thorax, 2012,

［7］ van der Steen JT, Mehr DR, Kruse RL, et al. Treatment strategy and risk of functional decline and mortality after nursing-home acquired lower respiratory tract infection: two prospective studies in residents with dementia. Int J Geriatr Psychiatry, 2007, 22: 1013–1019.

［8］ Clunes MT, Boucher RC. Cystic Fibrosis: The Mechanisms of Pathogenesis of an Inherited Lung Disorder. Drug Discov Today Dis Mech, 2007, 4: 63–72.

［9］ Bartoszewski R, Rab A, Twitty G, et al. The mechanism of cystic fibrosis transmembrane conductance regulator transcriptional repression during the unfolded protein response. J Biol Chem, 2008, 283: 12154–12165.

［10］ Boucher RC. New concepts of the pathogenesis of cystic fibrosis lung disease. Eur Respir J, 2004, 23: 146–158.

［11］ Accurso FJ. Early pulmonary disease in cystic fibrosis. Curr Opin Pulm Med, 1997, 3: 400–403.

［12］ Gilligan PH. Microbiology of airway disease in patients with cystic fibrosis. Clin Microbiol Rev, 1991, 4: 35–51.

［13］ Lambiase A, Raia V, Del Pezzo M, et al. Microbiology of airway disease in a cohort of patients with cystic fibrosis. BMC Infect Dis, 2006, 6: 4.

［14］ Sibley CD, Parkins MD, Rabin HR, et al. A polymicrobial perspective of pulmonary infections exposes an enigmatic pathogen in cystic fibrosis patients. Proc Natl Acad Sci U S A, 2008, 105: 15070–15075.

［15］ Heijerman H. Infection and inflammation in cystic fibrosis: a short review. J Cyst Fibros, 2005, 4 Suppl 2: 3–5.

［16］ Karhu J, Ala-Kokko TI, Ylipalosaari P, et al. Hospital and long-term outcomes of ICU-treated severe community- and hospital-acquired, and ventilator-associated pneumonia patients. Acta Anaesthesiol Scand, 2011, 55: 1254–1260.

［17］ Mekonen M, Abate E, Aseffa A, et al. Identification of drug susceptibility pattern and mycobacterial species in sputum smear positive pulmonary tuberculosis patients with and without HIV co-infection in north west Ethiopia. Ethiop Med J, 2010, 48: 203–210.

［18］ Napolitano DR, Pollock N, Kashino SS, et al. Identification of Mycobacterium tuberculosis ornithine carboamyltransferase in urine as a possible molecular marker of active pulmonary tuberculosis. Clin Vaccine Immunol, 2008, 15: 638–643.

[19] Kashino SS, Pollock N, Napolitano DR, et al. Identification and characterization of Mycobacterium tuberculosis antigens in urine of patients with active pulmonary tuberculosis: an innovative and alternative approach of antigen discovery of useful microbial molecules. Clin Exp Immunol, 2008, 153: 56–62.

[20] Achkar JM, Dong Y, Holzman RS, et al. Mycobacterium tuberculosis malate synthase- and MPT51-based serodiagnostic assay as an adjunct to rapid identification of pulmonary tuberculosis. Clin Vaccine Immunol, 2006, 13: 1291–1293.

[21] Ivushkina LV, Mitrokhin SD, Mironov A. Gramnegative opportunistic microflora as etiological factor of secondary infection in patients with pulmonary tuberculosis. Antibiot Khimioter, 2006, 51: 11–13.

[22] Okayasu T. Secondary infection in pulmonary tuberculosis. Kekkaku, 1974, 49: 342–344.

[23] Ivushkina LV, Mitrokhin SD, Moroz AM. Role of some representatives of opportunistic microflora in development of secondary infection in patients with pulmonary tuberculosis. Antibiot Khimioter, 2004, 49: 7–9.

[24] Zinov'ev IP. Clinico-roentgenological manifestations of secondary staphylococcal infection in fibrous-cavernous pulmonary tuberculosis. Probl Tuberk, 1980: 64–65.

[25] Langevin S, Vincelette J, Bekal S, et al. First case of invasive human infection caused by Cupriavidus metallidurans. J Clin Microbiol, 2011, 49: 744–745.

[26] Christensen JB, Vitko NP, Voskuil MI, et al. Implantable cardiac defibrillator pocket infection due to a previously undescribed Cupriavidus species. J Clin Microbiol, 2010, 48: 2623–2625.

[27] Kalka-Moll WM, LiPuma JJ, Accurso FJ, et al. Airway infection with a novel Cupriavidus species in persons with cystic fibrosis. J Clin Microbiol, 2009, 47: 3026–3028.

胃肠道属于消化道的一部分。主要功能是进行食物暂存,对食物进行物理性和化学性消化,经黏膜上皮细胞进行吸收,并将食物残渣形成粪便排出体外。胃肠道与外界环境直接相通,微生物通过摄食等途径进入其中。人类摄取的食物为微生物的生长代谢提供能量,腔道表面为微生物定植提供了充足的生态位。胃肠道的生理结构和功能决定了其中含有人体内最多的共生微生物。

由于胃肠道结构的复杂,不同部位定植的微生物群有所差异。本章将分别讲述胃、小肠、大肠三部分的结构特点和微生物群特征,并重点讲述肠道微生物群在人类婴儿时期的定植,以及成年、老年以及死亡整个生命过程中的变化。

第一节 胃的结构及微生物群特征

一、胃的结构特征

人类的胃呈现"J"形结构,空腹时容积约 50ml,进食后发生容受性舒张时能够增加到 1.5ml。可以分为胃底(fundus)、胃体(corpus)和胃窦(antrum)(图 4-1)。下部通过幽门括约肌连接小肠的十二指肠(duodenum)部分。褶皱的胃上皮由厚达 600μm 的保护性黏膜层所覆盖。人类胃的主要功能是暂时储存食物,并将食物和胃液混合为食糜,在酸性环境下(pH 中值为 1.4)利用胃蛋白酶对食物中的蛋白质进行初步消化,并且对摄取的食物进行灭菌。胃部环境比较复杂,摄入的食物、黏膜、脱落的上皮细胞、死掉的厌氧且耐酸的微生物。

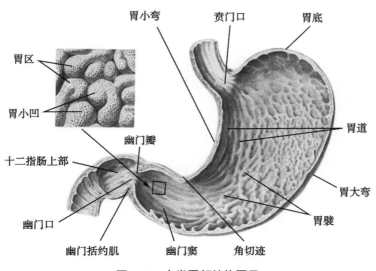

图 4-1 人类胃部结构图示

二、胃部微生物群的组成

由于胃部严苛的强酸性环境,曾一度被认为是严格无菌的,直到 1984 年,Marshall BJ 等人在《柳叶刀》杂志发文称在多个患者的胃窦黏膜样品中发现了一种新的细菌——幽门螺杆菌(*H. pylori*)。基于分子生物学的研究,发现包括幽门螺杆菌,胃部存在 $10^2 \sim 10^4$ CFU/ml 的细菌。健康状态下胃部的优势菌门为:放线菌门、拟杆菌门、厚壁菌门、变形菌门,优势菌属为:链球菌属。

第二节　肠道结构及微生物群特征

一、概述

人类肠道(图 4-2)中的微生物包括细菌、古细菌、真菌、古细菌、病毒。

细菌是人体内被研究最多的微生物。人体微生物组中能够鉴定到少量的古细菌,主要在肠道中,且最常见的为甲烷短杆菌属(*Methanobrevibacter*)。

随着卫生条件的提高,肠道内的多细胞真核生物,比如蠕虫已经逐渐消失。但是它们在肠道微生物组的进化过程中曾作为重要的组成部分。

病毒依赖于细胞成活,并且能够与细胞发生遗传物质的交换。人体所接触的病毒,除引起传统的感染性疾病之外,还作为机体微生态系统的重要组成部分,调控人体的免疫系统、影响某些基因的转录状态,甚至能够赋予细胞抵御其他病毒感染的能力。病毒组是微生物组中病毒的基因组总称。人类病毒组是来源于人体表面及其细胞内所有病毒基因组的总和,是人体微生物组的一部分。包括感染宿主细胞的病毒体的基因组,整合在人体染色体中的病毒基因,以及感染寄居在人体微生物的病毒基因。

肠道微生物群在维持人类健康中发挥着重要作用。肠道的共生微生物能够产生维生素、短链脂肪酸,调节胆固醇代谢,对病原体产生定植抗性。每个人肠道的菌群类型和数量因人而异,然而这种差异并不是绝对的。德国海德堡欧洲分子生物学实验室(EMBL)的 Arumugam M 等人提出了"肠型"的概念。他们发现以肠道内的细菌种类和数量划分,人类拥有 3 种肠型。该研究负责人伯克和他的同事们收集了 22 份来自丹麦、法国、西班牙和意大利的粪便样本,对其中所有的 DNA 进行测序,并且与 13 份来自日本的样本进行比较。他们发现所有的样本基因测序结果可以分成三个大类,分别是以拟杆菌属(*Bacteroides*)、普雷沃菌属(*Prevotella*)和瘤胃球菌属(*Ruminococcus*)为主导,他们称之为"肠型"。他们还对另一组实验中的 85 份丹麦人,154 份美国人的粪便样本进行分析,发现也都符合这种分型方法。

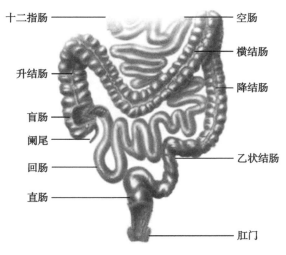

图 4-2　人类肠道结构图示

二、小肠的结构特点及微生物群特征

食物经由小肠时,大多数成分在水解酶的作用下被分解为小分子物质,并通过小肠黏膜被吸收。小肠可以被分为 3 段:十二指肠(~25cm)、空肠(~1.0m)、回肠(~2.0m)。小肠上皮内的杯状细胞能够分泌黏液,覆盖于整个小肠上皮层,厚达 250μm。通过形成绒毛,小肠表面积达 300m^2,这一特征使得食物在小肠中能得到更好的消化和吸收。胃中的食糜通过幽门括约肌进入小肠之后,会立即与肠液(由上皮细胞的分泌物混合而成)、胰液和胆汁混合。相对大肠来说,食物在小肠中的滞留时间较短,加之小肠中含有胆盐以及潘氏细胞分泌的抗菌肽,使得微生物在其中的生存比较困难。但是,微生物在小肠末端的生存条件相对较好。空肠中的微生物约 10^2/ml,但是在回肠中能达到 10^8/ml。

由于人的胃部和小肠很难从外部直接进入,样品难以获得,因而对胃和小肠微生物群的研究远远少于对口腔、大肠或者粪便中的微生物群。健康个体中的小肠微生物群相关数据更是稀少。2008 年,Wilson 等人研究发现,在十二指肠和空肠的基底层及黏膜上定植着少量的几种为微生物,包括:耐酸的链球菌和乳酸杆菌。回肠末端肠基底层中的细菌主要是:链球菌、肠球菌和大肠菌群,而在黏膜中,存在严格厌氧菌(*Bacteroides spp.*、*Clostridium spp.*、*Bifidobacterium spp.*)。

为了利用分子手段对小肠微生物群进行更深入的研究,Booijink 等人通过回肠造口术对患者的回肠内容物进行了研究。发现,相对于大肠来说,小肠内细菌的多样性程度更低,且细菌种类的波动更大。对 4 个患者小肠样本内得到的微生物群进行系统进化分析,发现 9 天之内,平均的群体相似度仅为 44%。且在样品中没有古细菌被检出。尽管每个患者的微生物群体是不相同的,但是它们存在一个共同的"核心微生物群",包括梭菌属、肠球菌、草酸杆菌、链球菌和韦荣球菌属的细菌。

三、大肠的结构特点与微生物群组成

(一)大肠的结构

大肠包括盲肠、阑尾、结肠(上升段、横向段、下降段和乙状结肠)、直肠和肛管。长约 1.5m,直径为 6.5cm,表面积达 1200cm^2。正常状态下,结肠的表面同样被黏液完全覆盖。1997 年的早期研究指出:盲肠的黏液层约 30μm,但到直肠能增加到至少 90μm 的厚度。结肠黏膜与小肠黏膜形态显著不同,不存在皱襞和绒毛。结肠具有隐窝,含有分泌型的上皮细胞——包括大量的分泌黏液的杯状细胞和释放防御素的潘氏细胞,但是不能分泌消化酶。

结肠上皮的主要功能是重吸收水和无机盐离子。食糜在进入大肠后约 3~10 小时,其中的水被结肠重吸收,而成为固态的粪便然后被排出。人体内,结肠中所含的微生物是最多的。每克结肠内容物中的微生物可达 10^{12} 个。总的微生物重达 1.5kg,并且占大肠体积的 30%。

(二)大肠内微生物群

据 Whitman WB 等人的估计,结肠中所含的微生物约占人体全部微生物的 70%。2016 年初,Ron Sender 等人在"标准体格"的成年男性中估算出人体结肠中微生物细胞含量大约为 3.9×10^{13}(人体自身的细胞约为 3×10^{13}),而其他器官中仅有 10^{12} 左右。

存在于粪便和肠道黏膜的微生物群是有差异的。但是由于难以获得健康人结肠镜

检的样品,而粪便则容易得到。目前大多数关于肠道微生物群的数据都来源于粪便样品
(表 4–1)。

1. 细菌是大肠内研究最多的微生物

表 4–1　通过分子生物学手段在人类粪便样品中检测到的主要的微生物

域	门	目	科 / 属
真核生物	子囊菌门(Ascomycota)	酵母目(Saccharomycetales)	假丝酵母(Candida)
古细菌	广古菌门(Euryarchaeota)	产甲烷杆菌目(Methanobacteriales)	产甲烷短杆菌(Methanobrevibacter)
		?	Methanobrevibacter smithii
			Methanosphaera stadtmanae
细菌	厚壁菌门(Firmicutes)	梭菌目(Clostridiales)	丁酸弧菌属(Anaerostipes)
			梭菌属(Clostridium)
			真菌属(Eubacterium)
			瘤胃菌属(Ruminococcus)
			罗氏菌属(Roseburia)
			Dorea
			Blautia
			Faecalibacterium
			毛螺菌科(Lachnospiraceae)
		乳杆菌目(Lactobacillales)	链球菌属(Streptococcus)
			乳球菌属(Lactococcus)
			乳杆菌属(Lactobacillus)
	拟杆菌门(Bacteroidetes)	拟杆菌目(Bacteroidales)	拟杆菌属(Bacteroides)
			帕拉拟杆菌(Parabacteroides)
			普雷沃菌属(Prevotella)
			卟啉单胞菌属(Porphyromonas)
			Alistipes
	变形菌门(Proteobacteria)	肠杆菌目(Enterobacteriales)	埃希氏杆菌属(Escherichia)
	梭杆菌目(Fusobacteriales)	梭杆菌门(Fusobacteriales)	梭杆菌属(Fusobacterium)
	疣微菌门(Verrucomicrobia)	疣微菌目(Verrucomicrobiales)	Akkermansia
	放线菌门(Actinobacteria)	双歧杆菌目(Bifidobacteriales)	双歧杆菌属(Bifidobacterium)
		红蝽菌目(Coriobacteriales)	柯林斯菌属(Collinsella)
	Cyanobacteria-like		

2. 肠道病毒组　人体中病毒含量最多的部位为肠道,单位克数粪便中所含有的病毒约为 10^8~10^9 个。人体所含的病毒能够影响宿主细胞的健康状态,在与人类共进化的过程中甚至能改变人类自身的基因组。被关注最多的肠道病毒组是 DNA 病毒——分为双链 DNA 病毒和单链 DNA 病毒,前者包括有尾噬菌体目,主要有短尾噬菌体科(Podoviridae)、长尾噬菌体科(Siphoviridae)和肌尾噬菌体科(Myoviridae);后者包括微小噬菌体科(Microviridae)和丝状噬菌体科(Inoviridae)。除去不能复制的噬菌体和前噬菌体,人体内大概含有 35~2800

种病毒。

用透射电镜来观察粪便样品中的病毒,能够发现大量的有尾噬菌体目(Caudovirales),包括上述双链 DNA 病毒。微小噬菌体科(Microviridae)也能被观察到。但是没有看到真核病毒。

第三节 婴儿肠道微生物群

一、婴儿期肠道正常菌群的演替

(一)新生儿生后肠道正常群建立时期

在母体的羊膜破裂前,胎儿肠道是无菌的,出生后开始定植大量微生物。新生儿肠道微生物的组成受分娩方式的影响较大。自然分娩的新生儿由于接触了母体阴道和会阴区的大量细菌,自母体阴道、会阴区的微生物可以进入小儿的消化道,自然分娩儿胃内微生物群结构能反映出母亲宫颈的微生物群状况。新生儿出生后接触了母亲或医务人员及周围环境,加之出生后呼吸、吸奶等因素,致使出生后数小时,肠道内即有细菌的定植。新生儿肠道的有氧环境导致最初定植的是需氧菌,需氧菌定植后逐渐消耗肠道内的氧气,降低氧化还原电位,为厌氧菌的定植提供了良好的环境。

Dominguez-Bello 等人对委内瑞拉的 10 个新生儿出生几小时之内进行肠道微生物群的检测。发现自然分娩的婴儿肠道中多为厌氧菌,以乳杆菌属和普雷沃菌属为主,而剖宫产的婴儿肠道以获取的母亲皮肤和医院环境中的微生物为主,如葡萄球菌、棒状杆菌和痤疮丙酸杆菌。相对自然分娩的婴儿来说会获得更多的条件致病菌,包括嗜血杆菌(Haemophilus spp.)、生癌肠杆菌(Enterobacter cancerogenus)/(E. hormaechei)、殊异韦荣球菌(Veillonella dispar)/(V. parvula)和葡萄球菌(Staphylococcus)。这些微生物会在至少 1 年的时间内持续存在于婴儿体内,并且可能增加婴儿的感染风险。比如,在耐甲氧西林的金黄色葡萄球菌引起的皮肤感染的小儿病例中,有 64%~82% 是通过剖宫产。剖宫产的婴儿患过敏、哮喘的几率也高于顺产的婴儿。

婴儿肠道菌群的定植起始于分娩的整个过程。在婴儿刚出生的几小时,来源于母亲及外界环境的微生物开始在婴儿肠道内定植,主要为需氧菌及兼性厌氧菌,随肠道内氧气的消耗逐渐被专性厌氧菌抑制。

Roberts 在一项对意大利婴儿肠道菌群的研究中指出,婴儿 1 个月时,依赖喂养方式的肠道菌群结构建立,婴儿在出生后第 7~10 天中,肠道菌群结构发生显著改变。

Avershina 在挪威婴儿肠道菌群结构变化规律的研究中发现,婴儿肠道菌群 α 多样性在出生后第 3~10 天上升,随后转为下降,至 4 个月时达到最低值,随后再次上升,至 24 个月时达到最高值。

对健康的中国婴儿肠道菌群的定植与发育进行研究,发现 2 个月龄婴儿的粪菌多样性比新生儿大大增加,韦荣球菌(Veillonella)、梭状芽孢杆菌(Clostridium)、拟杆菌(Bacteroides)、乳酸菌(Lactobacillus)、柯林斯菌属(Collinsella)和普雷沃菌属(Prevotella)增加,大肠埃希菌(Escherichia)和肠球菌(Enterococcus)减少;顺产婴儿粪菌中拟杆菌(Bacteroides)、帕拉拟杆菌(Parabacteroides)和巨单胞菌(Megamonas)明显占优;剖宫产婴儿的普雷沃菌(Prevotella)、链球菌(Streptococcus)和特布尔西菌属(Trabulsiella)占优。

（二）哺乳期

对哺乳期小儿肠道菌群结构的研究表明,出生后 1 周左右小儿肠道内含有大量的双歧杆菌、肠球菌和肠杆菌。1 个月后,双歧杆菌为优势菌。德国的研究团队对出生后第 7 天婴儿粪便菌群的研究发现,89% 的婴儿检测到双歧杆菌,这种优势持续 4 个月,同时发现有大量肠杆菌、肠球菌、类杆菌和乳杆菌。总之,在出生后 1 周左右小儿粪便中含有大量的肠杆菌、肠球菌和葡萄球菌,随着时间迁移,其数量逐渐减少。代之以双歧杆菌数量的升高,类杆菌数量较双歧杆菌低,乳杆菌数量随时间的推移逐渐增多。

Bäckhed 等人研究了 98 个瑞典母亲和她们的婴儿在出生 1 年之内的肠道微生物组,发现断奶会对 12 个月大的婴儿的微生物群有很大的影响,并且会使得他们的微生态系统的组成朝着成人的方向变化,包括:拟杆菌属（Bacteroides）、嗜胆菌属（Bilophila）、罗氏菌属（Roseburia）、梭菌属（Clostridium）、丁酸弧菌属（Anaerostipes）。而与之相对比,一直母乳喂养的婴儿在 12 个月龄时肠道微生物群内的优势菌属依然为:双歧杆菌属（Bifidobacterium）、乳杆菌属（Lactobacillus）、柯林斯菌属（Collinsella）、巨型球菌属（Megasphaera）、韦荣球菌属（Veillonella）,这与之前做母乳中发现的优势菌群是一致的。

（三）添加辅食阶段

母乳喂养的婴儿添加辅食时肠道菌群结构发生了变化,表现为:肠杆菌和双歧杆菌持续存在,肠球菌和类杆菌数目增加,这种变化与粪便的 pH 密切相关;人工喂养的婴儿添加辅食时这一变化很小,因为他们肠道内已存在大量的需氧菌和类杆菌。

婴儿断奶后进入最初的固态食物摄入期。在这一阶段,一些婴儿会出现腹胀、腹泻等肠道综合性疾病。4 个月后是否添加辅食对于婴幼儿肠道菌群及定植抗力无显著影响,但数据显示添加辅食后肠道菌群数量增加。尤其是乳酸菌、肠杆菌和产气荚膜梭菌的增加比例相对较大,这与辅食添加时期的肠道菌群演变特点相一致。对于 4~6 个月大的婴儿来说,辅食添加对生长发育的需求和肠道正常菌群的演替非常重要。内蒙古农业大学的张和平团队对婴幼儿肠道菌群与婴儿辅食状况的研究发现,摄入食物种类中豆类食物能提高肠道双歧杆菌、乳酸菌的数量;蛋类食物能减少肠杆菌和拟杆菌数量,提高肠道定植抗力;水果类食物能降低肠道产气荚膜梭菌的数量。各种营养素与肠道菌群的单因素相关分析结果表明,肠道中双歧杆菌有促进作用的是从辅食中摄入的维生素 E,对乳酸菌有促进作用的是摄入的烟酸、维生素 E、钾、钠、铁、铜、辅食脂肪。而辅食中维生素 A 与肠道双歧杆菌、乳酸菌、肠杆菌、产气荚膜梭菌都呈现显著负相关,随着维生素 A 摄入量的增加,4 种菌会减少;而在添加辅食组,如食物中的维生素 A、钙、磷的摄入能增加肠道拟杆菌的数量。摄入的碘能降低肠道产气荚膜梭菌的数量。

（四）婴儿断奶时期

断奶后婴儿的肠道菌群结构逐渐接近成人。对爱沙尼亚和瑞典小儿断奶后菌群结构的对比观察发现,两个断奶婴儿粪便汇总均含有大量的肠球菌、双歧杆菌、类杆菌,肠杆菌数量很少,爱沙尼亚儿童乳杆菌数量高于瑞典儿童。对 10~18 个月断奶的小儿粪便菌群的研究发现其构成不同于成人,主要含有大量的双歧杆菌、肠杆菌和肠球菌,部分小儿粪便中分离到乳杆菌。总之,婴儿后期逐渐断奶后,其肠道双歧杆菌数量有所下降,而肠道 pH 随之有所升高,类杆菌（Bacteroides）、消化球菌（Peptococcus）、真杆菌（Eubacterium）、梭菌（Dlostridium）、乳杆菌（Lactobacillus）、链球菌（Streptococcus）等数量有所增加。至此,肠道菌群结构趋于稳定,这种状态维持整个儿童期和青壮年期。

二、婴儿肠道病毒组特征

婴儿出生后,通过与环境的接触,细菌会很快定植到肠道内。病毒也几乎同时开始出现在肠道。除 DNA 病毒之外,婴儿早期的粪便中也能够检出真核 RNA 病毒,其中,最为常见的有肠病毒(enterovirus)、双埃可病毒(parechovirus)、烟草花叶病毒(tombamovirus)和札幌病毒(sapovirus)(表 4-2)。婴儿微生物组的动态变化较大,与细菌的组成变化相对应,病毒(含噬菌体)的含量与组成也在不断发生改变。

表 4-2 0~2 周岁婴儿粪便中检出的主要病毒

分类	遗传物质	病毒科	分类	遗传物质	病毒科
Bacteriophages	ssDNA	Inoviridae			Parvoviridae
		Microviridae			ssDNA satellites
	dsDNA	Corticoviridae		dsDNA	Adenoviridae
		Myoviridae			Polyomaviridae
		Podoviridae	Eukaryotic	ssDNA	Alphaflexiviridae
		Siphoviridae	RNA viruses		Astroviridae
		Tectiviridae			Caliciviridae
		Unclass.Caudovirales			Picornaviridae
Eukaryotic DNA	ssDNA	Anelloviridae			Tombusviridae
viruses		Circoviridae			Virgaviridae
		Geminiviridae		dsDNA	Chrysoviridae
		Nanoviridae			Picobirnaviridae

三、婴儿肠道微生物群的影响因素

婴儿肠道微生物群的种类受多种因素影响,包括:母亲的分娩方式、婴儿胎龄、环境和地域、喂养方式、抗生素的使用等。

新生儿肠道菌群定植是一个复杂过程,与足月儿相比,早产儿肠道乳酸杆菌数量减少,双歧杆菌优势定植时间延迟,其程度与先前抗生素治疗和在保育箱中时间有关。且埃希菌属(Escherichia)/ 志贺杆菌属(Shigella)和克雷伯菌属(Klebsiella)属比例更高。早产儿喉部和胃菌群定植延迟到出生 4 天之后,肠道菌群在出生后 4 天才出现菌群的定植,以杆菌占优势,如大肠埃希菌和其他需氧革兰氏阳性菌,约 10% 早产儿出生后 4 天期间仅出现梭状芽孢杆菌(Dlostridium),其中大部分菌种是暂时的,如酪酸梭状芽孢杆菌(Clostridium butyricunm)、产气梭状芽孢杆菌和便梭状芽孢杆菌在出生 2 周后定植才达顶峰。早产儿肠道正常菌群的定植明显晚于足月儿,且优势化时间也延迟。其主要原因是早产儿吸吮力弱,开奶晚,加之消化道发育不成熟,使双歧杆菌赖以生存的环境不完善,不能使其定植和繁殖。此外,早产儿出生后长时间静脉补液,抗生素治疗及暖箱护理,这些措施会扰乱肠道微生态平衡、影响肠道菌群定植。

抗生素广泛应用导致环境选择压力加大,耐药菌株数量的多样性以及耐药强度都显著增加。抗生素对治疗感染性疾病具有重大意义,但母亲生产时或新生儿以及婴儿接受抗生素治疗,可以延缓肠道菌群的建立,并改变肠道菌群的组成。长期大量使用抗生素可导致肠道菌群失调和双重感染,降低正常菌群的定植抗力,有利于潜在致病微生物的生长,引起抗生素相关性腹泻或结肠炎及真菌感染。Beunet 等比较了不同药动学抗生素对足月儿和早产儿菌群的影响,发现出生后 2 周左右没有应用抗生素的小儿中约 90% 有双歧杆菌定植,50% 有类杆菌定植。抗生素可抑制厌氧菌生长,可导致克雷伯杆菌的过度生长或单一艰难梭菌和产气荚膜杆菌生长。

第四节　成人与老年人微生物群特征

幼儿开始与成人饮食相同之后,其肠道微生物群也逐渐接近成人。成人肠道中细菌多样性增加,微生态结构更为稳定。其中,拟杆菌门(Bacteroidetes)、厚壁菌门(Firmicutes)细菌总和超过 90%。变形菌门(Proteobacteria)、放线菌门(Actinobacteria)、疣微菌门(Verrucomicobia)、黏胶球形菌属(*Lentisphaera*)也广泛存在。已检测到的主要细菌种类可参照表 4-1。

随着机体衰老,肠道的运动性能下降,导致食物通过肠道的时间增加,营养物质代谢动力学改变。且老年人对食物的咀嚼能力变弱,从一定程度上改变了老年人群的饮食结构,进而影响肠道的微生物群。研究发现,老年人的肠道微生物群组成明显别于健康状态下的年轻人(图 4-3)。主要表现在:拟杆菌属(*Bacteroides*)、普雷沃菌属(*Prevotella*)、双歧杆菌(*Bifidobacteria*)和乳酸菌(*Lactobacillus spp.*)的物种丰度降低。对院内老人的肠道菌群进行分析,发现拟杆菌 - 普雷沃菌属、双歧杆菌、脱硫弧菌(*Desulfovibrio spp.*)、一些梭状芽孢杆菌(*Clostridia*)和柔嫩梭菌(*F. prausnitzii*)数目相对于社区老年人群下降。

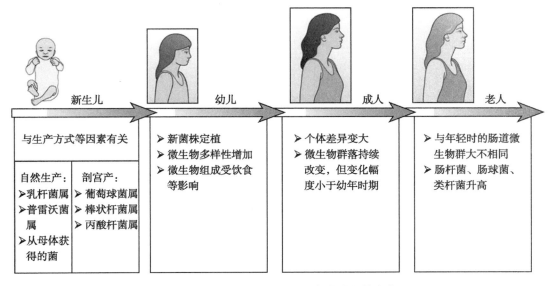

图 4-3　人体肠道微生物群随年龄增长的变化

毋庸置疑,这种变化与地域、饮食、人群的基因型、环境等因素是有关的。比如:瑞典老龄人群中,肠道的柔嫩梭菌含量比年轻人下降,但是却比欧洲其他国家同龄人群要高。

（陈　倩）

参 考 文 献

［1］ Ianiro G, Molina-Infante J, Gasbarrini A. Gastric Microbiota. Helicobacter, 2015, 20 Suppl 1: 68–71.

［2］ Bik EM, Eckburg PB, Gill SR, et al. Molecular analysis of the bacterial microbiota in the human stomach. Proceedings of the National Academy of Sciences of the United States of America, 2006, 103（3）: 732–737.

［3］ Li XX, Wong GL, To KF, et al. Bacterial microbiota profiling in gastritis without Helicobacter pylori infection or non-steroidal anti-inflammatory drug use. PloS One, 2009, 4（11）: 79–85.

［4］ Horz HP. Archaeal Lineages within the Human Microbiome: Absent, Rare or Elusive? Life, 2015, 5（2）: 1333–1345.

［5］ Loke P, Lim YA. Helminths and the microbiota: parts of the hygiene hypothesis. Parasite Immunology, 2015, 37（6）: 314–323.

［6］ Ley RE, Peterson DA, Gordon JI. Ecological and evolutionary forces shaping microbial diversity in the human intestine. Cell, 2006, 124（4）: 837–848.

［7］ Whitman WB, Coleman DC, Wiebe WJ. Prokaryotes: the unseen majority. Proceedings of the National Academy of Sciences of the United States of America, 1998, 95（12）: 6578–6583.

［8］ Sender R, Fuchs S, Milo R. Are We Really Vastly Outnumbered? Revisiting the Ratio of Bacterial to Host Cells in Humans. Cell, 2016, 164（3）: 337–340.

［9］ Sender R, Fuchs S, Milo R. Revised Estimates for the Number of Human and Bacteria Cells in the Body. PLoS Biology, 2016, 14（8）: e1002533.

［10］ Shen XJ, Rawls JF, Randall T, et al. Molecular characterization of mucosal adherent bacteria and associations with colorectal adenomas. Gut Microbes, 2010, 1（3）: 138–147.

［11］ Arumugam M, Raes J, Pelletier E, et al. Enterotypes of the human gut microbiome. Nature, 2011, 473（7346）: 174–180.

［12］ Maukonen J, Saarela M. Human gut microbiota: does diet matter? The Proceedings of the Nutrition Society, 2015, 74（1）: 23–36.

［13］ O'Connor EM, O'Herlihy EA, O'Toole PW. Gut microbiota in older subjects: variation, health consequences and dietary intervention prospects. The Proceedings of the Nutrition Society, 2014, 73（4）: 441–451.

［14］ Mokili JL, Rohwer F, Dutilh BE. Metagenomics and future perspectives in virus discovery. Current Opinion in Virology, 2012, 2（1）: 63–77.

［15］ Abeles SR, Pride DT. Molecular bases and role of viruses in the human microbiome. Journal of Molecular Biology, 2014, 426（23）: 3892–3906.

［16］ Pilar Manrique BB, et al. Healthy human gut phageome. PNAS, 2016, 113: 10400–10405.

［17］ Dominguez-Bello MG, Costello EK, Contreras M, et al. Delivery mode shapes the acquisition and structure of the initial microbiota across multiple body habitats in newborns. Proceedings of the National Academy of Sciences of the United States of America, 2010, 107（26）: 11971–11975.

[18] Penders J, Thijs C, van den Brandt PA, et al. Gut microbiota composition and development of atopic manifestations in infancy: the KOALA Birth Cohort Study. Gut, 2007, 56（5）: 661–667.

[19] Fanaro S, Chierici R, Guerrini P, et al. Intestinal microflora in early infancy: composition and development. Acta Paediatrica（Oslo, Norway: 1992）Supplement, 2003, 91（441）: 48–55.

[20] Roberts AK, Chierici R, Sawatzki G, et al. Supplementation of an adapted formula with bovine lactoferrin: 1. Effect on the infant faecal flora. Acta Paediatrica, 1992, 81（2）: 119–124.

[21] Avershina E, Storro O, Oien T, et al. Major faecal microbiota shifts in composition and diversity with age in a geographically restricted cohort of mothers and their children. FEMS Microbiology Ecology, 2014, 87（1）: 280–290.

[22] Kuang YS, Li SH, Guo Y, et al. Composition of gut microbiota in infants in China and global comparison. Scientific Reports, 2016, 6: 36666.

[23] Bäckhed F, Roswall J, Peng Y, et al. Dynamics and Stabilization of the Human Gut Microbiome during the First Year of Life. Cell Host & Microbe, 2015, 17（5）: 690–703.

[24] Lim ES, Zhou Y, Zhao G, et al. Early life dynamics of the human gut virome and bacterial microbiome in infants. Nature Medicine, 2015, 21（10）: 1228–1234.

[25] O'Toole PW, Claesson MJ. Gut microbiota: Changes throughout the lifespan from infancy to elderly. International Dairy Journal, 2010, 20（4）: 281–291.

第 5 章　泌尿生殖道微生物群与微生物组特征

在泌尿生殖道中,多数细菌是厌氧菌,其对营养条件要求苛刻,很难进行纯培养和分离鉴定。过去主要依赖细菌培养方法研究人体生态环境菌群,传统培养方法受厌氧条件、培养基选择、采样等因素限制,而生化表型等鉴定方法同样有很多局限性,不能完整检测阴道内所有细菌。

随着分子生物学技术飞速发展及高通量测序等方法的成熟与推广,完整全面检测阴道微生物的丰度与种类已经变得更加快速与经济。泌尿生殖道微生物群的细菌核糖体16S rRNA 基因为所有细菌共有,其序列既含有保守区又含有可变区;不同细菌间保守区序列无差别,而可变区序列在不同细菌的科、属、种间有不同程度的差异。因此,利用保守区的通用引物,PCR 扩增 16S rRNA 基因并测序分析,可获悉泌尿生殖道微生物群的结构特点。高通量测序可对数百万个 DNA 分子进行同时测序,因此可对一个生态环境菌群基因组进行深度细致的分析。这些新技术摆脱了微生物分离培养的限制,能快速准确鉴定出样本中难以培养的细菌,及泌尿生殖道微生物群中的优势菌比例和丰度,同时也可以检测出含量极低的菌种。

一、泌尿系统微生物组特征

（一）泌尿系统解剖结构及生理特点

泌尿系统为机体排泄代谢产物,由于其特殊的解剖结构和功能、如肾组织内丰富的血供、尿路内衬有抗菌能力很强的移行上皮、尿液只能自上而下地流动,以及尿路内皮及腺体产生的特殊分泌物等,使泌尿系统在正常情况下能维持其微生态的动态平衡,防止微生物通过下行或上行途径入侵而导致微生群失调（图 5-1）。

男性尿道的长度（平均成年男性为 20cm）提供了足够的保护作用,细菌极少会达到膀胱,除非有器械等异物插入。女性尿道则短得多（平均成年女性为 5cm）,容易使微生物逆行进入,这可能是女性的尿路感染发病率远远高于男性的一个原因。

（二）泌尿系统正常的微生物组

尿液的高渗透压、高浓度尿素成分,尿 pH 及尿液中的有机酸等都能有效防御微生物的定植。正常人群中,从肾小球到尿道外括约肌（男性）或膀胱颈（女性）均为无菌环境。在上述结构以远,情况则不同。

男性尿道有葡萄球菌、链球菌和类白喉杆菌等。革兰氏阴性肠道病原菌在男性尿道中罕见,但常可在新生儿或婴儿的包皮上发现。一般认为正常前列腺分泌物无菌,但当检查时流经尿道,可有葡萄球菌、链球菌和类白喉杆菌存在。但近期研究发现,正常人群、前列腺炎患者以及不孕不育人群前列腺液内存在多种寄生菌,构成一个相对封闭的微环境。

女性尿道常见细菌与阴道前庭、阴道相似,主要有乳杆菌、葡萄球菌（主要为表皮葡萄球菌）、类白喉杆菌和链球菌。

正常情况下,下尿路每天由尿液洗涮 4~8 次,除了牢固黏附在尿路上皮细胞上的细菌,如淋病奈瑟菌和某些大肠埃希菌以外,上述洗涮作用能清除潜在的病原菌。

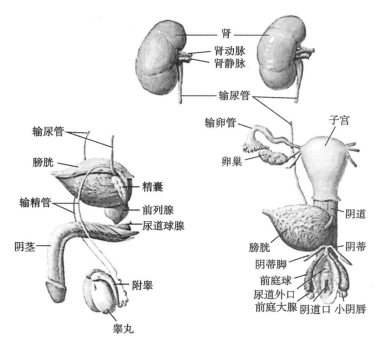

图 5-1　男性、女性泌尿系统

（三）泌尿系统的致病菌

尿路感染（urinary tract infection，UTI）是最常见的泌尿系统微生物组失调的表现，通常由大量致病细菌在尿路中生长繁殖引起尿路炎症。如果因为各种原因使肾脏血供下降、尿路梗阻、老年女性雌激素水平下降、尿液反流等，泌尿系统的正常微生物组会被破坏，机体其他部位或体外的致病微生物就易侵入泌尿系统，造成泌尿系统微生物组失调及泌尿系统感染，如果此感染得不到及时控制而进一步加重或持续存在，可使泌尿系统微生物组失调进一步恶化，形成恶性循环尿路感染。一般分为上泌尿系统感染（主要指肾盂肾炎）和下泌尿系统感染（主要有膀胱炎和尿道炎）。常见的造成泌尿系统感染的病原菌中大部分为革兰氏阴性杆菌，如大肠埃希菌、变形杆菌、铜绿假单胞菌、克雷伯菌、肠杆菌、沙雷菌、产气杆菌、沙门菌等。小部分为革兰氏阳性菌，如肠球菌、葡萄球菌、链球菌、结核分枝杆菌。其他病原体有支原体、衣原体、真菌等。女性发病率远高于男性。男性膀胱尿细菌的潜在污染源为尿道和包皮，女性膀胱尿细菌污染源多为阴道前庭、阴道、阴唇和阴毛。采集标本时应留取清洁中段尿或者膀胱穿刺取尿，避免污染。

二、男性生殖道微生物组

（一）男性生殖道解剖结构及生理特点

男性生殖道由睾丸、附睾、输精管、精囊、前列腺、尿道下部等几部分组成（图 5-2）。

男性与女性生殖区域的一大差别是，女性的尿道口和阴道口为两个相邻的开放通道，而男性只有一个开口，即位于阴茎顶端的尿道口，兼任排出尿液与精液的功能。男性生殖道是一个开放的微环境系统，有固有的细菌群落，一部分来自生殖道外口附近的皮肤（冠状沟等），而皮肤中所含细菌众多。由于男性尿道既是排尿路又是排精管道，组成男性生殖道微生物组的一大部分来自尿道。

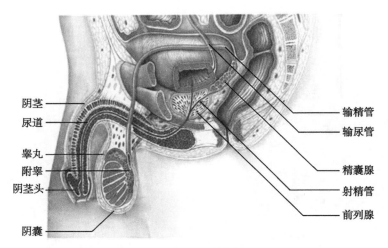

阴茎

尿道

睾丸

附睾

阴茎头

阴囊

输精管

输尿管

精囊腺

射精管

前列腺

图 5-2　男性生殖道解剖结构

常规的男性生殖道微生物标本为精液和前列腺液,而尿道的细菌是这两种采样中的不可避免的污染源。男性尿道有葡萄球菌、链球菌和类白喉杆菌,革兰氏阴性肠杆菌等。精液和前列腺液采样时会流经尿道,受到尿道远端细菌的污染,不能真实反映男性生殖道微生物群的组成,而尿道口及周围皮肤上丰富的菌群更是增加了取样的难度,因此目前男性生殖道微生物组的研究尚存在争议。

针对不育患者的多项研究表明:在常规培养中,葡萄球菌、链球菌是最常见的细菌,其次还有类白喉杆菌和肠球菌与肠杆菌。常规培养方法局限性大,检测到的细菌大多为需氧菌。而随着分子生物学的发展,针对 16S rRNA 的高通量测序技术摆脱了传统培养方法的限制,对男性生殖道菌群的构成有了全新的认识:检测到含量最多的是厌氧菌,如嗜胨杆菌、厌氧球菌、大芬戈尔德菌、消化道链球菌属、棒状杆菌、葡萄球菌、乳酸杆菌、链球菌、假单胞菌、嗜血杆菌和放线杆菌。对健康男性生殖道微生物组的研究表明:有部分细菌同时存在于男性和女性的生殖道中,如棒状杆菌、乳酸杆菌、普雷沃菌属、加德纳菌、大芬戈尔德菌等。

（二）男性生殖道常见病原菌

生殖道中的常见病原菌大多来源于泌尿系统细菌上行感染所致,大部分为革兰氏阴性杆菌,如大肠埃希菌、变形杆菌、铜绿假单胞菌、克雷伯菌、肠杆菌、沙雷菌、产气杆菌、沙门菌等。小部分为革兰氏阳性菌,如肠球菌、葡萄球菌、链球菌、结核分枝杆菌。其他病原体有支原体、衣原体、真菌等。

三、女性生殖道微生物组

（一）女性生殖道解剖结构及生理特点

女性生殖系统包括内生殖器、外生殖器及其相关组织（图 5-3）。

女性外生殖器（external genitalia）指生殖器官的外露部分,位于两股内侧间,前为耻骨联合,后为会阴,包括阴阜、大阴唇、小阴唇、阴蒂和阴道前庭,统称为外阴。阴道口毗邻肛门,来自外阴部的细菌甚至来自粪便的菌群易于入侵。

女性内生殖器（internal genitalia）位于真骨盆内,包括阴道、子宫、输卵管和卵巢。

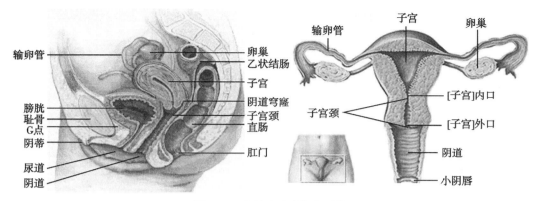

图 5-3　女性生殖道解剖结构

女性生殖道以宫颈管为界,分为上生殖道(子宫、输卵管、卵巢)和下生殖道(阴道、宫颈阴道部)。从外阴到骨盆,有重重防御保护女性健康:合拢保护阴道口的大小阴唇,酸性的阴道分泌物、碱性的宫颈管内黏液栓,周期性的细胞脱落等。所以女性盆腔虽然是与外界相通的,但由于有各种因素的阻隔它是无菌的,任何病原体的进入都可能致病。绝大多数盆腔感染起源于下生殖道上行感染。而女性阴道是对外开放的第一道关口,所以也是造成女性生殖道感染的首要关口。宫颈是通向上生殖道的咽喉,在阴道酸性环境下存活下的致病菌不能通过宫颈碱性黏液栓,它是保护上生殖道不被感染的最后一道关口。

(二)女性生殖道正常的微生物组

上生殖道相对无菌,下生殖道通过阴道口与外界相通,有微生物群定植。正常阴道内的微生物群主要由细菌、真菌、原虫、衣原体和病毒组成。阴道内微生物群中的病原体可逆行侵入上生殖道,引发上生殖道感染如子宫内膜炎、盆腔腹膜炎等。

阴道内微生物组是女性生殖道微生组研究的主要内容,在女性生殖道健康中起主要作用,与不孕不育、胎儿及新生儿健康、产科异常等有密切关系。

1. 对女性阴道内微生物的最初认识　1892 年,Albert Doderlein 首先发现了产乳酸菌在维持女性健康中的重要性,发现阴道中一种产生乳酸的革兰氏染色阳性的杆菌,即乳杆菌。1928 年,Syanley Thomas 通过生化反应将其命名为嗜酸乳杆菌。1980 年,随着分子生物学技术的发展,可以将该嗜酸乳杆菌复合体根据核酸序列不同分为不同的种类,包括卷曲乳杆菌(*L. crispatus*)、格氏乳杆菌(*L. gasseri*)、詹氏乳杆菌(*L. jensenii*)等。2002 年,惰性乳酸杆菌(*L. iners*)首次从一位健康育龄期妇女的阴道分泌物中分离,该菌不能在常规使用的 MRS 和 Rogosa 培养基上生长,只能用哥伦比亚血平板培养或应用分子生物学技术从分泌物中直接检测。现在已经有超过 120 种乳酸菌被发现,在育龄女性阴道中已经发现 20 多种,其中最常见的卷曲乳杆菌、格氏乳杆菌、詹氏乳杆菌和惰性乳杆菌。

乳杆菌作为优势菌群分解阴道鳞状上皮细胞内的糖原成乳酸,使阴道形成弱酸性环境(pH 为 3.8~4.2),在阴道黏膜表面形成一道生物膜,通过定植抗力、生物拮抗、代谢糖原产酸、产过氧化氢(H_2O_2)、刺激机体免疫防御等作用在维持女性阴道"自净"功能方面发挥着重要的作用。维持阴道微生态平衡的有益菌,对抑制条件致病菌的侵入以及预防各种阴道感染具有重要的作用。乳酸杆菌与抗菌肽、防御素、细胞因子一起支持防御系统,调节阴道环境平衡、避免感染和早产。酸性的阴道抑制大部分病原菌生长,而嗜酸菌不能通过碱性的宫颈黏液栓,避免了致病菌的上行感染。乳杆菌通过快速替代、竞争排斥机制阻止致病微生物黏附于阴道上皮细胞,且分泌过氧化氢、细菌素、类细菌素和生物表面活性剂等物质来抑制其他菌和致病微生物生长,从而维持阴道微生态环境的平衡。

在大多数人群中,乳酸杆菌是最常见的阴道优势菌。然而,在健康女性的阴道微生物通常是由一个或两个乳酸杆菌占主要地位。不同种乳酸杆菌产过氧化氢的能力也不相同,产过氧化氢乳酸杆菌数量减少与细菌性阴道病和阴道感染性疾病的发生密切相关。乳杆菌中卷曲乳杆菌产 H_2O_2 的能力最强,阴道卷曲乳酸杆菌可以竞争性排斥其他细菌在阴道内的定植,以卷曲乳酸杆菌和加氏乳酸杆菌为优势菌的妇女发生细菌性阴道病比例降低。惰性乳酸杆菌产 H_2O_2 能力远远不如卷曲乳杆菌,但也有研究表明:足够高浓度的惰性乳酸杆菌也可以维持阴道的弱酸性环境(pH<4.5)。在细菌性阴道病(bacterial vaginosis, BV)患者的微生物群中,惰性乳酸杆菌较卷曲乳杆菌更常见。推测惰性乳酸杆菌可能更适于在 pH 高、多微生物的厌氧环境中生长,当阴道菌群以惰性乳酸杆菌为优势菌群时,更易发生细菌性阴道病。

2. 正常阴道微生物组类型　　正常阴道微生物组类型(community state types, CST)亟需建立一个标准的分类研究方法。采样方式、16S rRNA 测序的引物选择,都影响着研究结果。只有建立了标准化的研究方法,才能将数据整合,形成宏基因组大数据的美好未来。

2011 年 Ravel J 将 396 例无症状育龄期女性的阴道菌组进行研究后发现,女性的阴道微生物组可以分为 5 种类型:其中 1~4 型以乳杆菌为优势菌,分别以卷曲乳酸杆菌、惰性乳酸杆菌、格氏乳酸杆菌和詹氏乳酸杆菌为优势菌群,而第 5 型中微生物组呈种类多样化,无优势菌,乳酸杆菌比例降低、厌氧菌所占比例大幅上升。而在这 5 种类型中,占比例较高的前三种依次为:以卷曲乳酸杆菌为优势菌的类型、以惰性乳酸杆菌为优势菌的类型、无优势菌类型。也有研究表明存在一种以卷曲乳酸杆菌和惰性乳酸杆菌共同主导的类型。

2015 年,Gajer 等研究人员对 32 位健康育龄女性进行长达 16 周的阴道菌群动态监测。按照检测出来的微生物组种类与丰度,可分成 5 种类型。CST Ⅰ、Ⅱ、Ⅲ 型中乳杆菌为优势菌:CST Ⅰ 型中最主要的优势菌是卷曲乳杆菌,CST Ⅱ 型中最主要的优势菌是格氏乳杆菌,CST Ⅲ 型中最主要的优势菌是和惰性乳杆菌。没有以詹氏乳杆菌为优势菌的 CST 的原因可能是采样地区的限制和采样人群数量较少。值得注意的是,CST Ⅳ-A 型、CST Ⅳ-B 型微生物群呈现多样性,其中乳杆菌不再是优势菌:CST Ⅳ-A 型由小部分乳杆菌和厌氧菌[厌氧球菌属(Anaerococcus)、棒状杆菌属(Corynebacterium)、芬戈尔德菌属(Finegoldia)、链球菌(Streptococcus)]组成;CST Ⅳ-B 型中缺失乳酸杆菌,阿托波菌属(Atopobium)占更高比例,此外,还有普雷沃菌属(Prevotella)、单胞菌属(Parvimonas)、纤毛菌属(Sneathia)、加德纳菌属(Gardnerella)、动弯杆菌属(Mobiluncus),或者嗜胨菌属(Peptoniphilus)。CST Ⅳ-B 型的 Nugent 评分较 CST Ⅳ-A 型人群通常较高的 Nugent 评分法。CST Ⅳ-B 中的一些细菌已经被证实与细菌性阴道病(BV)密切相关。

（三）动态变化的阴道微生物组

1. 阴道微生物的种类　　阴道微生物是一个由超过 200 个细菌组成的复杂的动态生态系统,并非一个静态的微生态系统。正常阴道内的微生物群主要栖居于阴道四周的侧壁黏膜皱褶中,其次是穹窿,部分在宫颈。各种病原体通过黏附机制生长于阴道壁黏膜外的生物膜中。有一些寄生菌能合成所谓粘连素存在于细胞表面,经粘连素介导,细菌能与阴道上皮角质细胞的受体结合。

随着研究的发展,关于健康阴道微生物组的认识也在更新,除了乳杆菌外,以往受限于传统培养技术或者细菌数量而难以检测的细菌现在也能被检测出。除了乳杆菌,女性阴道内检测鉴定出的丰度相对较高的细菌还有阿托波菌属(*Atopobium*)、普雷沃菌属(*Prevotella*)、巨型球菌属、纤毛菌属(*Sneathia*)、链球菌属(*Streptococcus*)、小类杆菌属(*Dialister*)、毛螺菌属(*Lachnospira*)、厌氧球菌属(*Anaerococcus*)、气球菌属(*Aerococcus*)、葡萄球菌属(*Staphylococcus*)、棒状杆菌属(*Corynebacterium*)、韦荣球菌属(*Veillonella*)、加德纳菌属(*Gardnerella*)、孪生球菌属(*Gemella*)和动弯杆菌属(*Mobiluncus*)等。其中革兰氏阳性需氧或兼性需氧菌有乳杆菌、棒状杆菌、非溶血性链球菌、肠球菌及表皮葡萄球菌、革兰氏阴性需氧菌有大肠埃希菌、加德纳菌等。厌氧菌包括梭状芽孢杆菌、消化链球菌、类杆菌及梭形杆菌等。正常状态下,阴道内厌氧菌与需氧菌的比例为(5~10):1;二者处于动态平衡状态。此外,还有一些病原体,如部分支原体、滴虫及念珠菌等。并随着年龄、妊娠等的变化,发生着不同微生物组相续演替过程。

2. 阴道微生物组类型的变化　Gajer 进一步针对个体的微生物群 16 周的动态检测发现,以卷曲乳酸杆菌为优势菌的微生物组、以惰性乳酸杆菌为优势菌的微生物组、无优势菌的多样化微生物组在超过 85% 的时间里不转换微生物组类型(菌群稳定性高)。相反的是,以卷曲乳酸杆菌和惰性乳酸杆菌共同主导的菌群常常转换菌群类型(菌群稳定性低)。

微生物组类型偶尔会向其他微生物群类型短暂转换,这种转换有的与月经周期无关,有的与月经周期同步。这种转换受到微生物组类型的限制:以卷曲乳酸杆菌为优势菌的微生物组会转换成以惰性乳酸杆菌或混合乳杆菌为优势菌的微生物组,不会转换为无优势菌的多样化微生物组。以惰性乳酸杆菌为优势菌的微生物组会转换成以混合乳酸杆菌为优势菌或无优势菌的多样化微生物组(转化为无乳杆菌的微生物组的几率是转化为含部分乳酸杆菌的微生物组的 2 倍),极少转换为以卷曲乳酸杆菌为优势菌的微生物组。而无优势菌的多样化微生物组发生动态转换时,往往转换为以惰性乳酸杆菌为优势菌的微生物组。以卷曲乳酸杆菌为优势菌、以惰性乳酸杆菌为优势菌的微生物组极少转化为以格氏乳酸杆菌为优势菌的微生物组。

研究同时表明:高度的不稳定性(即 CST 转换率较高的个体)并不一定代表着 Nugent 评分较高,稳定的阴道微生物组结构(即 CST 转换率较低的个体)不一定具有较低的 Nugent 评分,个体的微生物组动态变化并不等同于微生物组的失调。有趣的是,部分无优势菌的多样化菌群具有稳定的阴道微生物组结构(较少转换成其他 CST),但同时也具有较高的 Nugent 评分,却没有临床症状。这对传统意义上健康的阴道微生物群必须以乳杆菌为优势菌的看法提出了质疑。

(四)阴道的微生物组影响因素分析

阴道的微生态保持着一种协调平衡的状态。会受到各种内外因素的影响,包括基因、种族、体内激素水平、避孕方式、性行为、环境和侵入性妇科操作、个人卫生习惯和饮食习惯等。

1. 激素水平的变化　育龄期妇女雌激素水平正常,阴道壁上皮富含糖原,易于乳酸杆菌的定植和繁殖。随着生理性的月经来潮存在着周期变化。月经开始后需氧菌和兼性厌氧菌的活菌数不断减少。有研究者应用荧光实时定量聚合酶链反应(polymerase chain reaction, PCR)方法动态研究了卷曲乳酸杆菌、惰性乳酸杆菌、阴道阿托波菌、阴道加德纳菌和普雷沃菌在月经周期中的变化,结果发现在 Nugent 评分 0~3 分的健康组中,卷曲乳酸杆菌在整个月经周期持续存在,但与排卵前期、排卵后期相比,其数量在行经期下降至 1/100。

与之相反,惰性乳酸杆菌、阴道阿托波菌、阴道加德纳菌和普雷沃菌的数量在行经期却有所增加。也有研究同样提示,与排卵前期和排卵后期相比,行经期的阴道菌群处于不稳定状态,更易发生菌群失调。

妊娠期由于激素水平改变导致阴道菌群也随之发生改变,与非妊娠人群相比,妊娠妇女阴道中乳酸杆菌的相对丰度有所降低,而阴道加德纳菌和厌氧菌数量增多,孕妇易发生阴道感染性疾病,尤其是妊娠期细菌性阴道病发生率逐年上升,复发率高,可导致多种不良妊娠结局。

绝经期妇女由于卵巢功能衰退,雌激素水平降低,使得阴道上皮变薄,糖原水平降低,利用糖原生成乳酸的量亦减少,使乳酸杆菌的定植和繁殖受到限制,导致阴道 pH 上升,阴道的酸性环境被破坏,抵抗力显著减弱,易导致菌群失调的发生。乳酸杆菌的检出率和数量在绝经期极度下降,甚至在绝经后期消失。虽然对于绝经期妇女来说,这是一种正常的非致病状态,但该阶段的阴道菌群是极其脆弱的,容易受到体内外因素的影响而引起疾病的发生。

研究发现,更年期女性由于乳杆菌的减少,一部分人会有反应性的乳酸球菌的生长,它们也会产酸,产生 H_2O_2 和细菌素,从而保持弱酸的阴道环境,达到抑制其他致病微生物的生长的目的,也会使阴道的微生态环境达到新的平衡。

2. 避孕方式、性行为的影响 安全套的使用与细菌性阴道病的发生呈负相关。正确使用安全套,可有效减少革兰氏阴性厌氧杆菌在阴道内的定植,降低细菌性阴道病的发生。此外,安全套还可防止性生活时 pH7.0~8.0 的精子进入阴道,避免阴道内酸性缓冲体系遭到破坏。

宫内节育器的使用与细菌性阴道病的发生呈正相关,留置含药或不含药宫内节育器的妇女盆腔炎、宫颈糜烂、细菌性阴道病的罹患率明显增加。

口服药物避孕存在一定的争议,有的研究认为口服避孕药能维持阴道内乳酸杆菌为优势菌的正常微生物组结构,预防细菌性阴道病的发生,但同时,也有研究表明,激素避孕药增加了患外阴阴道假丝酵母菌病的几率及感染人类免疫缺陷病毒(human immunodeficiency virus,HIV)的风险。

3. 种族差异 CST 分型存在明显的种族差异,80.2% 的亚洲妇女和 89.7% 的白人妇女以乳杆菌为阴道优势菌,在西班牙裔妇女和黑人妇女这一比例分别只有 59.6% 和 61.9%,而以加德纳菌等为阴道优势菌的妇女比例则分别达 34.3% 和 38.9%。黑种人的阴道菌群类型与其他人种有明显差异:乳酸杆菌比例降低、厌氧菌所占比例大幅上升——符合黑种人较高的 BV 患病率。

(五)女性生殖道的致病菌

外阴阴道假丝酵母菌病和滴虫阴道炎为常见的外阴瘙痒病因。外阴部大量的乳酸杆菌也会引起外阴瘙痒,常被误诊为外阴阴道假丝酵母菌病。

阴道炎常见的致病菌为真菌、支原体、衣原体、肠球菌、链球菌、金黄色葡萄球菌、肠杆菌、滴虫等。

阴道菌微生物组失衡常会引起细菌性阴道病(bacterial vaginosis,BV),BV 患者阴道微生物组的结构多样性明显增加,其中包括 BVAB1、阴道阿托波菌、阴道加德纳菌、普雷沃菌、纤毛菌、巨球菌等,且无乳酸杆菌。

有研究表明:相比以卷曲乳酸杆菌为优势菌的人群,单纯以惰性乳酸杆菌为优势菌的人群更多地出现了 BV 的临床症状,Nugent 评分也更高。这也与前文提到的产酸能力有关。

（六）女性生殖道微生物研究的现在与未来

目前女性生殖道微生物主要通过形态学、生化、培养、核酸检测等方法进行病原菌的诊断。细菌的培养、分离与鉴定是最常用的方法,但培养周期长。涂片检测的 Nugent 评分法用于诊治 BV:将分泌物涂片、染色、油镜下计数乳酸杆菌数和加德纳菌、类杆菌数并评分,0~3 分为正常,≥7 分为 BV。同时以生化标志物 pH、白细胞酯酶、过氧化氢、唾液酸酶、乳酸、乳酸脱氢酶等作为检测的标志物。

但随着分子生物学技术飞速发展,16S rRNA 测序、高通量测序等方法的成熟与推广,完整全面地检测阴道微生物的丰度与种类已经变得更加快速与经济。但采样方式、16S rRNA 测序基因测序的引物选择,都影响着研究结果。只有建立了标准化的研究方法,才能将数据整合,形成宏基因组大数据,有利于对菌群的组成、结构、功能进行研究。转录组学、蛋白组学都受限制于技术上的挑战,宏基因组大数据或许会起到突破性的作用。短期内,代谢组学作为一个成熟的项目,将成为研究微生物功能的主要手段。

（骆　菲）

参 考 文 献

[1] Gajer P, Brotman RM, Bai G, et al. Temporal dynamics of thehuman vaginal microbiota. Sci Transl Med, 2012, 4: 132ra52.doi: 10.1126/scitranslatmed. 3003605.

[2] Jespers V, Menten J, Smet H, et al. Quantification of bacterial species of the vaginal microbiome in different groups of women, using nucleid acid amplification tests. BMC Microbiol, 2012, 12: 83.

[3] 李兰娟. 医学微生态学. 北京:人民卫生出版社,2014.

[4] 倪语星. 临床微生物学与检验. 北京:人民卫生出版社,2007.

[5] Martin DH, Marrazzo JM2. The Vaginal Microbiome Current Understanding and Future Directions. Oxford: Oxford University Press, 2016.

第 6 章 皮肤微生物群与微生物组特征

撰写本章的目的主要在于,总结在过去几年中皮肤微生物群和微生物组的研究进展。

众所周知,皮肤是人类最大、活动性最强的器官之一。皮肤扮演着联结人体内无菌环境和外界有菌环境的重要角色,其表面密集地分布着各式各样的微生物(也称为皮肤的微生物群)。皮肤微生物群对人的健康有着非常重要的作用。有证据表明,一些严重的皮肤病和伤口感染,皮肤的微生物群都起着重要的作用。此外,人类手部皮肤的微生物群是卫生研究领域的关键。值得注意的是,除了是一个潜在的疾病和污染源,皮肤菌群在许多方面对人体皮肤具有保护功能。因此,从进化的角度研究人体微生物的相互作用,对人体皮肤微生物群的结构和功能的分析,会变得非常有意义。

皮肤微生物群研究的关键问题:①特定时间和空间,了解健康人群皮肤微生物群结构和功能;②常驻人群和流动人群皮肤微生物群的差异;③区分皮肤微生物群的有益作用和有害作用;④影响皮肤微生物群形成的原因及其在人体健康和疾病中所扮演的角色;⑤通过改善皮肤微生物群,治疗相关疾病。

一、人体皮肤是微生物一个重要的栖居地

皮肤是一个具有诸多重要功能的人体器官之一。它作为人体和环境的联结,为我们人类提供了一个防御生物、化学、物理和致病等威胁的有效屏障。此外,皮肤也参与体温调节过程和免疫功能。在抵御紫外线的辐射伤害方面,黑色素是一个重要的因素,而皮肤也参与到黑色素的合成过程当中。为了能够满足所有这些重要的功能,皮肤包括许多不同的结构和具有不同性质的细胞。在解剖学上,皮肤具有两个不同的部分:表皮,一层主要由角质形成细胞组成的无血管层;真皮,一个成纤维细胞丰富的胶原蛋白和弹性纤维构成的组织,保证皮肤的强度和弹性。真皮同时含有毛细血管和淋巴管(与皮肤的免疫功能密切相关)、毛发等皮肤附件、毛囊、皮脂腺和汗腺,以及神经末梢等。

人体皮肤结构的复杂性,也造就了其中微生物群的多样性。例如,皮肤的某些区域富含皮脂腺,这也就导致了该区域的微生物群以亲脂性细菌,如丙酸杆菌为主。这些区域包括:头皮、前额、颈部及部分上背面的上部、身体的其他相对潮湿的部位,如腋窝、生殖器区域、足部等。此外,也包含一些较干燥的区域,如前臂或小腿后部。

众所周知,人体皮肤一个重要的作用是体温和水含量的平衡调节。而蛋白质变性导致的器官衰竭和随后的细胞死亡是由于身体核心温度的持续性升高至40℃以上所致。因此,温度的调节是保证人体内环境稳定的一个重要过程,而这一过程主要是通过皮肤的排汗来实现的。汗液是由汗腺分泌的;汗腺可分为大汗腺(又称"顶浆汗腺")和小汗腺(又称"排泄汗腺")。这两种汗腺分布在人体的不同部位,如大汗腺主要分布在主要分布在腋窝、脐窝、肛门四周及生殖器等处;而小汗腺除唇红部、包皮内侧、龟头部外及阴蒂外,全身均有分布,以掌跖、额部、背部、腋窝等处最多。此外,大、小汗腺受不同的调节刺激,从而具有不同的功能。

小汗腺是分布最广泛的汗腺。平均而言,在身体表面,每平方厘米分布有 100~200 个小

汗腺。手掌和足底则有更高的密度，每平方厘米约 600 小汗腺。相比之下，嘴唇、指甲等部位，几乎不存在小汗腺。小汗腺具有分泌汗液、排泄废物、调节体温的作用。汗液主要包括钠和钾的水盐、氨基酸、糖、乳酸和糖蛋白等，其组成成分取决于激素水平、身体状况、外环境以及汗腺的分泌率。汗液中的乳酸有抑制细菌生长的作用。

外分泌汗腺由 Sato 等人首先提出。外分泌汗腺主要分布在眼睛、耳朵，以及乳房的皮肤中。而分布密度最高的部位在腋窝和腹股沟。

不同于小汗腺，大汗腺仅分布在有毛发的身体表面，并且需要雄激素刺激，在青春期后激活。大汗腺分泌物包括脂质、乳酸、氮、电解质、类固醇、蛋白质和维生素以及其他离子。然而，由于缺乏纯样品，大汗腺分泌的确切成分尚未阐明。相比较而言，小汗腺仅对人体的气味有轻微的影响，而大汗腺则能通过转化气味分子促进溶菌作用。

相对于非生物表面来说，皮肤黏膜组织的一个重要特征是不断地产生新的细胞，以抗微生物感染和降解。人体皮肤中存在一系列的免疫细胞，诸如朗格汉斯细胞、树突状细胞、巨噬细胞、肥大细胞、T 细胞和 B 细胞，以及真皮中的细胞、自然杀伤细胞都参与到人体的天然免疫过程当中。除此之外，人体皮肤的其他细胞，包括角质形成细胞、皮脂腺细胞、汗腺细胞、肥大细胞通过产生抗微生物肽抵抗微生物的入侵。

人体皮肤抵抗微生物入侵一个重要的组成部分是小分子的阳离子抗菌多肽，主要包括人类 β- 防御素（HBD-1、HBD-2、HBD-3 和 HBD-4）、抗菌肽 LL-37、抗菌酶（如溶菌酶和核糖核酸酶）等。

抗菌肽 LL-37 的活化形式来自前体蛋白 hCAP18 的丝氨酸蛋白酶裂解。它有 37 个氨基酸，表现出 α- 螺旋的形式，能够有效对抗细菌、真菌和病毒。

β- 防御素是具有三个二硫键的小分子多肽（4~5kDa）。一般来说，HBD-1 在上皮细胞中组成性表达，而 HBD-2 和 HBD-3 则是炎症引起的。在痤疮病变中，高度炎症脓疱能够强烈诱导 HBD-2 的产生，而 HBD-1 只有中等程度的表达。HBD-2 在异位皮炎中，表达并没有明显的变化；HBD-2 和 HBD-3 在银屑病病变中，表达量都有不同程度升高。当角质形成细胞暴露于金黄色葡萄球菌时，HBD-2 的表达明显升高；而特异性 LL-37 和 HBD-1 几乎没有变化。马拉色菌刺激角质形成细胞时，主要通过蛋白激酶 C 诱导 HBD-2 的表达。RNAase7 则是通过热灭活的铜绿假单胞菌（*Pseudomonas aeruginosa*）、金黄色葡萄球菌（*Staphylococcus aureus*）、大肠埃希菌（*Escherichia coli*），以及化脓链球菌（*Streptococcus pyogenes*）刺激角质形成细胞诱导产生。

这些抗菌肽是皮肤天然免疫的重要组成部分，它们不直接参与到清除病原微生物的过程中，而是通过激活一系列的细胞因子，进而产生相应的细胞效应来达到消除病原体的目的。如 LL37 可以刺激产生 IL-6、IL-10 等细胞因子，进而激活后续的级联反应，产生细胞效应。此外，人体皮肤特殊的组成特性有助于防止定植和感染微生物，如其相对较低的温度和酸性 pH。

二、皮肤"正常"微生物群的构成与变迁

人类的皮肤微生物群包括细菌、真菌（主要是酵母菌）、病毒和古细菌。基于 16S rRNA 和 18S rRNA 的二代测序技术的应用，对于研究皮肤微生物群的构成有着非常重要的作用。通常来说，分子生物学方法的优点在于，它能够检测到难以培养或未培养的微生物；但是，这类方法并不能鉴别活的和死的微生物。此外，由于该类方法只是扩增一小部分片段，就必然

会导致在扩增当中产生错配，进而影响结果。然而，有趣的是，基于培养和基于测序分析皮肤微生物群的构成都取得了相似的结果。

（一）健康成人的"正常"微生物群

为了定义一个"正常"的皮肤菌群，我们对健康成人皮肤进行了研究。一个健康成年人皮肤中大约含有 10^8~10^{10} 个微生物，分布于人体皮肤的不同部位。微生物数量约 $10^2/cm^2$（指尖、背部）到 $10^6/cm^2$（额头、腋下）不等。由于其物理化学条件，在人体皮肤中寄居的是典型的兼性需氧、嗜酸、耐渗透压微生物。当然，这并不是绝对的，微生物的构成也会随着寄居环境的变迁而改变。过去的很长一段时间，我们都认为健康皮肤的微生物仅限于表皮和附属物如皮脂腺和汗腺。最近的研究表明，微生物也存在于深层皮肤层，即真皮和基础脂肪组织。

1. 细菌 细菌是人体皮肤中含量最丰富，并且也是被研究最多的微生物。它们绝大多数都隶属于三门（放线菌门：棒状杆菌、丙酸杆菌、微球菌、黄色短杆菌；厚壁菌门：葡萄球菌、链球菌；变形菌门：不动杆菌、甲基杆菌）。最近通过高通量测序技术的研究表明，皮肤微生物群隶属于 25 多个不同的菌门，其中大部分的丰度都比较低。研究结果还表明，皮肤菌群的组成存在高度特异性，并且随着时间的推移而产生变化。

2007 年，有学者采集了健康成人前臂的皮肤拭子，借助 16S rRNA 测序技术，他们最终得到了 182 种细菌。这些细菌分属于 8 个门、91 个属。平均而言，每个人的皮肤中，大概含有 48 个种的细菌。其中，放线菌、厚壁菌门、变形杆菌门约占 95%。进一步的分析发现，在所获得的菌种当中，约有 85% 能够匹配上数据库中的细菌，但很大一部分是尚未培养的。同一研究小组在 8~10 个月后，重新采集了同样部位的样本，并进行测序分析。发现在这个过程中，增加了 28 个属和 65 个种的细菌。其中，只有丙酸杆菌属、棒状杆菌属、葡萄球菌属和链球菌属的细菌在两次独立实验中都能够检测到。而且这几个属占了细菌总量的 54.4%。

随后的研究当中，Grice 等人从 10 名健康成年人中，采集了 20 个不同部位的样本；其中有一半数量的人在 4~6 个月后重新采集同样部位的样本。本次研究，他们获得的是超过 112 000 条 16S rRNA 的全长序列。最终，他们发现了这些细菌分属于 19 个门，但主要分布在以下四个门：放线菌（52%）、厚壁菌门（24%）、变形菌门（17%）和拟杆菌门（6%）。62% 以上的序列归为以下几个属：棒状杆菌属（23%，放线菌门）、丙酸杆菌属（23%，放线菌门）和葡萄球菌属（17%，厚壁菌门）。有趣的是，微生物群落的多样性和时间稳定性依赖于特定的特性皮肤部位。皮脂腺部位以丙酸杆菌属和葡萄球菌属为主，棒状杆菌属和葡萄球菌属以潮湿的场所为主。意想不到的是，他们发现革兰氏阴性杆菌通常只局限在相对潮湿的部位。此外，借助物种多样性分析指数，香农指数（Shannon-diversity index）发现细菌在皮肤表面的分布存在一定的部位依赖性（site-dependent）；例如，背部、耳后、趾蹼和腋窝等部位的香农指数相对较低，说明物种多样性低。总之，本研究证明了人体皮肤环境对于细菌菌群的影响（图 6-1，见文末彩图）。此外，他们指出人体皮肤的不同部位的影响要大于不同个体，同时提出了菌群的研究可以为皮肤疾病的预防和治疗提供一定的参考。

2008 年，Fierer 等人进行了另一项研究。他们采集了 27 名健康男性和 24 名健康女性的手掌皮肤拭子样本，并进行了 16S rRNA 测序分析。结果发现，这个人群中有超过 4700 种细菌，平均每个手掌能够检测出 158 种不同的细菌。在这些细菌当中，他们能够检测到超过 25 门，其中，以放线菌门、变形菌门和厚壁菌门为主，约占 94%。其他丰度较高的属包括：丙

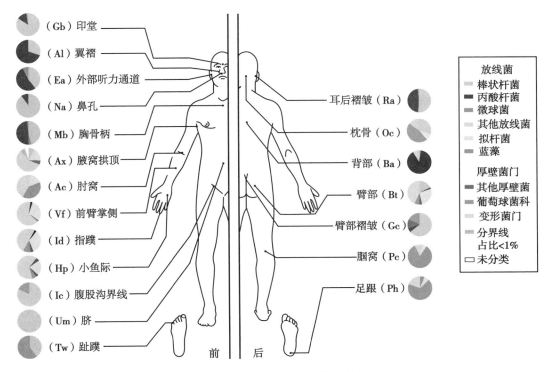

图 6-1　人体表皮的微生物群分布

酸杆菌属（所有序列的 31.6%）、链球菌属（17.2%）、葡萄球菌属（8.3%）、棒状杆菌属（4.3%）和乳酸菌属（3.1%）等。人类手掌细菌菌群如此多样性，是由于人需要以手为工具，接触不同的物体表面。而接触的各种物体都可能会影响到人类手部的微生物群落构成。此外，作者还发现，来自同一个人的左右手只有 17% 的细菌种是一样的，而与其他人相比，只有 13% 是一致的。有趣的是，女性手掌的菌群多样性要远远高于男性。而人的手掌菌群的多样性，受到诸如用手习惯、洗手时间等因素的影响。

　　另外一项研究主要关注的是人类肚脐部位的菌群。相关的研究表明，该部位的皮肤栖息着 67 种细菌，主要有葡萄球菌属、棒状杆菌属、放线菌属、梭菌属，以及少量的 γ 变形菌属。

　　2. 真菌、细菌和病毒　与细菌相比较，我们对于人体皮肤的其他微生物，如真菌、病毒和古细菌就知之甚少。基于培养及早期的分子生物学技术表明，人体皮肤的真菌菌群主要由酵母菌和马拉色菌属的某些种构成。2013 年，Findley 等人分析了 10 名健康成人的 14个皮肤部位的真菌群落。他们通过二代测序技术（next generation sequencing, NGS）扩增真菌的 18S rRNA 保守区域，并与相关数据库比对。最终发现，躯干部位和手臂部位主要分布的是马拉色菌属。相比之下，人体足部皮肤则表现出相当高的真菌多样性，还包括其他属（除马拉色菌属外）如曲霉、隐球菌、酵母、附球菌属等；并且，随着时间的推移表现出较低的稳定性。人体皮肤的真菌群落也随着皮肤的生理性状而呈现出多样性，但并没有细菌群落的多样性复杂。有趣的是，马拉色菌属在人体的头皮部位所占的比例非常少，只有 0.07%。

　　也许随着人类肠道异常，古细菌在人体中的作用微生物还存在很大的争议。既往的研究并没有直接的证据表明古细菌是否存在于人类的皮肤当中。直到最近,研究人员通过 PCR 和荧光原位杂交(fluorescence in situ hybridization, FISH)的方法,检测到了奇古菌(Thaumarchaeota)和一小部分其他的古生菌。但是这些古细菌在皮肤当中的作用还有待于进一步阐明。

如今,尽管人们认为病毒可以通过人体的手等部位的皮肤进行传播,但是对于人体皮肤的病毒群,还并未有详细的阐述。直到 2012 年,Foulongne 等人通过宏基因组的分析方法,比较了 4 名健康人和 1 名皮肤癌患者表皮的微生物群。他们发现,所有微生物群落当中,有超过 87% 的基因组是属于病毒的。其中主要包括了:多瘤病毒(polyomaviruses)、乳头瘤病毒(papillomaviruses)和圆环病毒(circoviruses)。这些病毒在人体皮肤中的作用还需要进一步研究、阐述。

（二）皮肤微生物群形成的影响因素

综上所述,人体皮肤的菌群受到很多因素的影响。主要包括了内在(人体内环境)和外在(人类生存的环境)两方面。同时,这也需要我们更加深入地去讨论、探究。

三、人类皮肤微生物群的功能

近年来,随着 DNA 测序技术的快速发展,我们对人体皮肤微生物群落的构成已经有了较为深入的了解。相比之下,人体皮肤中微生物群落的功能还有待于进一步探究。本节主要介绍人体皮肤微生物群的主要功能。

（一）人类的皮肤菌群保护功能

现在,人们普遍认为,正常(或者说健康)菌群定植于人体的皮肤一般是有益于人类,因为其可保护皮肤不受感染,这种现象也被称为"定植抗性(colonization resistance)"。然而,所谓的正常(或者是健康)的菌群是会随着时间和空间的变化而发生改变的,并不存在绝对的正常菌群。此外,要分辨出哪些微生物群是对人体有益、哪些是有害的,对于人体皮肤微生物群的研究也是一个很大的挑战。不过,近年来我们也取得了不小的进步。

人体皮肤的酸性表层(pH=5 的酸性环境)是人体防御病原微生物的一线屏障。这类酸性屏障的形成,是由部分兼性厌氧菌(如痤疮丙酸杆菌),寄居在皮脂腺的厌氧环境,在其中释放游离脂肪酸,从而形成皮肤特定的酸性环境。此外,其他微生物,如表皮葡萄球菌能够产生抗菌肽,以对抗其他皮肤病原菌(如金黄色葡萄球菌和链球菌等)的入侵。

众所周知,微生物与人体免疫系统之间存在着密切的联系。人体的肠道微生物群对于调整和调节免疫系统的功能有着非常重要的作用。同样的,肠道微生物群对于维持肠道内环境的稳态也有很重要的作用。因此,皮肤微生物群对于人体皮肤的作用也会类似于肠道微生物群。

例如,Lai 等的数据表明,皮肤菌群能调节 Toll 样受体(Toll-like receptor, TLR)依赖性皮肤炎症反应。表皮葡萄球菌细胞壁来源的脂磷壁酸可以抑制角质细胞产生的炎症因子,以及由于皮肤破损导致的 TLR-2 免疫反应。然而,迄今为止,人体皮肤表面的细菌大多被认为是刺激炎症产生的重要因素之一。然而,有证据表明,表皮葡萄球菌可以刺激产生抗菌肽,如 β- 防御素抵抗病原菌的入侵。并且,表皮葡萄球菌还可以通过调节人体皮肤 T 细胞的功能来抵御病原菌。例如,无菌小鼠比无特定病原(SPF)级小鼠产生更少的白细胞介素、干扰素 -γ。然而,当无菌小鼠皮肤中植入表皮葡萄球菌时,小鼠的 T 细胞就能够产生相应的 IL-17A。同样的,无菌小鼠并不能抵抗利什曼原虫及其他原虫的侵害,而在无菌小鼠皮

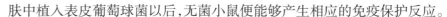

肤中植入表皮葡萄球菌以后,无菌小鼠便能够产生相应的免疫保护反应。

总之,这些结果表明,皮肤共生菌如表皮葡萄球菌、痤疮丙酸杆菌是人体皮肤免疫的重要因子。因此,人体皮肤微生物群的改变,可能会导致人体发生相应的疾病。

(二)微生物群在皮肤病中的作用

很多人的皮肤疾病与皮肤微生物群落组成变化有关,然而,这些变化是否造成影响的潜在因素,还需要进一步证明。

痤疮,一种毛囊皮脂腺的慢性炎症疾病,是人类最为普通的皮肤病。而痤疮丙酸杆菌也被认为是原发性病原菌。此外,人体皮肤微生物群的研究表明,在健康人和皮肤病患者的毛囊当中,痤疮丙酸杆菌的含量都相对较高,这也为痤疮的原发病原菌提供了一个间接的证据。随后,痤疮丙酸杆菌的全基因组分析,更进一步阐明了引起痤疮的多种毒力因子,如透明质酸酶、脂肪酶和蛋白酶。另外,研究发现,尽管不同的痤疮丙酸杆菌菌株的基因组水平差异很小,但是它们的致病能力却相差非常大;这也就提示我们,可能是在基因表达水平上的差异导致了这一结果。值得注意的是,痤疮最重要的病理基础是激素分泌的变化导致皮脂分泌增加,进而为痤疮丙酸杆菌提供厌氧和脂质丰富的理想环境。

银屑病和特应性皮炎,则是由遗传和环境因素共同参与导致的疾病。Gao 等人研究该类皮肤病的微生物菌群时发现,厚壁菌门的细菌含量更高,而放线菌门的含量相对较低;尤其是丙酸杆菌属,银屑病皮损与患者正常皮肤以及健康皮肤相比,含量都相对较低。基于从患病的 51 个样本的分析(包括患者、无症状及健康人三组),Alekseyenko 等认为银屑病能够引起皮肤的局部变化,以及系统性的病理改变。银屑病患者相对丰度较高的菌属主要包括棒状杆菌、痤疮丙酸杆菌、金黄色葡萄球菌和链球菌(即皮肤微生物群当中的厚壁菌门和放线菌门),而如贪铜菌属、甲基菌属和贪食菌属的丰度明显下降。虽然研究结果表明,皮肤菌群与银屑病存在一定的相关性,但是其选择病理因素尚不清楚。不过,这些研究结果可能有重要的诊断、预防和潜在的治疗意义。

特应性皮炎(atopic dermatitis,AD)的特点是屏障功能受损的皮肤,导致细菌定植的增加和金黄色葡萄球菌的频繁感染。皮肤抗菌肽的生产降低、突变的干扰、丝聚蛋白抑制皮肤角化已被确定为潜在的病理原因。AD 患者也表现在疾病的好发部位显著的皮肤菌群改变,特别是较高的葡萄球菌丰度,这些差异可以由润肤剂治疗逆转。有趣的是,嗜麦芽菌属在润肤剂治疗过程中丰度逐渐增高,这表明该属中细菌可能可以恢复 AD 患者的正常菌群。

皮肤菌群在伤口愈合中也有重要作用。有研究通过非培养的方法,证明开放性伤口中心微生物群(以假单胞菌属为主)与伤口周边微生物群(皮肤的正常菌群为主)的组成存在显著性的差异。并且,这些差异逐渐在伤口愈合的过程中缓慢消失。一般来说,创面菌群似乎取决于几个因素,如伤口类型(钝,穿透性,慢性,急性)、身体的部位和潜在的(慢性)疾病,如糖尿病(Tomic Canic 等人。2014)。有趣的是,Canesso 等人发现在无菌小鼠的皮肤中植入正常菌群,可以加速皮肤伤口的愈合,并且可以做到无瘢痕的残留。这其中的原因可能是正常菌群可以减少中性粒细胞的聚集,并且在创面部位增加激活的巨噬细胞,以及促进血管生成。

除了上述(严重)皮肤疾病,皮肤菌群也对一些一般的皮肤疾病有重要的影响。如皮肤不洁、敏感皮肤、头皮屑,以及狐臭等。过去的几年,我们对于狐臭的微生物群研究已经取得了相当大的进展。人体的腋下区域,是皮肤微生物群落最为密集的部位。该部位的常驻菌群通过氨基酰化酶、C-S 裂解酶等水解酶,将无气味的汗液转变成具有恶臭味的其他化合物。长期以来，人们一直认为棒状杆菌是狐臭产生的根源。而最近微生物群落分析表明，其他菌属的细菌也可能参与进来，例如厌氧球菌、葡萄球菌等。我们所发现的狐臭等体味可能与微生物群有重要的联系这一关键问题，不仅可以为治疗该类疾病的患者减轻不小的经济负担，也可以为医学领域的一些疾病的预防提供有价值的信息。例如，狐臭的人群可以吸引蚊子，而蚊子在传染病如疟疾的传播中扮演了重要的角色。

四、人类皮肤微生物群的操控

人体皮肤微生物群是随着时间和空间的变化而变换的动态环境。最新的研究表明，随着时间的变迁，人体不同部位的微生物群的差异要明显高于不同个体之间的差异。此外，皮肤微生物群不仅可以是自然状态下的动态变化，也可以是通过人工修饰的方式进行改变。这就包括以下几种方法：

1. 抗菌操作，旨在显著减少所有皮肤微生物的数目。

2. 针对性地筛选某些微生物种群，通过益生元或者益生菌改变人体皮肤微生物群的构成。

抗生素对于微生物群的改变是毋庸置疑的。然而，在人体肠道微生物群的研究过程中，研究人员指出，广谱抗生素的使用会对微生物生态系统的结构造成长期的影响。虽然我们目前仍然缺乏抗生素的干预实验，但是肠道微生物群的方法也能够适用于人类皮肤微生物群的研究。因此，近年来已经出现了越来越多的针对宿主 – 皮肤微生物群相互作用的研究。

皮肤菌群的组成取决于几个因素，并且微生物群的平衡很容易就能够被破坏。最重要的一个因素就是，有益/防御性的微生物需要保持一个相对的平衡。要达到和保持皮肤菌群平衡的一个方法是利用益生元的概念。益生元的概念是 Gibson 和 Roberfroid 在 1995 年提出的。他们定义益生元的活动为"不易消化的食物成分，有利于宿主的肠道选择性地刺激细菌的生长"。同样的，这个概念也可以用于皮肤微生物群。

近几年，越来越多的益生元产品逐渐发展起来。此外，许多植物的提取物也被用来评估它们对于痤疮丙酸杆菌生长、共生表皮葡萄球菌生长的影响。特别的是，一种松树和黑加仑的混合物能够有效地抑制痤疮丙酸杆菌，而促进共生表皮葡萄球菌的生长。这些相关的研究将能够为治疗皮肤的浅部疾病提供一定的思路。

在以人为对象的研究当中，上述物质被证明在化妆品配方中是有效的。据观察，含有0.5% 松树提取物、黑加仑和人参的化妆品每日应用两次，3 个星期后能够抑制痤疮丙酸杆菌生长，而凝固酶阴性葡萄球菌（CNS），如表皮葡萄球菌，均不受影响。痤疮杆菌的相对丰度降低，凝固酶阴性葡萄球菌的相对丰度则增加。在一项临床研究中，通过在沐浴露、爽肤水和护肤液等原有的化妆品配方中加入 1% 的益生元，对 30 例轻度皮肤不洁的志愿者进行测试。结果发现，加入益生元的配方能够显著地改善丘疹、脓疱、粉刺、皮脂生成等皮肤不良反应。

平衡皮肤菌群也可以应用于患有特应性皮炎（AD）和皮肤干燥症的人群。虽然，两种疾病主要由遗传因素所决定，但是环境因素可以影响到疾病的严重程度。此外，我们知道，金黄色葡萄球菌通常能够产生毒素和酶，进而使得皮肤的症状进一步恶化。据报道，不仅在病变严重的患者皮肤表面，而且在特应性皮炎的患者皮肤表面也能够检测出金黄色葡萄球菌，并且也会出现相应的皮肤微生物群失调。Katsuyama 等人阐述了金合欢醇和木糖醇在特应性皮炎患者中菌群平衡所起的作用。他们发现,这两种物质能够消除和防止产生物膜的金黄色葡萄球菌的黏附。

直接应用有益细菌作为益生菌制剂是另一种重新实现皮肤微生物群平衡的方式。Ouwehand 等提出丙酸杆菌用于化妆品。他们采用食品中的分离株,而不是皮肤分离株,这是因为皮肤分离株可能会导致部分皮肤感染。最终发现,丙酸杆菌能够展现出对马拉色菌、白假丝酵母菌、金黄色葡萄球菌等的抗菌活性,而其中可能的机制是丙酸杆菌能够分泌有机酸干扰皮肤致病菌的黏附作用。另一个通过益生菌治疗有效的例子是,将灭活的乳杆菌混入滴眼液中,可以有效地治疗过敏性结膜炎。在滴眼 2~4 周后,患者的临床症状明显减轻,并且天然免疫的分子标记如 ICAM-1 和 TLR-4 的表达量逐渐增加。

不同的乳酸菌制剂,如副干酪乳杆菌、短乳杆菌属或发酵乳杆菌,都可以添加入护肤品当中。培养的乳酸杆菌在体外和体内的研究都表明,益生菌能够促进志愿者皮肤表皮葡萄球菌的生长,并且抑制金黄色葡萄球菌、大肠埃希菌,或藤黄微球菌的生长。

理论上来说,活的益生菌能够在化妆品中发挥作用。但是,我们通常应用的是灭活的益生菌作为化妆品的添加剂。对益生元和益生菌的活性可能不局限于皮肤和口腔直接促进或制约微生物引起的皮肤效果,但必须重视活性物质、微生物与上皮细胞之间的三角关系,尤其是益生菌应用微生物制剂可能涉及皮肤的天然免疫系统。因此,直接通过益生元和益生菌增强皮肤防御的想法似乎非常有吸引力。

Donnarumma 等对鳄梨提取物的研究发现,它能够影响糠秕马拉色菌对角质形成细胞黏附能力,并且能够诱导人体产生 β- 防御素 2（HBD-2）。鳄梨提取物主要包括两种稀有糖,即甘露庚酮糖和鳄梨醇。这些物质表现出相应的活性,可能是由于其与酵母细胞壁成分的结构具有一定的相似性,同时其也能够结合皮肤表面的一些受体结合的受体并且影响相应的细胞因子表达。

皮肤抗菌防御系统未来的研究方向,将是寻找不会造成人体过度应激反应,或者过敏反应的益生元或益生菌。在筛选的过程当中,我们可以应用天然提取物等对角质形成细胞的刺激反应,主要以 HBD-2 和 HBD-3 为主;并结合一些促炎因子,如 IL-8、IL-1α 和 MIP-3α 等作为评价指标。

五、展望：趋势与挑战

人体皮肤微生物群是人类微生物群的重要组成部分。它对人类的健康无疑起到了非常重要的作用。这就要求我们需要对人体皮肤微生物群做一个更加深入的、机制层面的研究,以阐明皮肤微生物群复杂的相互作用网络。据此,将皮肤微生物群的研究成果应用至人类疾病的预防和治疗当中。此外,皮肤菌群对人体微生物的相互作用提供了基础研究的绝佳机会。因此,在这一领域未来的研究可能会（继续）专注于以下主题：

1. 一个正常的、健康的皮肤菌群的定义。

2. 环境和宿主因素对结构的影响（组成）和功能（代谢）的皮肤菌群。

3. 人体皮肤上的细菌、古细菌、真菌、病毒和真核生物的相互作用。

4. 皮肤微生物群与宿主免疫系统的相互作用。

5. 皮肤微生物在皮肤疾病和化妆品皮肤病中的作用机制的认识,以鉴别其中的因果关系。

6. 皮肤微生物群与其他部位微生物群的相互作用,如人体肠道。

7. 皮肤微生物群对宿主表观遗传学的改变是否存在一定的影响。

8. 利用皮肤微生物群的变化（例如关键微生物种类或微生物群落）作为皮肤疾病早期诊断的依据。

9. 利用共生宿主和微生物的关系，开发新的皮肤疾病治疗策略（如益生元、益生菌）。

（曾令兵）

参 考 文 献

[1] Akiyama H, Yamasaki O, Tada J, et al. Adherencecharacteristics and susceptibility to antimicrobialagents of Staphylococcus aureus strains isolated fromskin infections and atopic dermatitis. J Dermatol Sci, 2000, 23: 155–160.

[2] Alekseyenko AV, Perez-Perez GI, De Souza A, et al. Community differentiation of the cutaneous microbiotain psoriasis. Microbiome, 2013, 1（1）: 31.

[3] Al-Ghazzewi FH, Tester RF. Impact of prebiotics and probiotics on skin health. Benef Microbes, 2014, 5: 99–107. doi: 10.3920/BM2013.0040.

[4] Bawdon D, Cox DS, Ashford D, et al. Identification of axillary Staphylococcus sp. involved in the production of the malodorous thioalcohol 3–methyl–3–sufanylhexan–1–ol. FEMS Microbiol Lett, 2015, 362: fnv111. doi: 10.1093/femsle/fnv111.

[5] Bek-Thomsen M, Lomholt HB, Kilian M. Acne is not associated with yet-uncultured bacteria. J Clin Microbiol, 2008. 46: 3355–3360. doi: 10.1128/JCM.00799–08.

[6] Belkaid Y, Naik S. Compartmentalized and systemic control of tissue immunity by commensals. Nat Immunol, 2013, 14: 646–653. doi: 10.1038/ni.2604.

[7] Belkaid Y, Segre JA. Dialogue between skin microbiota and immunity. Science, 2014, 346: 954–959. doi: 10.1126/science.1260144.

[8] Bockmühl DP, Präbiotika für kosmetische Anwendungen. SÖFW J, 2004, 130: 3–6.

[9] Bockmühl DP, Jassoy C, Nieveler S, et al. Prebiotic cosmetics: an alternative to antibacterial products. IFSCC Mag, 2006, 9: 197–200.

[10] Bojar, Holland, Review: the human cutaneous microfl ora and factors controlling colonisation. World J Microbiol Biotechnol, 2002, 18: 889–903. doi: 10.102 3/A: 1021271028979.

[11] Braff MH, Gallo RL, Antimicrobial peptides: an essential component of the skin defensive barrier. Curr Top Microbiol Immunol, 2006, 306: 91–110.

[12] Braff MH, Bardan A, Nizet V, et al. Cutaneous defense mechanisms by antimicrobial peptides. J Invest Dermatol, 2005, 125: 9–13. doi: 10.1111/j.0022–202X.2004.23587.x.

[13] Brüggemann H, Insights in the pathogenic potential of Propionibacterium acnes from its complete genome. Semin Cutan Med Surg, 2005, 24: 67–72. doi: 10.1016/j. sder.2005. 03.001.

[14] Brüggemann H, Henne A, Hoster F, et al. The complete genome sequence of Propionibacterium acnes, a commensal of human skin. Science, 2004, 305: 671–673. doi: 10.1126/science.1100330.

[15] Callewaert C, Hutapea P, Van de Wiele T, et al. Deodorants and antiperspirants affect the

axillary bacterial community. Arch Dermatol Res, 2014, 306（8）: 701–710. doi: 10.1007/s00403–014–1487–1.

[16] Canesso MCC, Vieira AT, Castro TBR, et al. Skin wound healing is accelerated and scarless in the absence of commensal microbiota. J Immunol, 2014, 193: 5171–5180. doi: 10.4049/jimmunol.1400625.

[17] Capone KA, Dowd SE, Stamatas GN, et al. Diversity of the human skin microbiome early in life. J Investig Dermatol, 2011, 131: 2026–2032. doi: 10.1038/ jid.2011.168.

[18] Carolan H, Watkins S, Bradshaw D. The prebiotic concept-a novel aproach for skin health. Euro Cosmet, 2008, 7（8）: 22–27.

[19] Christensen GJM, Brüggemann H, Bacterial skin commensals and their role as host guardians. Benef Microbes, 2014, 5: 201–215. doi: 10.3920/BM2012.0062.

[20] Clemente JC, Pehrsson EC, Blaser MJ, et al. The microbiome of uncontacted Amerindians. Sci Adv, 2015, 1: e1500183. doi: 10.1126/ sciadv.1500183.

[21] Cogen AL, Yamasaki K, Sanchez KM, et al. Selective antimicrobial action is provided by phenol–soluble modulins derived from Staphylococcus epidermidis, a normal resident of the skin. J Invest Dermatol, 2010, 130: 192–200. doi: 10.1038/jid.2009.243.

[22] Cosseau C, Devine DA, Dullaghan E, et al. The commensal Streptococcus salivarius K12 down regulates the innate immune responses of human epithelial cells and promotes host-microbe homeostasis. Infect Immun, 2008, 76: 4163–4175. doi: 10.1128/IAI.00188–08.

[23] Dethlefsen L, Relman DA. Incomplete recovery and individualized responses of the human distal gut microbiota to repeated antibiotic perturbation. Proc Natl Acad Sci U S A, 2011, 108（Suppl 1）: 4554–4561. doi: 10.1073/pnas.1000087107.

[24] Dominguez-Bello MG, Costello EK, Contreras M, et al. Delivery mode shapes the acquisition and structure of the initial microbiota across multiple body habitats in newborns. Proc Natl Acad Sci, 2010, 107: 11971–11975. doi: 10.1073/ pnas.1002601107.

[25] Donnarumma G, Paoletti I, Buommino E, et al. Malassezia furfur induces the expression of beta-defensin-2 in human keratinocytes in a protein kinase C-dependent manner. Arch Dermatol Res, 2004, 295: 474–481. doi: 10.1007/s00403–003–0445–0.

[26] Edmonds-Wilson SL, Nurinova NI, Zapka CA, et al. Review of human hand microbiome research. J Dermatol Sci. 2015, doi: 10.1016/j. jdermsci.2015.07.006.

[27] Egert M, Schmidt I, Höhne H–M, et al. rRNA-based profi ling of bacteria in the axilla of healthy males suggests right-left asymmetry in bacterial activity. FEMS Microbiol Ecol 2011, 77: 146–153. doi: 10.1111/j.1574–6941.2011.01097.x.

[28] Egert M, Höhne H–M, Weber T, et al. Identifi cation of compounds inhibiting the C–S lyase activity of a cell extract from aStaphylococcus sp. isolated from human skin. Lett Appl Microbiol, 2013, 57: 534–539. doi: 10.1111/lam.12146.

[29] Egert M, Simmering R, Banowski B, et al. In Deo veritas—Entstehung und Verhinderung humanen Körpergeruchs. BIOspektrum 2014, 20: 497–499. doi: 10.1007/s12268–014–0469–3.

[30] Fierer N, Hamady M, Lauber CL, et al. The infl uence of sex, handedness, and washing on

the diversity of hand surface bacteria. Proc Natl Acad Sci, 2008, 105: 17994–17999. doi: 10.1073/pnas.0807920105.

[31] Findley K, Oh J, Yang J, et al. Topographic diversity of fungal and bacterial communities in human skin. Nature, 2013, 498: 367–370. doi: 10.1038/ nature12171.

[32] Finlay BB, Hancock REW. Can innate immunity be enhanced to treat microbial infections? Nat Rev Microbiol, 2004, 2: 497–504. doi: 10.1038/nrmicro908.

[33] Forney L, Zhou X, Brown C. Molecular microbial ecology: land of the one-eyed king. Curr Opin Microbiol, 2004, 7: 210–220. doi: 10.1016/j.mib.2004.04.015.

[34] Foulongne V, Sauvage V, Hebert C, et al. Human skin microbiota: high diversity of DNA viruses identified on the human skin by high throughput sequencing. PLoS ONE, 2012, 7: e38499. doi: 10.1371/journal. pone.0038499.

[35] Fredrich E, Barzantny H, Brune I, et al. Daily battle against body odor: towards the activity of the axillary microbiota. Trends Microbiol, 2013, 21: 305–312. doi: 10.1016/j.tim.2013. 03.002.

[36] Frohm M, Agerberth B, Ahangari G, et al. The expression of the gene coding for the antibacterial peptide LL–37 is induced in human keratinocytes during infl ammatory disorders. J Biol Chem, 1997, 272: 15258–15263.

[37] Fujii T, Shinozaki J, Kajiura T, et al. A newly discovered Anaerococcus strain responsible for axillary odor and a new axillary odor inhibitor, pentagalloyl glucose. FEMS Microbiol Ecol, 2014, 89: 198–207. doi: 10.1111/1574–6941.12347.

[38] Gao Z, Tseng C, Pei Z, Blaser MJ. Molecular analysis of human forearm superfi cial skin bacterial biota. Proc Natl Acad Sci U S A, 2007, 104: 2927–2932. doi: 10.1073/pnas.0607077104.

[39] Gao Z, Tseng C, Strober BE, et al. Substantial alterations of the cutaneous bacterial biota in psoriatic lesions. PLoS ONE, 2008, 3: e2719. doi: 10.1371/ journal.pone.0002719.

[40] García JR, Krause A, Schulz S, et al. Human beta-defensin 4: a novel inducible peptide with a specifi c salt-sensitive spectrum of antimicrobial activity. FASEB J, 2001, 15: 1819–1821.

[41] Giacomoni PU, Mammone T, Teri M. Genderlinked differences in human skin. J Dermatol Sci, 2009, 55: 144–149. doi: 10.1016/j.jdermsci.2009.06.001.

[42] Gibson GR, Roberfroid MB. Dietary modulation of the human colonic microbiota: introducing the concept of prebiotics. J Nutr, 1995, 125: 1401–1412.

[43] Grice EA. The skin microbiome: potential for novel diagnostic and therapeutic approaches to cutaneous disease. Semin Cutan Med Surg, 2014, 33: 98–103.

[44] Grice EA, Segre JA. The skin microbiome. Nat Rev Microbiol, 2011, 9: 244–253. doi: 10.1038/nrmicro2537.

[45] Grice EA, Kong HH, Conlan S, et al. Topographical and temporal diversity of the human skin microbiome. Science, 2009, 324: 1190–1192. doi: 10.1126/science.1171700.

[46] Hannigan GD, Hodkinson BP, McGinnis K, et al. Culture-independent pilot study of microbiota colonizing open fractures and association with severity, mechanism, location, and complication from presentation to early outpatient follow-up. J Orthop Res, 2014, 32: 597–

605. doi: 10.1002/jor.22578.

［47］Harder J, Schroder J-M. RNase 7, a novel innate immune defense antimicrobial protein of healthy human skin. J Biol Chem, 2002, 277: 46779-46784. doi: 10.1074/jbc.M207587200.

［48］Harder J, Bartels J, Christophers E, et al. Isolation and characterization of human beta-defensin-3, a novel human inducible peptide antibiotic. J Biol Chem, 2001, 276: 5707-5713. doi: 10.1074/jbc.M008557200.

［49］Harris RN, Brucker RM, Walke JB, et al. Skin microbes on frogs prevent morbidity and mortality caused by a lethal skin fungus. ISME J, 2009, 3: 818-824. doi: 10.1038/ismej.2009.27.

［50］Horz HP. Archaeal lineages within the human microbiome: absent, rare or elusive? Life (Basel), 2015, 5: 1333-1345. doi: 10.3390/life5021333.

［51］Horz HP, Conrads G. The discussion goes on: what is the role of euryarchaeota in humans? Archaea, 2010, 2010: 1-8. doi: 10.1155/2010/967271.

［52］Hulcr J, Latimer AM, Henley JB, et al. A jungle in there: bacteria in belly buttons are highly diverse, but predictable. PLoS ONE, 2012, 7: e47712. doi: 10.1371/journal. pone.0047712.

［53］Iovieno A, Lambiase A, Sacchetti M, et al. Preliminary evidence of the efficacy of probiotic eye-drop treatment in patients with vernal keratoconjunctivitis. Graefes Arch Clin Exp Ophthalmol, 2008, 246: 435-441. doi: 10.1007/ s00417-007-0682-6.

［54］Iwase T, Uehara Y, Shinji H, et al. Staphylococcus epidermidis Esp inhibits Staphylococcus aureus biofilm formation and nasal colonization. Nature, 2010, 465: 346-349. doi: 10.1038/nature09074.

［55］James AG, Austin CJ, Cox DS, et al. Microbiological and biochemical origins of human axillary odour. FEMS Microbiol Ecol, 2013, 83: 527-540. doi: 10.1111/1574-6941.12054.

［56］Janssen F, Waldmann-Laue M. Efficacy of a prebiotic product combination against skin impurities. IFSCC Conference, 2008.

［57］Barcelona Julian TR, Leckie JO, Boehm AB. Virus transfer between fingerpads and fomites: virus transfer between fingerpads and fomites. J Appl Microbiol, 2010, 109: 1868-1874. doi: 10.1111/j.1365-2672.2010.04814.x.

［58］Katsuyama M, Wachi Y, Ikezawa Z, et al. Correlation between the population of Staphylococcus aureus on the skin and severity of a score of dry type atopic dermatitis conditions. Nippon Hifuka Gakkai Zasshi, 1997, 107: 1103-1111.

［59］Katsuyama M, Masako K, Kobayashi Y, et al. A novel method to control the balance of skin microflora Part 2. A study to assess the effect of a cream containing farnesol and xylitol on atopic dry skin. J Dermatol Sci, 2005, 38: 207-213. doi: 10.1016/j.jdermsci.2005.01.003.

［60］Kelly DP, Wood AP. Skin microbiology, body odor, and methylotrophic bacteria// Timmis KN. Handbook of hydrocarbon and lipid microbiology., Biomedical and life sciences. Heidelberg: Springer, 2010: 3203-3213.

［61］Kimoto-Nira H, Aoki R, Sasaki K, et al. Oral intake of heat-killed cells of Lactococcus lactis strain H61 promotes skin health in women. J Nutr Sci, 2012, 1: e18. doi: 10.1017/jns.2012.22.

［62］Kong HH. Skin microbiome: genomics-based insights into the diversity and role of skin microbes. Trends Mol Med, 2011, 17: 320–328. doi: 10.1016/j. molmed.2011.01.013.

［63］Kong HH, Segre JA. Skin microbiome: looking back to move forward. J Investig Dermatol. 2012. 132: 933–939. doi: 10.1038/jid.2011.417.

［64］Kong HH, Oh J, Deming C, et al. Temporal shifts in the skin microbiome associated with disease fl ares and treatment in children with atopic dermatitis. Genome Res, 2012, 22: 850–859. doi: 10.1101/gr.131029.111.

［65］Kozuka T, Patch testing to exclude allergic contact dermatitis caused by povidone-iodine. Dermatol（Basel）, 2002, 204（Suppl 1）: 96–98, doi: 57734.

［66］Krutmann J, Pre-and probiotics for human skin. J Dermatol Sci, 2009, 54: 1–5. doi: 10.1016/j. jdermsci.2009.01.002.

［67］Lai Y, Di Nardo A, Nakatsuji T, et al. Commensal bacteria regulate Toll-like receptor 3–dependent infl ammation after skin injury. Nat Med, 2009, 15: 1377–1382. doi: 10.1038/nm.2062.

［68］Lai Y, Cogen AL, Radek KA, et al. Activation of TLR2 by a small molecule produced by Staphylococcus epidermidis increases antimicrobial defense against bacterial skin infections. J Invest Dermatol, 2010, 130: 2211–2221. doi: 10.1038/jid.2010.123.

［69］Lang C, Heilmann A, Veen M, et al. Methods and means for protecting the skin against pathogenic bacteria. U.S. patent WO 2006/136420 A2 Mao G–Y, Yang S–L, Zheng J–H（2008）Etiology and management of axillary bromidrosis: a brief review. Int J Dermatol, 2006, 47: 1063–1068. doi: 10.1111/j.1365–4632.2008.03735.x.

［70］McAleer MA, Irvine AD. The multifunctional role of fi laggrin in allergic skin disease. J Allergy Clin Immunol, 2013, 131: 280–291. doi: 10.1016/j. jaci.2012.12.668.

［71］Meadow JF, Bateman AC, Herkert KM, et al. Significant changes in the skin microbiome mediated by the sport of roller derby. Peer J, 2013, 1: e53. doi: 10.7717/peerj.53.

［72］Midorikawa K, Ouhara K, Komatsuzawa H, et al. Staphylococcus aureus susceptibility to innate antimicrobial peptides, beta-defensins and CAP18, expressed by human keratinocytes. Infect Immun, 2003, 71: 3730–3739.

［73］Min YW, Rhee P–L. The role of microbiota on the gut immunology. Clin Ther, 2015, 37: 968–975. doi: 10.1016/j. clinthera.2015.03.009.

［74］Minot S, Sinha R, Chen J, et al. The human gut virome: inter-individual variation and dynamic response to diet. Genome Res, 2011, 21: 1616–1625. doi: 10.1101/gr.122705.111.

［75］Modi SR, Collins JJ, Relman DA. Antibiotics and the gut microbiota. J Clin Invest, 2014, 124: 4212–4218. doi: 10.1172/JCI72333.

［76］Naik S, Bouladoux N, Wilhelm C, et al. Compartmentalized control of skin immunity by resident commensals. Science, 2012, 337: 1115–1119. doi: 10.1126/science.1225152.

［77］Nakamizo S, Egawa G, Honda T, et al. Commensal bacteria and cutanecutaneousimmunity. Semin Immunopathol, 2015, 37: 73–80. doi: 10.1007/s00281–014–0452–6.

［78］Nakatsuji T, Chiang H–I, Jiang SB, et al. The microbiome extends to subepidermal compartments of normal skin. Nat Commun, 2013, 4: 1431. doi: 10.1038/ncomms2441.

［ 79 ］ Noël F, Piérard-Franchimont C, Piérard GE, et al. Sweaty skin, background and assessments. Int J Dermatol, 2012, 51: 647–655. doi: 10.1111/j.1365–4632.2011.05307.x.

［ 80 ］ Nomura I, Gao B, Boguniewicz M, et al. Distinct patterns of gene expression in the skin lesions of atopic dermatitis and psoriasis: a gene microarray analysis. J Allergy Clin Immunol, 2003, 112: 1195–1202. doi: 10.1016/j. jaci.2003.08.049.

［ 81 ］ Ogawa T, Katsuoka K, Kawano K, et al. Comparative study of staphylococcal fl ora on the skin surface of atopic dermatitis patients and healthy subjects. J Dermatol, 1994, 21: 453–460.

［ 82 ］ Oh J, Freeman AF, Comparative Sequencing Program NISC, et al. The altered landscape of the human skin microbiome in patients with primary immunodeficiencies. Genome Res, 2013, 23: 2103–2114. doi: 10.1101/gr.159467.113.

［ 83 ］ Ong PY, Ohtake T, Brandt C, et al. Endogenous antimicrobial peptides and skin infections in atopic dermatitis. N Engl J Med, 2002, 347: 1151–1160. doi: 10.1056/ NEJMoa021481.

［ 84 ］ Ouwehand AC, Båtsman A, Salminen S. Probiotics for the skin: a new area of potential application? Lett Appl Microbiol, 2003, 36: 327–331.

［ 85 ］ Park HK, Ha M–H, Park S–G, et al. Characterization of the fungal microbiota (mycobiome) in healthy and dandruff-afflicted human scalps. PLoS ONE, 2012, 7: e32847. doi: 10.1371/ journal. pone.0032847.

［ 86 ］ Percival SL, Emanuel C, Cutting KF, et al. Microbiology of the skin and the role of biofi lms in infection. Int Wound J, 2012, 9: 14–32. doi: 10.1111/j.1742–481X.2011.00836.x.

［ 87 ］ Pernet I, Reymermier C, Guezennec A, et al. An optimized method for intensive screening of molecules that stimulate beta-defensin 2 or 3 (hBD2 or hBD3) expression in cultured normal human keratinocytes. Int J Cosmet Sci, 2005, 27: 161–170. doi: 10.1111/j.1467–2494.2005.00262.x.

［ 88 ］ Philpott MP. Defensins and acne. Mol Immunol, 2003, 40: 457–462.

［ 89 ］ Picardo M, Ottaviani M. Skin microbiome and skin disease: the example of rosacea. J Clin Gastroenterol, 2014, 48 (Suppl 1): S85–S86. doi: 10.1097/ MCG.0000000000000241.

［ 90 ］ Probst AJ, Auerbach AK, Moissl-Eichinger C. Archaea on human skin. PLoS ONE, 2013, 8: e65388. doi: 10.1371/journal.pone.0065388.

［ 91 ］ Redel H, Gao Z, Li H, et al. Quantitation and composition of cutaneous microbiota in diabetic and nondiabetic men. J Infect Dis, 2013, 207: 1105–1114. doi: 10.1093/infdis/jit005.

［ 92 ］ Rosenthal M, Goldberg D, Aiello A, et al. Skin microbiota: microbial community structure and its potential association with health and disease. Infect Genet Evol, 2011, 11: 839–848. doi: 10.1016/j. meegid.2011.03.022.

［ 93 ］ Roth RR, James WD. Microbial ecology of the skin. Annu Rev Microbiol. 1988. 42: 441–464. doi: 10.1146/ annurev.mi.42.100188.002301.

［ 94 ］ Sanford JA, Gallo RL. Functions of the skin microbiota in health and disease. Semin Immunol, 2013, 25: 370–377. doi: 10.1016/j.smim.2013.09.005.

［ 95 ］ SanMiguel A, Grice EA. Interactions between host factors and the skin microbiome. Cell Mol Life Sci. 2015. 72: 1499–1515. doi: 10.1007/s00018–014–1812–z.

［ 96 ］ Sato K, Kang WH, Saga K, et al. Biology of sweat glands and their disorders. I. Normal sweat gland function. J Am Acad Dermatol, 1989, 20: 537–563.

[97] Scharschmidt TC, Fischbach MA. What lives on our skin: ecology. Genomics and therapeutic opportunities of the skin microbiome. Drug Discov Today Dis Mech, 2013, 10: e83–e89. doi: 10.1016/j. ddmec.2012.12.003.

[98] Schauber J, Gallo RL. Antimicrobial peptides and the skin immune defense system. J Allergy Clin Immunol, 2008, 122: 261–266. doi: 10.1016/j. jaci.2008.03.027.

[99] Schommer NN, Gallo RL. Structure and function of the human skin microbiome. Trends Microbiol, 2013, 21: 660–668. doi: 10.1016/j.tim.2013.10.001.

[100] Seite S, Flores GE, Henley JB, et al. Microbiome of affected and unaffected skin of patients with atopic dermatitisbefore and after emollient treatment. J Drugs Dermatol, 2014, 13: 1365–1372.

[101] Simmering R, Breves R. Pre-and probiotic cosmetics. Hautarzt, 2009, 60: 809–814. doi: 10.1007/ s00105–009–1759–4.

[102] Tomic-Canic M, Perez-Perez GI, Blumenberg M. Cutaneous microbiome studies in the times of affordable sequencing. J Dermatol Sci. 2014. 75: 82–87. doi: 10.1016/j.jdermsci.2014.05. 001.

[103] Troccaz M, Gaïa N, Beccucci S, et al. Mapping axillary microbiota responsible for body odours using a culture-independent approach. Microbiome, 2015, 3:3. doi: 10.1186/s40168–014–0064–3.

[104] Urmacher C. Histology of normal skin. Am J Surg Pathol, 1990, 14: 671–686.

[105] Verhulst NO, Qiu YT, Beijleveld H, et al. Composition of human skin microbiota affects attractiveness to malaria mosquitoes. PLoS ONE, 2011, 6:e28991. doi: 10.1371/journal. pone.0028991.

[106] Wilke K, Martin A, Terstegen L, et al. A short history of sweat gland biology. Int J Cosmet Sci, 2007, 29: 169–179. doi: 10.1111/j.1467–2494.2007.00387.x.

[107] Williams RE, Gibson AG, Aitchison TC, et al. Assessment of a contact-plate sampling technique and subsequent quantitative bacterial studies in atopic dermatitis. Br J Dermatol, 1990, 123: 493–501.

[108] Wilson M. Bacteriology of humans an ecological perspective. Malden: Blackwell Pub, 2008

[109] Zeeuwen PLJM, Kleerebezem M, Timmerman HM, et al. Microbiome and skin diseases. Curr Opin Allergy Clin Immunol, 2013, 13: 514–520. doi: 10.1097/ACI.0b013e328364ebeb

第三篇

微生物群与人体的相互作用

人体微生物群（human mircobiota）是一组微生物的集合体，即驻留人体内外表面，包括在皮肤、唾液和口腔黏膜、结膜、肺、胃肠道以及泌尿生殖道的所有微生物，也称作正常菌群（normal flora），总数量可达 10^{14} 个微生物细胞。人体微生物群，是微生物与人体在共同的历史进化过程中形成的生态结构，从组成上讲，包括真细菌、真菌和古细菌，甚至还包括病毒，种类达到 1000 多种，其中 99% 以上是由属于厚壁菌门（Firmicutes）、拟杆菌门（Bacteroidetes）、变形菌门（Proteobacteria）和放线菌门（Actinobacteria）的微生物组成，含有 300 多万个微生物基因，是人细胞基因组的 100 余倍，蕴含大量的遗传信息，因此也有人将人体微生物群喻为人体后天获得的"第二个基因组"。这群微生物中的绝大部分对人体是无害的，有的甚至是有益的，与人体的健康密不可分。人体微生物群与健康的关系越来越多地被研究者所认识，然而微生物群在影响宿主健康中究竟扮演怎样的角色，通过怎样的机制发挥作用还有待阐明。本篇将就人体微生物群的特性，微生物群对人体的进化、发育、代谢和调控的作用以及与人类疾病的相关性进行综述。

　　微生物群与人体之间相互影响、密不可分，形成一个相互依存、相互制约的系统。微生物群与人体可用"共进化、共发育、共代谢、互调控"这几种关系来形容。

第 7 章 微生物组与人体共进化

　　微生物在进化的历史上具有非常重要的地位,在长期的进化过程中,微生物占据了我们地球的每个角落,在我们的体内环境中,微生物群也一样通过与宿主之间的相互作用,经过漫长的进化过程,演变到今天的数量、构成,并有了现在的遗传背景。微生物群的这种进化过程与宿主是相互的,二者相互影响、共同进化。

　　对于微生物来讲,在其进化过程中,会受到各种环境因素的影响,而对于人体微生物群来讲,宿主机体就是影响其进化的最直接环境。微生物从与人体接触开始,受到定植条件、机体生理因素、食物、疾病、药物应用的影响,决定了特定微生物的定植部位与数量。饮食是最直接影响微生物群组成的日常因素,很多学者对于不同的食物结构对微生物组成的影响进行了研究,如高脂饮食和低脂饮食;高纤饮食和低纤饮食;动物为主饮食和植物为主饮食等,这些因素都会影响肠道微生物群的构成,随着经济水平的增长,生活饮食的西式化发展,微生物群的定植也在发生着变化。这种生活方式对微生物群的影响非常广泛且深远,最近的一项研究对居住在东非坦桑尼亚中北部的哈扎人进行了研究,这一族群仍保持着原始的穴居生活,对该族群的肠道微生物群进行分析显示,与现代人的肠道微生物群相比,哈扎人肠道中的菌群多样性高,分解纤维的微生物(如能够分解木聚糖的普雷沃菌和密螺旋体)数量明显增加,这一菌群结构恰恰适应了他们以植物性食物为主的饮食方式。而且在哈扎人中,微生物群的组成也显示出了性别特异性,反映了不同性别的劳作方式和饮食方式的不同。在妇女的肠道中定植着更多的密螺旋体,也与她们日常会摄入更多的茎块类和植物类食物有关。而男性在外劳作会摄入更多的肉类食物。微生物群分析结果显示他们体内缺乏双歧杆菌,而我们所认为的机会致病菌变形菌门和螺旋体的数量相对较多。这一发现颠覆了我们以往对于"健康"菌群的认识,而哈扎人相较于坦桑尼亚北部其他部落,感染性疾病、代谢性疾病和营养缺乏的患病比率都较低。可见微生物群也随宿主的饮食、生活方式不断进化(图7-1,见文末彩图)。

　　除了饮食之外,很多环境因素也会改变菌群结构,如抗生素的应用,经过突变和选择,淘汰了敏感菌株,而耐药菌得以大量繁殖,而耐药基因可以在细菌菌株之间相互传递。除耐药基因外,包括毒力因子、黏附因子等都可以通过可移动元件在细菌之间相互传递。为适应在宿主体内定植,微生物自身也会发生基因的变异,向更适于黏附定植的方向进化。一些研究证实,宿主的单个基因,包括 MEFV、APOA1、NOD2 和 FUT2 等都会影响肠道微生物群的丰度。宿主的遗传背景也决定了微生物群的定植,随着人类生活方式的改变,也在漫长的岁月中决定了微生物群定植的种类和数量,微生物也进化为更适宜现代生活方式的代谢模式。因此人类的进化也决定了微生物群的进化。

　　对于宿主来讲,进化也受到微生物群的影响。支持这一观点的理由是,现在发现许多生物细胞内部都能分离出病毒,并且这些病毒对宿主并不都引起疾病,有些甚至对宿主健康和生长发育还有帮助,有研究证实,可从人类的成纤维细胞中分离出 C 型 RNA 病毒。病毒进入人体细胞内,并整合入体细胞的染色体中,如同细菌细胞内的前噬菌体,可以自行脱离,也可以通过化学诱变剂诱导出来。因此,病毒也是我们人体微生物群的正常组成部分。如果把细胞看做宏生物,则病毒就是小的微生物,它们之间的共生关系在细胞形成之初就已经开始了。

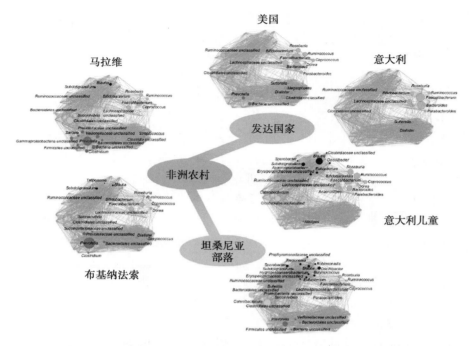

图 7-1 肠道微生物群的进化：从古老生活方式到现代文明的转变

图中每个点代表该人群丰度最高的六种微生物，用不同的颜色予以区分。栖粪杆菌属（*Faecalibacterium*）（深蓝色）、戴阿利斯特菌属（*Dialister*）（绿色）、普雷沃菌属（*Prevotella*）（橙色）、梭菌目 – 未分类（*Clostridiales*_unclassified）（黄色）、瘤胃菌科 – 未分类（*Ruminococcaceae*_unclassified）（粉色）和布劳特菌属（*Blautia*）（紫色）

（刘 畅）

参 考 文 献

［1］李兰娟. 医学微生态学. 北京：人民卫生出版社，2014

［2］Qin J, Li R, Raes J, et al. A human gut microbial gene catalogue established by metagenomic sequencing. Nature, 2010, 464（7285）：59-65.

［3］Quercia S, Candela M, Giuliani C, et al. From lifetime to evolution: timescales of human gut microbiota adaptation. Front Microbiol, 2014, 5: 587.

［4］Rosenberg E, Zilber-Rosenberg I. Microbes Drive Evolution of Animals and Plants: the Hologenome Concept. MBio, 2016, 7（2）：e01395

［5］Sommer F, Bäckhed F. The gut microbiota—masters of host development and physiology. Nat Rev Microbiol, 2013, 11（4）：227-238.

［6］Stecher B, Maier L, Hardt WD. 'Blooming' in the gut: how dysbiosis might contribute to pathogen evolution. Nat Rev Microbiol, 2013 Apr; , 11（4）：277-284.

第 8 章　微生物组与人体共发育

微生物与人体共发育是目前最为广泛承认的共生关系。在人体内定植的微生物,包括细菌、病毒和真菌不断与宿主细胞相互作用,影响机体的发育,包括免疫系统、内分泌系统,甚至神经系统的发育都离不开微生物群,而人体不断发育的同时,也改变了微生物群的定植,因此是一个共发育的过程。

第一节　微生物群与免疫系统共发育

微生物群对免疫系统的影响是最为人们所熟知的,最经典的就是"卫生学说",该学说于 1989 年由 Strachan 提出,他认为之所以在发达国家儿童哮喘和其他过敏性疾病的发病率增高,是由于人体内的微生物环境影响了免疫系统的发育。在生命早期接触细菌、病毒以及它们的产物(如内毒素),可以不断地促进免疫系统的成熟,而如果接触到微生物的机会少,就会导致免疫系统发育不成熟而产生紊乱。在发达国家,由于消毒剂的广泛应用,婴儿接触到微生物的数量大大减少,这一现状是过敏性疾病高发的重要原因。

一、微生物群对肠上皮黏液层发育的影响

肠上皮细胞表面覆盖着一层黏液层,由肠道杯状细胞分泌黏液构成,有促进肠上皮细胞营养吸收并保护肠上皮细胞免受肠道病原侵袭的作用。这层黏液层由两层组成,肠道微生物群主要在外层中存在。与正常条件培养的小鼠相比,无菌小鼠的杯状细胞数目更少,黏液层更薄,抵抗病原感染的能力更差。而如果用细菌结构组分脂多糖(LPS)或肽聚糖从出生起不断刺激无菌小鼠,小鼠的黏液层也足以发育完善。提示肠道微生物群对肠上皮黏液层发育起到促进的作用,进而达到对病原菌定植感染的防御作用。

二、微生物群对肠相关淋巴组织发育成熟的影响

肠相关淋巴组织(gut-associated lymphoid tissue, GALT)由派尔集合淋巴结、肠系膜淋巴结、孤立淋巴滤泡、上皮间淋巴细胞和散在分布在黏膜固有层的免疫细胞和免疫分子构成。派尔集合淋巴结和肠系膜淋巴结等肠道相关淋巴组织的发育是从出生前胎儿在无菌环境下通过淋巴组织诱导细胞的诱导开始。这些组织的成熟,包括组织大小的增加和生发中心的发育依赖于出生后微生物的定植进一步诱导。因此,在相关研究中,无菌鼠体内,派尔集合淋巴结、肠系膜淋巴结和脾白髓发育不良,生发中心少,淋巴细胞数量低。而当给予无菌小鼠体内定植普通小鼠或人的微生物群时,3 周内淋巴系统的发育即可恢复正常,说明肠道微生物群可能是促进出生后肠道黏膜免疫系统发育成熟的主要因素。

孤立淋巴滤泡的发育过程也依赖于肠道微生物群,无菌鼠中孤立淋巴滤泡发育不完善。而将无菌小鼠暴露于来源于革兰氏阴性菌的肽聚糖中诱导,孤立淋巴滤泡可进一步发育成熟。

三、肠道微生物群调节 sIgA 分泌细胞的发育

sIgA 是肠道黏膜免疫系统产生的重要保护性抗体之一。肠道微生物群对促进 sIgA 的产生具有重要作用。与普通小鼠相比,无菌小鼠肠道中分泌 sIgA 的细胞数量显著减少,且在血清中测不出。有研究显示,分泌 sIgA 的 B 细胞的分化依赖于肠道微生物群的鞭毛成分通过固有层树突状细胞的 TLR-5 刺激成熟。在 IgA 产生缺陷的小鼠中,发现小鼠血清中能产生针对肠道微生物群特异性的血清 IgG 抗体,提示小鼠黏膜屏障有缺损,进而刺激体液免疫。进一步,最近的研究显示,由微生物群诱导 IgA 抗体的产生部分依赖于宿主生发中心 T 滤泡细胞表达的 PD-1 蛋白。在新生儿体内,能分泌 sIgA 的 B 细胞很少,出生 5 天时在外周血几乎检测不到;随着微生物群初次演替的完成,达到峰顶状态,菌群种类和数量都有增加,外周血中分泌 IgA 的细胞数量也逐渐增加,婴儿 2 岁左右时,外周血中的 IgA 浆细胞数量已达到正常。进一步研究显示,婴儿肠道中双歧杆菌的数量和种类与黏膜 sIgA 水平相关,提示不仅双歧杆菌数量,其多样性也促进黏膜 sIgA 分泌系统的成熟。

四、肠道微生物群对调节肠道免疫耐受功能形成的影响

肠道微生物群的正常定植在蛋白口服耐受过程中起到重要作用,通过口服摄入可溶性蛋白抗原后,引起机体对该抗原不产生全身和黏膜免疫应答。无菌小鼠不能产生这种免疫应答抑制,而普通小鼠可以产生。

第二节　微生物群与神经内分泌系统共发育

肠道微生物群对中枢神经系统、肠神经系统以及下丘脑 – 垂体 – 肾上腺(hypothalamic-pituitary-adrenal, HPA)轴的发育均有影响。

一、微生物群与中枢神经系统发育之间的关系

中枢神经系统是人体的"司令部",可调节肠道的消化、吸收等功能。同时,肠壁内的神经丛也可感受肠道疼痛、pH、肠内容物温度等的变化,并将这些信号通过迷走神经和舌咽神经传递至大脑皮层,影响中枢神经系统递质的合成释放。近年来,人们发现肠道微生物群对中枢神经系统的发育有很重要的影响。当胎儿出生后,环境中的微生物在胎儿肠道内定植并且在大脑的发育过程中起着非常重要的作用。研究表明,肠道微生物群可调节脑源性神经营养因子(brain-derived neurotrophic factor, BDNF)、突触素、突触后密集区蛋白(postsynaptic density protein 95, PSD-95)等多种影响大脑发育及大脑可塑性的营养因子或蛋白质。BDNF 是一种活跃的蛋白质,参与机体认知、情感行为等活动的多个方面,是神经元生长发育及新神经元和突触分化的启动因子。有研究者发现,与对照组小鼠相比,无菌小鼠大脑皮层和海马中 BDNF 及 N- 甲基 -D- 天冬氨酸受体 2a 亚基的表达量均明显降低。此外,还有研究显示与无特定病原(SPF)小鼠相比,无菌小鼠大脑前额皮质多个亚区域中突触可塑性相关基因的 mRNA 表达量显著降低,伴随这些变化的是其下丘脑、杏仁核等区域中的 BDNF 的 mRNA 的表达也明显降低。另一项研究发现,给肠道慢性炎症小鼠喂食长双歧杆菌后,其 BDNF 的基因表达水平可以恢复正常。以上研究说明,中枢神经系统的发育需要肠道微生物群。

二、微生物群与肠神经系统发育之间的关系

肠神经系统被誉为人体的"第二脑",主要负责控制胃肠道的动力、局部血流等生理功能。肠神经系统的功能受黏膜屏障、中枢神经系统等多个因素的影响。研究显示,肠道微生物群在肠神经系统的发育及成熟过程中发挥着重要作用。肠神经系统形成于胎儿时期,但此时还没有发育成熟,出生后随着肠道微生物群的建立,加上时间等因素的影响,肠神经系统才逐渐发育成熟。1965 年,在最早构建的无菌小鼠模型中,研究者们就已经发现无菌大鼠的肠肌间神经丛结构异常。在无菌小鼠、无特定病原小鼠和特定菌群定植(altered schaedler flora, ASF)小鼠中的研究显示,与 SPF 小鼠及 ASF 小鼠相比,无菌小鼠空肠及回肠肌间神经丛的网络密度明显减小,其肌间神经节中神经元的数量明显减少而氮能神经元的比例却显著升高,但 3 种小鼠十二指肠肌间神经丛的形态结构、网络密度及肌间神经节中神经元的数量均没有显著的差异。这些研究结果提示,肠道微生物群对宿主肠神经系统的发育起到至关重要的作用。

三、微生物群与 HPA 轴发育之间的关系

下丘脑 – 垂体 – 肾上腺(HPA)轴是脑 – 肠轴的重要组成部分,参与机体的应激反应,在大脑与肠道的相互联系中发挥着重要作用。研究表明肠道微生物群可影响 HPA 轴的功能。许多研究通过使用无菌小鼠动物模型证实肠道菌群在人体多种生理活动尤其是在机体应激反应中发挥重要作用。应激反应的特征是 HPA 轴被激活,血浆皮质酮分泌增多。研究发现肠道微生物群可影响内分泌细胞激素如促肾上腺皮质激素释放因子、脑肠肽等的分泌。有研究显示,无菌小鼠血浆皮质酮的基线水平提高。另一项研究发现,无菌小鼠下丘脑中促肾上腺皮质释放因子的转录产物浓度明显升高。而也有研究者发现,乳杆菌可降低母婴分离应激引起的新生大鼠血浆皮质酮的水平。以上实验结果说明,肠道细菌可影响内分泌细胞激素皮质酮的水平,调节 HPA 轴的反应强度。不同种类的细菌对 HPA 轴的影响是不同的。应激时无菌小鼠 HPA 轴被过度激活,用 SPF 小鼠的粪便对其肠道微生物群重构 3 周后,过强的应激反应被恢复。而给无菌小鼠定植致病性大肠埃希菌则会增加应激 HPA 轴的反应强度。此外,肠道微生物群对 HPA 轴的影响可能还存在时间依赖性。Sudo 等研究发现给无菌成年小鼠灌胃 SPF 小鼠的粪便悬液后,其后代小鼠应激时 HPA 轴反应过强的情况消失,但只有在后代小鼠出生前早期给予干预才有效,提示外来细菌进入肠道后可以发挥其生理功能,但其作用效果比较缓慢,推测其原因可能是外来细菌需要一定的时间定植于肠黏膜,然后才能发挥作用。

(刘　畅)

参 考 文 献

[1] 李兰娟. 医学微生态学. 北京:人民卫生出版社,2014

[2] Dinan TG, Cryan JF. Gut instincts: microbiota as a key regulator of brain development, ageing and neurodegeneration. J Physiol, 2017, 595(2):489–503.

[3] Hyland NP, Cryan JF. Microbe-host interactions: Influence of the gut microbiota on the enteric nervous system. Dev Biol, 2016, 417(2):182–187.

［4］Kamada N, Seo SU, Chen GY, et al. Role of the gut microbiota in immunity and inflammatory disease. Nat Rev Immunol, 2013 , 13（5）: 321–335.

［5］Nicholson JK, Holmes E, Kinross J, et al. Host-gut microbiota metabolic interactions. Science, 2012, 336（6086）: 1262–1267.

［6］Sommer F, Bäckhed F. The gut microbiota—masters of host development and physiology. Nat Rev Microbiol, 2013, 11（4）: 227–238.

第 9 章 微生物组与人体共代谢

人类与其体内共生的微生物共同组成一个"超级生物体"。人体的代谢是由宿主自身基因组调节的各种代谢途径以及微生物基因组调节的代谢过程共同组成,这种宿主与微生物之间的共代谢过程最终调节着宿主的整体代谢。肠道微生物群是人体内最复杂和种群数量最高的共生微生物生态系统,无论是健康或者疾病状态下的人体生理代谢特性都不可避免地受到肠道微生物群结构变化的影响。

对于一个个体的肠道微生物群来说,它的生态功能体现在对宿主代谢功能的影响上。通过了解宿主代谢的变化也有助于了解肠道微生物群的作用。肠道微生物群是人体不可分割的组成部分之一,它通过肝肠循环直接参与人体的生理代谢过程,宿主和菌群之间进行着活跃的代谢交换以及"共代谢"(cometabolism)过程。因此,人体的代谢实际上是由人体内自身的基因组和与其共生的微生物组共同作用的结果。

宿主和肠道微生物组在对食物和外源性物质的代谢过程中产生大量的小分子,在宿主细胞和宿主的共生微生物之间的信息传递中起着至关重要的作用。在胃肠道的每个部分,微生物与宿主细胞之间都存在着化学分子对话,包括宿主为微生物提供的直接底物,群体感应,接触依赖信号和潜在的气体信号分子等。这种化学分子对话包括信号直接发生在小分子量代谢物比如肽和蛋白质中,或可能通过免疫介导的途径间接发生。

第一节　肠道微生物群的代谢酶活性

肠道微生物组中的细菌根据其种类不同,具有不同的酶类物质,代谢产生不同的活性物质。如 β- 糖苷酶能够分解食物中的糖苷类物质,释放出苷基产生活性作用;β- 葡糖醛酸酶能够水解与葡萄糖结合的亲水化合物,使得该化合物被吸收入血,进入肝脏代谢,分泌入胆汁,完成肠肝循环;硝基还原酶的活性能够将硝酸盐转化为毒性强的亚硝酸盐,对机体产生不利作用,具有重要临床意义;偶氮还原酶可将偶氮化合物代谢产生胺类物质,适量的胺类物质对细胞代谢提供能量,然而过量的胺类物质可能对机体有毒性反应;氨基脱羧酶也是肠道菌具有的酶类物质,能够将食物中的氨基酸脱羧产生胺类物质,如将酪氨酸脱羧产生酪胺,将色氨酸脱羧产生色胺,赖氨酸和组氨酸可以脱羧生成二元胺;肠道菌的脱氨基酶可以将氨基酸脱氨基生成有毒性作用的氨,并被肠道吸收,对神经精神系统有不利影响;膳食纤维可以在结肠内由肠道微生物群消化,随后微生物群发酵产生短链脂肪酸(short-chain fatty acids,SCFA),如正丁酸、乙酸酯、丙酸酯等。SCFA 不仅为结肠黏膜提供了主要的能量供应,而且还可以维护肠道上皮细胞的完整性和杯状细胞的分泌功能;对黏膜免疫细胞有维护作用,还可以减少促炎因子的生成,有利于黏膜炎症的修复,对宿主具有重要意义。在小肠上皮有肠内分泌细胞,它可以被微生物的代谢产物如短链脂肪酸通过与其上的 G 蛋白偶联受体结合激活,从而分泌多种代谢相关肽,与食物的摄入、脂质存储和能量平衡相关。

第二节　肠道微生物群对胆汁酸的代谢

肝脏分泌的两种主要胆汁酸是胆酸和鹅脱氧胆酸,胆汁酸(或胆汁盐)是甾酸,在肝脏由胆固醇转化而来,分泌到胆汁中,其主要功能是易化膳食脂肪的代谢和脂溶性维生素及胆固醇的吸收。每天在肠道和肝脏之间可以完成 8 次肝肠循环,90%~95% 的胆汁酸在小肠被重吸收并返回到肝脏,由氨基乙磺酸和甘氨酸共轭形成胆盐。5%~10% 的胆汁酸的生物转化是通过肠道微生物完成的,在体外胆汁酸与纯培养的肠道微生物混合孵育后可出现多种生物转化。胆汁酸的转化主要依靠厌氧菌属(*Anaerobe*)、拟杆菌属(*Bacteroides*)、真细菌(*Eubacterium*)和梭菌属(*Clostridium*),其中最重要的是 7-α- 脱羟基作用,通过胆汁盐水解酶解离,解离后,形成次级胆汁酸,如脱氧胆酸和石胆酸,这一小部分胆汁酸通过粪便排出体外。反过来又通过回肠上皮胆汁酸转运体被重吸收,但在整个小肠也被动吸收。肠道微生物群可能通过在肠腔中的胆汁酸代谢影响信号通路参与能量和脂类代谢,导致脂质过氧化,产生肝脏脂肪酸和甘油三酯存储。在所有主要的细菌中胆盐水解酶活跃是一个典型特征,调节胆盐水解酶活性可能是一种控制肥胖和代谢综合征的有效方法。

第三节　肠道微生物群与维生素和元素的合成代谢

人体正常生命活动所必需的维生素绝大多数依靠从食物中获取,自身不能合成。肠道微生物中的乳酸菌能够合成维生素,如维生素 B_2、维生素 B_{12} 和维生素 K,如乳杆菌、双歧杆菌、大肠埃希菌等。还有一些维生素的合成过程需要肠道菌的参与,如叶酸,乳杆菌在肠道中具有叶酸转运蛋白的作用,能够合成和转运叶酸和维生素 B_2,这种合成与转运能力需要对氨基苯甲酸的介导才能够完成。

许多常量元素和微量元素需要通过肠道微生物在肠道中产酸,提供酸性环境,或其产生的酶将其转化为可吸收状态,才能够被人体吸收利用。此外,肠道微生物群还能够富集食物中的微量元素,提供给机体。有研究显示,Zn^{2+} 和 Se^{2+} 需要肠道菌中的乳杆菌和双歧杆菌富集提供给机体。值得一提的是,肠道微生物自身繁殖生长也需要常量元素和微量元素,因此肠道微生物群和宿主还存在竞争性抑制吸收的关系。

第四节　肠道微生物群与药物代谢之间的关系

肠道微生物群就好似机体内的"炼丹炉",药物会先经肠道微生物的代谢继而发挥其作用,因此,肠道微生物群的差异性会影响人体对药物的吸收利用,体现在对药物的生物转化方面,直接影响药物的生物利用度,进而影响药物对疾病的治疗。人体肠道微生物群的代谢活性与药物发挥疗效之间存在着密切的联系。人体的肠道微生物群对于药物的生物转化是复杂而又多样的,包括脱甲基、脱羟基、水解反应、氧化还原反应等。肠道微生物群又与药物的毒性反应密切相关。肠道微生物群的代谢与人体内的一般代谢有较大差异,其代谢反应主要为还原和水解,极少数有合成反应,倾向于产生脂溶性物。同样,进入肠道的药物亦可影响肠道微生物群的种类、数量、比例,进一步影响肠道屏障功能,介导药物的治疗作用或毒性反应。

肠道微生物群对药物的代谢作用主要分为两类：一类是增效减毒——将原型药物代谢为有活性/无毒性成分；二是减效增毒——将原型药物代谢为无活性/有毒性成分。肠道微生物群对药物的代谢大致包括还原反应、水解反应、除去功能团的反应及其他裂解反应等。值得注意的是，在特殊情况下，一种药物在肠道微生物群的作用下发生多种代谢反应，例如，米索硝唑的微生物代谢有硝基还原反应和杂环裂变反应。

一、肠道微生物群的代谢作用使药物的活性增强

肠道是口服给药方式的主要吸收部位，肠道微生物群具有强大的代谢功能，药物可以通过肠道微生物群的代谢活化使之具有更强的药理活性。如水杨酸偶氮磺胺吡啶在预防和治疗溃疡性结肠炎时，口服给药后在肠道微生物群作用下还原成磺胺吡啶和 5-氨基水杨酸，还原产物 5-氨基水杨酸是有效的抗炎成分。

二、肠道微生物群的代谢作用产生毒副作用

肠道微生物群的代谢作用也可伴随毒副作用的发生，轻者可见腹痛腹泻，重者可造成脏器损伤，甚至休克。其原因归结为：一方面，肠道微生物群代谢前体化合物产生毒性代谢产物；另一方面，肠道微生物群紊乱产生内毒素进而引发一系列毒副作用。如有研究针对三聚氰胺产生肾毒性的机制，结果发现三聚氰胺在肠道微生物群的代谢作用下转化为三聚氰酸，经血液循环，三聚氰酸与三聚氰胺在肾小管中形成结晶，堵塞肾小管，导致肾毒性的发生，揭示了三聚氰胺的肾毒性与肠道微生物群的代谢作用有关。

第五节　肠道微生物群的合成产物对机体的影响

随着微生物组技术的发展，对于肠道微生物组的合成产物到底对机体有怎样的影响越来越引起研究者的关注。最近的一项研究表明，对肠道核心微生物组进行分析，从生物信息学角度找到了生物合成基簇（biosynthetic gene clusters，BCG），并对该基簇的小分子产物的结构和活性进行了分析。而这种 BCG 的产物具有潜在抗微生物的生物活性。

肠道微生物群种，有些细菌如大肠埃希菌，能够发酵产生酒精，即成为内源性酒精的来源，且能上调乙醇代谢相关酶的表达。乙醇在体内经乙醇脱氢酶代谢为乙醛，而乙醛对肝脏的氧化损伤作用远高于乙醇。因此推测肠道大肠埃希菌增多，产生内源性酒精增多，酒精及其代谢产物乙醛共同对肝脏造成损伤，导致肝脏疾病，如非酒精性脂肪性肝炎（NASH）的发生及持续进展。

（刘　畅）

参 考 文 献

［1］李兰娟. 医学微生态学. 北京：人民卫生出版社，2014.

［2］Donia MS, Cimermancic P, Schulze CJ, et al. A systematic analysis of biosynthetic gene clusters in the human microbiome reveals a common family of antibiotics. Cell, 2014, 158（6）：1402–1414.

［3］Koropatkin NM, Cameron EA, et al. How glycan metabolism shapes the human gut microbiota.

Nat Rev Microbiol, 2012, 10（5）：323-335.

［4］ Lee WJ, Hase K. Gut microbiota-generated metabolites in animal health and disease. Nat Chem Biol, 2014, 10（6）：416-424.

［5］ Nicholson JK, Holmes E, Kinross J, et al Host-gut microbiota metabolic interactions. Science, 2012, 336（6086）：1262-1267.

［6］ Tremaroli V, Bäckhed F. Functional interactions between the gut microbiota and host metabolism. Nature, 2012, ; 489（7415）：242-249.

第 10 章 微生物组与人体互调控

人体微生物组含有超过 500 万个基因,大量基因是用来编码生物合成相关的酶类物质、蛋白酶和糖苷酶等,大大增强了宿主自身的生化和代谢能力。以肠道微生物组影响宿主代谢为例,宿主肠道不能消化的多糖类物质,会被肠道微生物代谢分解,由糖异生过程产生身体必需的维生素。然而,肠道微生物群对宿主的作用实际上远远超过了仅仅发生生化反应的范畴,实际上,微生物群参与营养物质的消化和吸收,维持肠上皮屏障的完整性,促进并维护免疫系统的正常发育和活动等,通过这些功能调节机体的肠道功能、行为、运动和内分泌等多种生理活动,而反过来,人体生理活动的改变,也会影响微生物组的结构和功能,二者互相调控、互相平衡,共同维持宿主健康(图 10-1)。

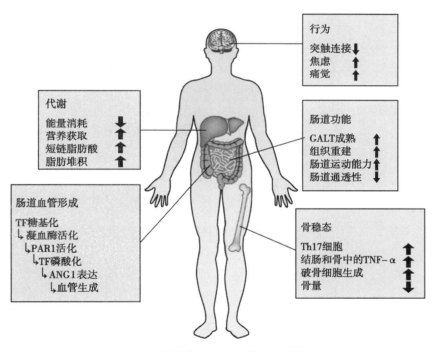

图 10-1　微生物群对宿主生理活动的影响

第一节　微生物群调控人体形态结构形成和发育

在之前的章节中,我们曾经提到微生物组可以影响宿主免疫系统的发育,但不仅仅于此,还对其他器官和结构的形成具有至关重要的意义。比如,在果蝇中曾经做过相关研究,发现黑腹果蝇(*Drosophila melanogaster*)和它肠道中的一种细菌果实醋杆菌(*Acetobacter pomorum*)之间存在相互作用,影响宿主的多项生理功能,包括发育速率、体型大小、翅膀尺寸、代谢和干细胞活性等。由该菌产生的吡咯喹啉醌依赖酒精脱氢酶启动了果蝇的胰岛素信号通路,维持果蝇体内的平衡。

在人或其他哺乳动物中,有研究显示肠道微生物群对肠道的发育有很重要的作用。在新生儿体内,肠道的结构和功能都不成熟完善,而结构和功能的成熟依赖于多种因素,肠道微生物群就是其中非常重要的因素之一。值得注意的是,在人和小鼠离乳后,肠道微生物群会发生变化,而这一变化就会伴随着肠道的成熟,这也提示离乳前和离乳后的肠道微生物群有着不同的功能。在无菌小鼠中,最明显的结构异常就是盲肠增大。而且,无菌小鼠的肠道总表面积明显低于其他普通小鼠。无菌小鼠小肠绒毛刷状缘的分化受阻,细胞重建少,细胞分裂周期时间延长,导致小肠绒毛厚度也减低。在无菌小鼠中,还发现产 5- 羟色胺(5-HT)的肠嗜铬细胞数量高于普通小鼠,但有意思的是,无菌小鼠体内 5- 羟色胺的水平却低于普通小鼠,这可能与无菌小鼠的肠蠕动能力减低和肠道通过时间延长有关。最后,肠道微生物群还调控肠道的通透性。例如,在小鼠中,有研究发现革兰氏阴性菌多形拟杆菌能够通过诱导 SPRR2A 的表达稳定细胞桥粒进而增强肠道对损伤的抵抗能力。一些肠道来源的乳杆菌也被证实能够固化细胞间的紧密连接,从而降低肠道通透性。PRR 信号途径被认为在这个过程中起到一定作用,因为细菌来源的磷壁酸能够激活 TLR-2 信号途径,这一途径能够促进细胞紧密连接的功能并减低凋亡率,因此,有助于增强肠上皮的完整性并加速损伤后修复。

最近有研究提示,人体微生物群对于血管系统的重构也有调控作用。在无菌小鼠中定植肠道微生物群会引起小肠微绒毛的结构改变,变得更短更宽,从而防止微生物穿过黏液层浸润。这种结构的改变增加了肠上皮对氧气的需求并使得肠内皮细胞开始生长,最后生成血管。这一过程与组织因子(tissue factor, TF)增强的糖基化和表面易位引起的凝血酶活性增强有关。反过来,凝血酶会激活蛋白酶活化受体 1(proteinase-activated receptor 1, PAR1),使 TF 磷酸化,促进上皮细胞血管生成素 1 的表达,在血管生成过程中起重要作用。

第二节　微生物群对组织和器官稳态的调控

组织稳态的维持需要在细胞死亡和新生间达到平衡,这样一个需要高度精密调节的细胞周期,也离不开微生物的参与。在果蝇中,感染病原菌胡萝卜软腐欧文氏菌(*Erwinia carotovora*)后,会引起干细胞分裂增殖和上皮细胞更新。类似的,在小鼠中,肠道微生物刺激 Toll 样受体,激活下游通路,对于肠道组织损伤后修复具有重要意义。肠道微生物群对组织稳态的维持具有直接的作用,在无菌小鼠中,小肠上皮细胞的更新减少,增殖减慢,小肠上皮细胞从隐窝到表面的移动减少,细胞凋亡也减少。因为在隐窝中存在有增殖能力的肠上皮细胞,在绒毛中含有分化好的肠上皮细胞,这些细胞都能够与肠道微生物群相互作用,受到肠道微生物群的调控才能够正常发育分化。这些现象都提示我们,肠上皮细胞与不同微生物相接触发生相互作用,产生的结果也不同。

如果细胞稳态被打破,肿瘤就有可能发生,炎症在肿瘤的发生发展中起到关键作用。微生物可以调控炎症,因此也有可能影响到肿瘤的发生。事实上,从来源于结肠癌或结肠腺瘤患者的活检标本中,的确检测到了更多的细菌。与肥胖和炎症性肠病患者肠道细菌多样性减低不同,结肠癌患者肠道当中的微生物多样性是升高的。在无菌小鼠中,做成瘤模型,发现与普通小鼠相比,无菌小鼠发生肿瘤的概率较低。细菌对于次级胆酸的产生是必需的,而次级胆酸有促进肿瘤发生的现象。已经有一些细菌被证实和肿瘤的发生相关,如脆弱拟杆菌(*B. fragilis*)、食子酸链球菌(*Streptococcus gallolyticus*)和具核梭杆菌(*Fusobacterium nucleatum*)等,这些都提示特定的微生物可能促进肿瘤的发生,而其他微生物可能抵抗肿瘤的发生,不同的微生物作用,结局不同。因此,选择性地对肠道微生物进行处理,有可能为防止肿瘤的发生提供新思路。

肠道微生物群还对其他组织稳态的维持有调控作用,在实验小鼠中,微生物群还对小鼠的骨密度有影响,骨的重建实际上是成骨和破骨相互作用的一个结果,骨细胞上表达 5- 羟色胺的受体,而 5- 羟色胺在无菌小鼠中是表达降低的,而 5- 羟色胺信号途径可以抑制骨的形成。骨密度的降低也与炎症有关,在自身免疫性疾病中,T 细胞会导致骨的吸收,Th17 细胞和促炎因子 TNF 和 IL-1β 都可以通过诱导破骨细胞生成而促进骨破坏,微生物群可能是通过调节 5- 羟色胺和促炎因子的水平达到对骨稳态的维持,因此人体微生物群可被认为是一种影响骨形成的环境因素。

第三节　微生物群对代谢和肥胖的调控

微生物组编码多种多样的代谢相关酶类,其代谢活性远远强于人体。虽然每个个体的微生物群组成都不相同,但存在相对稳定的核心微生物组,与宿主的相互作用中发挥稳定的代谢功能。有研究已经证实,肥胖人群和非肥胖人群体内的微生物群组成不同,虽然对于肥胖人群体内的微生物群组成仍存在争议,但和非肥胖个体间有差异已被确认。在动物实验中,与非肥胖小鼠相比,肥胖小鼠的微生物组中编码碳水化合物相关酶类基因的数量多,并且这些酶类发挥的功能更有利于宿主从食物中吸收能量产生短链脂肪酸。而且,肥胖人群体内定植的微生物群多样性减低,但减低的多样性对于肥胖的发生发展有怎样的功能还不明确。最近一项研究显示,中国人 2 型糖尿病患者体内,微生物组有显著变化;在另一项小样本量的研究中,可以通过分析微生物群的组成预测 2 型糖尿病的发生。

在无菌小鼠中,同样证实了肠道微生物群对宿主代谢有一定的调控作用,无菌小鼠脂肪堆积能力差,并且需要摄入更高热量的食物才能够和普通小鼠体重一致。这从一个侧面也反映了无菌小鼠从碳水化合物丰富的食物中获取能量的能力低。并且,喂饲无菌小鼠高脂高糖的饮食也很难引起食物性肥胖。因此肠道微生物群可能通过直接参与并调节代谢,影响脂肪的代谢和吸收。与普通小鼠相比,无菌小鼠小肠血管生成素样蛋白 4(angiopoietin-induced adipose factor, ANGPTL4)的表达显著升高,ANGPTL4 又被称为空腹诱导脂肪因子(fasting-induced adipose factor),该因子在骨骼肌中能够促进脂肪酸氧化。此外,肠道微生物群可能还能够通过刺激引起炎症并促进巨噬细胞在脂肪组织中聚集,以此来增强脂肪堆积,破坏糖的代谢。而事实上,来源于革兰氏阴性菌的 LPS 会促进肝脏的胰岛素抵抗。

除了肥胖之外,肠道微生物组的改变最近被证实也与有症状的动脉粥样硬化的发生发展有关联。对发生卒中患者的微生物组进行分析发现,产胡萝卜素和番茄红素的酶数量减少,而产肽聚糖的酶数量增加,提示卒中的患者肠道环境更偏向于炎症的发生。而且,肠道微生物群的改变也会影响食物中胆碱的代谢,增大心血管疾病的发病率。

第四节　微生物群对大脑和行为的调控

肠道微生物群不仅调节肠道,还能影响脑的活动甚至行为。肠道微生物群调控脑和行为的研究成果来自于多个方面,包括肠道神经系统、神经影像学、肠道微生物群和宿主的相互作用,以及肠道微生物群－肠－脑轴。这些研究结果表明,肠道微生物群通过肠－脑轴影响脑和行为。

一、微生物群通过免疫系统影响宿主行为

肠道微生物群可以通过免疫途径影响脑功能,主要包括以下 3 种方式:一是肠道微生物诱导产生的细胞因子进入循环系统,通过血脑屏障上的转运系统进入脑,直接对脑的活动和功能产生影响;二是脑室周器和脉络丛中的巨噬细胞上也有 TLRs 表达,能对循环系统中肠道微生物群的病原相关分子模式(PAMPs)产生应答并释放细胞因子。由于室周器在血脑屏障的外面,释放的细胞因子以自由扩散的方式进入大脑,对脑的活动产生影响;三是血管周的巨噬细胞和脑小血管的上皮细胞上表达的 IL-1 受体能直接和循环系统中肠道微生物群产生的 IL-1 结合,产生前列腺素 E_2,调节脑的活动和功能。动物研究的结果支持肠道微生物群通过免疫途径调控脑的活动。有研究者发现,与普通小鼠相比,无菌小鼠表现出过度的应激反应;而当无菌小鼠肠道内定植普通小鼠来源的微生物群后,免疫系统发育良好且应激反应恢复正常。此外,用鼠鞭毛虫感染小鼠会导致小鼠的结肠炎、血液中促炎细胞因子,如 TNF-α 和 IFN-γ 的浓度升高,并出现焦虑行为;而抗炎药物降低感染小鼠结肠炎和促炎细胞因子浓度的同时改善了焦虑行为。除了免疫途径,肠道微生物群还可以通过其他途径调控中枢活动和行为。比如,服用益生菌长双歧杆菌虽然对感染小鼠血液中的促炎细胞因子水平没有影响,但能够显著改善焦虑行为。

二、微生物群通过神经内分泌系统影响宿主行为

肠道共有 20 多种肠内分泌细胞,它们构成了人体最大的内分泌器官。接收刺激后,肠内分泌细胞通过内分泌和旁分泌的方式影响中枢神经系统活动。内分泌传递是指肠内分泌细胞释放的神经内分泌物质进入循环系统并最终作用于下丘脑及其相关脑区;旁分泌传递则是神经内分泌物通过作用于迷走神经影响中枢神经系统的活动。内分泌传递的一个重要组成部分是下丘脑－垂体－肾上腺(HPA)轴。当受到应激时,HPA 轴释放皮质醇,皮质醇能够调控肠道免疫细胞的活动和细胞因子的释放、影响肠道的渗透性和屏障功能以及改变肠道微生物群的结构。相反的,肠道微生物群也能够调节 HPA 轴的活动,对脑的活动产生影响。与普通小鼠相比,无菌小鼠表现出 HPA 轴对束缚应激的过度反应,释放过多的促肾上腺皮质激素和皮质酮。而给无菌小鼠定植普通小鼠来源的肠道微生物群后,HPA 轴活动恢复正常。类似的结果在近期发表的几项研究中也有报道。雌雄的无菌小鼠在受到新环境应激后均表现出了过度的应激反应,并伴随有增强的神经内分泌活动。幼年期母子分离引发的长期肠道微生物群改变可能是大鼠成年后表现出异常 HPA 轴活动和过度应激行为的原因。此外,有研究发现服用乳酸菌能够使得母子分离导致的大鼠升高的皮质酮水平恢复正常;另一项研究发现束缚应激的大鼠服用乳酸菌后过度的 HPA 轴活动也能够恢复正常。事实上,肠内分泌细胞上有 TLRs 受体分布,因此肠道微生物群能够调控肠内

分泌细胞的分泌活动。肠道还有一类特殊的肠内分泌细胞——肠嗜铬细胞,其分泌神经递质 5- 羟色胺,机体 95% 的 5- 羟色胺都在肠道分布。肠道微生物群调节肠嗜铬细胞释放 5- 羟色胺,并以旁分泌的方式调节大脑的情绪活动。此外,肠道微生物群还通过影响色氨酸的代谢调控中枢的活动。色氨酸是 5- 羟色胺合成的前体物质,其主要的代谢途径是被吲哚胺 2, 3- 加双氧酶(IDO)转化为犬尿氨酸,而 IDO 的激活依赖于促炎细胞因子和皮质类固醇。肠道微生物群可能通过影响促炎细胞因子和皮质醇的产生参与调控色氨酸的代谢活动。

三、微生物群通过迷走神经影响宿主行为

肠道微生物群通过相应迷走神经的传递能够影响中枢神经系统和宿主行为。肠道神经系统在迷走神经途径中扮演了重要角色。解剖学证据表明,肠肌间神经丛的感觉神经元一方面接触肠道微生物群,另一方面和肠道的运动神经元形成突触,参与调控肠道的运动和分泌等活动。不仅如此,肠道神经系统还与由肠到脑的迷走神经形成突触连接,构成了肠道微生物群 – 肠道神经系统 – 迷走神经 – 脑这一信息传递途径。研究者们发现无菌小鼠与普通小鼠相比,肠道感觉神经元的活动降低,而无菌小鼠定植普通小鼠来源的微生物群后,感觉神经元的活动恢复正常。此外,服用益生菌罗伊氏乳杆菌也能够增强大鼠肠道感觉神经元的活动。还有研究探索了肠道内定植空肠弯曲杆菌对脑功能的影响。空肠弯曲杆菌是一种食源性的病原菌,其感染能够增加迷走神经传入脑区 c-Fos(神经元激活的标志)的表达,导致小鼠的焦虑行为。此外,相关研究发现益生菌改善行为的作用也是由迷走神经介导的。迷走神经切断后,长双歧杆菌改善结肠炎小鼠焦虑行为的有益作用也随之消失。需要说明的是,肠 – 脑轴的这三条途径并不是相互独立、相互排斥的,肠道微生物群可能通过其中一条或多条途径影响脑功能和行为。

四、宿主行为对微生物群的调控

肠道微生物群参与机体多种生理功能的维持,可影响脑 – 肠轴这个神经 – 内分泌 – 免疫网络的功能。反之,脑 – 肠轴功能的变化也会改变肠道微生物群的构成。脑 – 肠轴主要通过激活机体的免疫系统来改变肠道微生物群的结构。有研究证实,母婴分离应激可导致后代猕猴肠道乳杆菌的数量减少。同样,最近一个研究通过变性梯度凝胶电泳对两组大鼠的菌群结构进行分析,发现母婴分离应激会改变子代大鼠肠道微生物群的结构,伴随肠道微生物群结构变化的是子代大鼠体内皮质酮及炎症因子 TNF-α 及 IFN-γ 水平升高。另一项研究发现手术创伤应激刺激下神经内分泌系统产生的去甲肾上腺素、γ- 氨基丁酸(GABA)等多种激素均可诱发铜绿假单胞菌的毒力进而导致菌群失调,它们还可刺激致病性及非致病性大肠埃希菌的生长。此外,应激刺激还可改变肠道动力、肠黏膜通透性及某些激素和神经调质的释放,这些因素均可直接或通过改变肠道微生态环境间接引起肠道微生物群结构的变化。以上研究结果表明外界刺激(如应激)可引起脑 – 肠轴功能的变化,进而影响肠道微生物群的结构,且这种作用不是单一的,脑 – 肠轴的各组分之间存在密切联系,外界刺激作用于其中一个组分时,其他环节的功能也会发生变化,共同影响肠道微生物群的构成。

（刘　畅）

参 考 文 献

［1］ 李兰娟. 医学微生态学. 北京: 人民卫生出版社, 2014.

［2］ Bravo JA, Julio-Pieper M, Forsythe P, et al. Communication between gastrointestinal bacteria and the nervous system. Curr Opin Pharmacol, 2012, 12（6）: 667–672.

［3］ Foster JA, McVey Neufeld KA. Gut-brain axis: how the microbiome influences anxiety and depression. Trends Neurosci, 2013, 36（5）: 305–312.

［4］ Grenham S, Clarke G, Cryan JF, et al. Brain-gut-microbe communication in health and disease. Front Physiol, 2011, 2: 94.

［5］ Sherwin E1, Rea K, Dinan TG. A gut（microbiome）feeling about the brain. Curr Opin Gastroenterol, 2016, 32（2）: 96–102.

［6］ Sommer F, Bäckhed F. The gut microbiota—masters of host development and physiology. Nat Rev Microbiol, 2013, 11（4）: 227–238.

第四篇

微生物组与疾病

第 11 章　口腔微生物组与疾病

第一节　牙菌斑生物膜

细菌生物膜是细菌持续性感染的特殊结构。微生物侵入机体后,可以附着到活性和非活性表面,例如假肢和留置的医疗装置,并形成由细胞外多糖、蛋白质和其他组分组成的生物膜。在宿主中,生物膜形成可能引发耐药性和炎症,导致持续感染。

生物膜形成包括两个阶段:细菌黏附至细胞表面(黏附阶段),并且通过所附着细胞的增殖和分化继续形成(成熟阶段)。从分子生物学的角度来看,这两个阶段主要是通过表面黏附素和细胞间信号传导通路控制的。

牙齿是身体中唯一的非脱落表面,牙菌斑是附着于牙齿或其他微生物表面为有机体提供微生物的生物膜。健康个体的正常口腔菌群集中在牙菌斑中,每毫克牙菌斑内的细菌水平超过 10^{11} 个微生物。牙菌斑中的主要微生物是链球菌属,还包括韦荣球菌属、奈瑟菌属、二氧化碳噬纤维菌属和梭杆菌属等。黏附素是病原体在黏附阶段定植在人体中的不同位点关键调节剂。在变异链球菌中,黏附素 SPAP(PAc)对于变形链球菌在牙齿表面的黏附是关键的,并且该过程通过蔗糖或预先存在的生物膜进一步增强。牙菌斑的积聚和口腔的细菌定植与口腔疾病,包括龋齿和牙周病有关,也与许多全身性疾病相关,包括慢性阻塞性肺疾病、心内膜炎和菌血症等。

第二节　口腔微生物与口腔疾病

一、牙周病

牙周病是牙齿支持组织,包括牙龈、牙骨质、牙周韧带和牙槽骨因炎症所致的一种疾病,是最常见的口腔疾病之一,也是导致牙齿丧失的一个主要原因。但患者并非所有这些组织都同时患病,视局部炎症的轻重及范围,实际上牙周病可分为牙龈炎和牙周炎两大类。

在牙髓坏死过程中,细菌、细菌产物和炎症介质积累在根管系统中,并可能扩散到根尖孔外而诱发牙周组织中的损伤。这些根周的损伤是由细菌、细菌代谢物和细胞内组分诱发的细胞外基质(ECM)的破坏。许多细菌,例如普雷沃菌属、梭杆菌属、放线菌属、链球菌属和韦荣球菌属等的细菌已经从病变的根管分离。已知诸如胶原酶、透明质酸酶以及脂多糖等细菌产物,是引起根尖周炎的致病因子。

牙周病会引起患者厌食和体重减轻、慢性疼痛、牙齿疼痛或牙齿松动、牙龈肿胀、蛀牙、牙齿断裂或牙齿缺失以及上颌骨或下颌骨的破裂。如果不进行治疗,牙周病菌可能通过菌血症传播到体内其他部位,并导致肾脏、冠状动脉或肝脏疾病。由于几乎所有牙周病都是细菌性疾病,可以通过控制龈下和龈上斑块中的病原微生物来预防或有效治疗,因此,抗微生物治疗可以在治疗牙周病方面有很大的用处。虽然非常强调厌氧菌在牙周病中的作用,但是不应忽视需氧菌在牙周病中的作用,早期阶段常见需氧 – 厌氧混合菌群,提示需氧细菌在疾病发展中可能具有重要作用。革兰氏阳性需氧菌（如葡萄球菌和链球菌属）在牙龈炎中发挥作用。由需氧菌群增殖引起的氧压力的降低为厌氧菌提供有利的生长条件。随着病理从牙龈炎变为牙周炎，厌氧菌/造氧比率随着厌氧菌占优势而增加。因此，为了使抗微生物治疗有效，同时具有针对厌氧和需氧菌群活性的活性剂是有利的。

牙周病的频率和严重程度随着年龄增加而显著增加，并随体重增加而显著降低。牙菌斑的初始定植主要是由链球菌属和放线菌属引起的。随着龈上牙菌斑延伸到龈沟中，需氧菌消耗可用的氧，由此产生低的氧化还原电位，特别是在龈沟的底部，这些环境条件有利于厌氧菌的生长。随着疾病的进展，在更深的牙周袋中厌氧菌大量积累。厌氧菌占牙周炎中龈下菌群约 95%。在疾病发展过程中，从龈上斑块和健康龈沟中发现的无动力革兰氏阳性菌群和从牙周袋中发现的革兰氏阴性有动力厌氧杆菌转移，这种变化可以在 2 周内发生斑块积聚。因此，从牙周袋中分离主要的革兰氏阴性菌群可以被看作牙周病的指示物。

对于人类来说，卟啉单胞菌属和普雷沃菌属被认为是牙周病原体，青霉素、四环素、甲硝唑或克林霉素的单药治疗常用于牙周病。由于牙周病通常含有致病生物的混合物，药物联合治疗可能是重要的。目前治疗牙周炎的方法包括鳞屑和根面平整，在更严重的情况下，可能需要手术来减少牙周袋深度。

二、龋齿

龋齿是周期性牙釉质脱矿和再矿化的复杂过程，是由细菌和含糖食物在牙釉质上的相互作用引起的最常见的慢性传染性疾病，是牙齿脱落和口腔疼痛的最常见原因。龋齿损伤由三个主要因素决定：产酸和嗜酸性微生物、食物中的碳水化合物和宿主因素。社会经济和行为因素也在疾病的病因中发挥重要作用。龋齿的产生是由于稳定的口腔微生物生态失衡造成的。微生物在口腔中的致龋性与它们在非脱落的牙齿表面上的生存和生长能力、牙菌斑的定植水平、蔗糖的消耗增加、在低 pH 条件下存活的能力、促进黏附于牙齿表面的细胞外多糖（EPS）和细胞内多糖（IPS）的产生有关。

口腔微生物在牙齿表面形成牙菌斑是龋齿发生的原因。致龋微生物产生乳酸、甲酸、乙酸和丙酸等碳水化合物代谢的产物，它们的存在导致 pH 水平低于 5.5，使得牙釉质脱矿和牙齿硬组织的结构蛋白降解。在牙菌斑长期处于严重酸化（甚至 pH<4.0）的条件下，下述嗜酸性的微生物开始占主导地位：变形链球菌和表兄链球菌、乳酸杆菌、非变异链球菌的嗜酸性菌株、放线菌、双歧杆菌和酵母等。龋齿过程随着牙菌斑菌群组成的变化而进行。在龋白斑形成阶段，变形链球菌的比例增加，但非变异链球菌仍然占优势。在龋齿晚期的牙菌斑微生物群落中，变异链球菌的比例约占 30%。牙菌斑中的其他微生物，例如丙酸杆菌、唾液链球菌、口腔链球菌、米氏链球菌、粪肠球菌和黏性放线菌等也与龋齿的发生有关。

龋齿是最普遍的慢性口腔疾病，特别是在儿童期，能够导致牙齿疼痛、不适、进食障碍、牙齿丧失和延迟语言发展。龋齿具有高发病潜力，在龋齿早期阶段，如果及时处理则可以抑制龋齿的发展，但如果不处理，可能导致咀嚼装置和系统性牙源性感染的功能障碍。饮食是与龋齿菌口腔定植相关的最重要的因素之一。在摄入可发酵的碳水化合物后，变形链球菌等将其发酵并产生大量的酸，使局部 pH 降低至可以溶解釉质和牙质矿物质的水平，从而破坏牙菌斑的菌落生态学。频繁摄入糖果、口干和口腔卫生差也会增加龋齿发生的几率。因此合理控制饮食，控制糖和其他可发酵碳水化合物的摄取量，是预防龋齿发展的有效措施。

三、口腔癌

口腔癌是世界上最普遍的癌症之一,由于多发性原发癌发展,导致在治疗后也很难控制。口腔中多发性原发癌的总发生率在 6%~27%,如在已接受治疗的早期口腔癌患者中出现多发性原发癌,往往提示预后不良。口腔癌包括唇部、牙龈、舌和软硬腭等癌症。口腔癌癌前病变包括口腔白斑、红斑和黏膜下纤维化等。

口腔是转移性肿瘤的罕见部位,它们通常表现出与牙源性感染和良性肿瘤相似的症状,导致诊断和治疗延迟。其可以在口腔软组织或颌骨中发生,转移到颌骨的转移性肿瘤比口腔黏膜中的转移性肿瘤更常见,比例约为 2.5∶1。转移的临床表现包括疼痛、肿胀、溃疡、牙关紧闭、感觉异常、牙齿移动、牙齿松动、拔牙窝的延迟愈合、咀嚼困难、吞咽困难、呼吸困难和病理性断裂。在颌骨的转移过程中其发病机制尚不清楚,因为它们没有太多的活动性骨髓,特别是在老年人,而活性骨髓是骨骼中转移性沉积的优选位点。此外,在局灶性骨质疏松性骨髓缺陷的情况下,可以在缺齿下颌中发现造血骨髓的残余物。这些造血活性位点可能吸引转移性肿瘤细胞。在口腔软组织中,在附着的龈中发现口腔软黏膜的转移性肿瘤,而在无牙龈患者中,转移性病变在舌和牙槽黏膜之间平均分布。长期发炎的牙龈中有丰富的毛细血管网络可能是吸引恶性细胞的机制。最常见的口腔和颌面区域的转移性肿瘤的组织学类型是腺癌,特别是经常转移到下颌骨或上颌骨的乳腺腺癌。口腔转移性肿瘤的预后较差,平均存活期约为几个月。可以进行局部切除以控制疼痛,预防出血和感染。

第三节 口腔微生物与全身性疾病

一、糖尿病

糖尿病是由胰岛素缺乏引起的代谢综合征,分为由胰腺 β 细胞破坏引起的 1 型糖尿病和由于组织对胰岛素的抗性增加引起的 2 型糖尿病,2 型糖尿病又称非胰岛素依赖性糖尿病,是糖尿病最常见的类型,我国超过 95% 的糖尿病患者是 2 型糖尿病。糖尿病的特征主要有尿频、尿液多、口干、饮水多、体重缓慢减轻,常有饥饿感、出汗、乏力、心悸、低血糖、女性发生多次流产等。

糖尿病患者的口腔黏膜会发生一系列改变,包括牙龈炎、牙周炎、有利于念珠菌感染的口腔黏膜疾病、唾液腺功能障碍和口腔坏死等。糖尿病患者经常诊断出口腔黏膜病变如扁平苔藓和复发性口疮溃疡。

牙周炎被认为是糖尿病的并发症,严重的牙周病常常与不受控制的糖尿病共存。此外,牙周病被认为是感染的来源,这使得糖尿病的控制困难。牙周炎的细菌感染降低了胰岛素受体在靶组织细胞上的有效性,降低了身体利用葡萄糖的能力。老年患者中如存在多发性复发性牙周脓肿这样的急性感染,则可被认为是糖尿病诊断的临床指征。牙周病的治疗可促使血糖恢复正常,同样的,糖尿病的治疗也有利于牙周病的缓解。

患有糖尿病的女性发生口腔癌的风险增高。升高的胰岛素水平使得生物可利用的胰岛素样生长因子 –1(IGF–1)的浓度增加,IGF–1 可以通过细胞增殖刺激生长,抑制口腔癌细胞凋亡并增加有丝分裂。此外,胰岛素导致多种促炎细胞因子(包括 TNF–α 和 IL–6)的释放增加,这些促炎细胞因子有利于炎症的发展和随后在口腔中的恶性转化。

二、类风湿关节炎

类风湿关节炎也是一种复杂的免疫炎性疾病,其特征在于巨噬细胞和 T 细胞浸润到滑膜中,导致滑膜增生、软骨退化和骨侵蚀。类风湿关节炎影响约 1% 的人口,并对关节功能和生活质量有重大危害。

类风湿关节炎可能与细菌感染有关,在滑膜中存在牙龈卟啉单胞菌、中间普雷沃菌、拟杆菌和放线菌。牙龈卟啉单胞菌或牙周炎来源的瓜氨酸化的作用是连接牙周炎和类风湿关节炎的机制。牙龈卟啉单胞菌是牙周病的主要致病菌之一,其含有肽酰基精氨酸脱亚胺酶,可将蛋白瓜氨酸化。瓜氨酸化蛋白作为一种自身抗原,可介导补体激活级联反应,通过 Fc 和 C5a 受体刺激吞噬细胞,释放细胞因子、金属蛋白酶和活性氧,导致关节周围出现骨侵蚀。抗瓜氨酸合成蛋白抗体(ACPA)有助于类风湿关节炎(rheumatoid arthritis, RA)的早期诊断,其中抗主要抗原成分环瓜氨酸肽(CCP)抗体在 RA 诊断中的敏感性为 70.8%,特异性为 95.8%,已广泛用于临床。ACPA 阳性的 RA 患者也更易发生关节损害。除了瓜氨酸化,蛋白质的氨基甲酰化也在发炎的牙周组织内发生。

三、动脉粥样硬化

动脉粥样硬化疾病在临床可表现为心肌梗死和脑卒中,是肥胖患者患严重疾病和死亡的主要原因,该疾病的特征在于胆固醇的积聚和巨噬细胞向动脉壁的募集,因此,其被认为是代谢性和炎性疾病。目前研究认为感染通过增加血管细胞的动脉粥样硬化变化来引起或促进动脉粥样硬化。这些变化包括清道夫受体表达和活性增加,胆固醇和修饰的低密度脂蛋白(low-density lipoprotein, LDL)的摄取增强,黏附分子和炎症细胞因子的表达增加以及其他效应,例如刺激巨噬细胞表达细胞因子,导致动脉粥样硬化斑块易损性。

在动脉粥样硬化斑块中可以检测到齿垢密螺旋体、直肠弯曲杆菌和牙龈卟啉单胞菌。这表明来自口腔的细菌可能有助于动脉粥样硬化和心血管疾病的发展,牙周病极有可能与动脉粥样硬化有关。此外,牙周病变中的吞噬细胞可吞噬各种细菌细胞及其抗原,然后细菌细胞和吞噬细胞可以穿透牙龈组织并通过循环输送到心脏并且黏附到冠状动脉内皮,这些沉积的细菌可以刺激炎性细胞因子的释放并且引发与动脉粥样硬化相关的特征性泡沫细胞的形成。

（侯琳琳　陈　力）

参 考 文 献

[1] Li Chen, Yu-mei Wen. The role of bacterial biofilm in persistent infections and control strategies. International Journal of Oral Science, 2011, 3(2): 66–73.

[2] Jones DJ, Munro CL, Grap MJ. Natural history of dental plaque accumulation in mechanically ventilated adults: a descriptive correlational study. Intensive Crit Care Nurs, 2011, 27(6): 299–304.

[3] Doke M, Fukamachi H, Morisaki H, et al. Nucleases from Prevotella intermedia can degrade neutrophil extracellular traps. Molecular Oral Microbiology, 2016.

[4] Contreras A, Botero JE, Slots J. Biology and pathogenesis of cytomegalovirus in periodontal disease. Periodontology 2000, 2014, 64: 40–56.

[5] Struzycka I. The Oral Microbiome in Dental Caries. Polish Journal of Microbiology, 2014, 63（2）: 127–135.

[6] Silva MF, Barbosa KG, Pereira JV,. et al. Prevalence of oral mucosal lesions among patients with diabetes mellitus types 1 and 2. An Bras Dermatol, 2015, 90（1）: 49–53.

[7] Lamster IB, Lalla E, Borgnakke WS, et al. The relationship between oral health and diabetes mellitus. JADA, 2008, 139（1）: 19S–24S.

[8] Alagl AS. Periodontal abscess as a possible oral clinical sign in the diagnosis of undiagnosed diabetes mellitus of elderly in a dental clinic set up-a 7-year cross-sectional study. Journal of Investigative and Clinical Dentistry, 2016, 0: 1–6.

[9] Bright R, Proudman SM, Rosenstein ED, et al. Is there a link between carbamylation and citrullination in periodontal disease and rheumatoid arthritis? Medical Hypotheses, 2015, 84: 570–576.

[10] Korena O, Spora A, Felinb J, et al. Human oral, gut, and plaque microbiota in patients with atherosclerosis. PNAS, 2011, 108: 4592–4598.

第 12 章　呼吸道微生物组与疾病

近年来,随着微生物检测手段的发展,尤其是新一代测序技术的应用,传统肺部无菌的观念被颠覆,对呼吸系统微生物的认识进入一个全新的阶段。应用非培养依赖的测序技术已检出很多传统方法无法培养出的微生物,大大推动了我们对于呼吸系统微生物的认识,微生物组学研究热潮也为我们从微生态平衡角度认识呼吸系统疾病与健康问题开辟了一个新的领域。

第一节　呼吸道微生物组研究新方法、新认识

呼吸系统包括呼吸道和肺,呼吸道是气体进出肺的通道,包括鼻腔、咽、喉、气管和支气管,临床上以甲状软骨为界,将鼻腔、咽、喉称为上呼吸道,气管和支气管称为下呼吸道;肺是气体交换的场所,主要由支气管反复分支及其末端形成的肺泡共同构成。呼吸系统通过黏膜纤毛系统、吞噬细胞及局部抗体等发挥自净功能,传统观念认为正常人体上呼吸道有正常菌群寄生,而下呼吸道,尤其是远端气道及肺泡组织在正常状况下为无菌状态,该结论的形成主要基于传统的培养依赖的检测方法,具有一定的局限性,许多体外难培养的细菌常常被忽略。尽管肺的无菌观念并未有确切证据证实,但该观点多次在文献资料中被提及,也有很多教科书对此进行引用。随着非培养依赖的新一代测序技术的广泛应用,肺微生物组的概念已逐步替代"无菌"观念,肺微生物组在临床疾病发生发展过程中的意义也日渐引起研究者的关注。

早期微生物研究多是将微生物分离培养,通过常规生化性状、特定的表型模式及其他分子技术等进行微生物特征分析,但可培养微生物在人体微生物群落中所占的比例较少,人体菌群中仅有 30% 左右的细菌可通过培养方法分离,难培养微生物的鉴定始终是困扰临床微生物学的难题。在肺部疾病中,75% 左右的肺炎或其他肺部感染性疾病无法检出致病菌,鉴于此,我们对于呼吸系统感染性疾病的病因学及发病机制的研究受到限制,对于健康与疾病状态下肺部微生物与宿主相互作用的理解亦相对局限。仅仅通过常规培养依赖的方法更是无法全面评估呼吸系统微生物群的构成及多样性。近年来,随着 PCR 技术和测序技术的发展,尤其是新一代高通量测序技术的成熟和普及,促进了不依赖培养的宏基因组学的发展,我们不仅可不经培养而直接从自然状态下得到微生物组的相关基因进行分类鉴定,也可同时对多种微生物基因组进行测序分析,使得全面了解呼吸系统微生物群的物种分类、多样性及整体群落结构等成为可能。

微生物宏基因组学研究主要分为两类,一类是只对 16S rDNA、18S rDNA、转录间隔区(ITS)等区域的微生物标识基因进行扩增测序,分析微生物的群体构成和多样性;还有一类是宏基因组测序,是对所有微生物的整个基因组进行测序,从而分析微生物群落构成、基因构成,挖掘有应用价值的基因资源。呼吸道微生物组是呼吸道中存在的细菌、真菌、病毒等所有微生物的集合,除细菌外,病毒和真菌在急慢性呼吸系统疾病的发病机制中也发挥着作用,但目前大多数呼吸道微生物组学的研究仅限于细菌群落的分析,所以本节仅针对细菌相

关的微生物组研究进行阐述。

在对细菌群落的研究中，16S rDNA 测序应用最为广泛，16S rDNA 存在于所有细菌染色体基因中，含有保守区域及可变区；保守区适于设计通用或特异性引物，同时可变区域因细菌不同而异，利用可变区序列的差异来分类鉴定菌种。基于高通量测序技术进行分析，可获得呼吸道样品中细菌的种群结构和多样性等信息。

目前，人体微生物组研究中以肠道菌群研究最为广泛和深入，粪便是研究肠道菌群的主要样本类型，与此不同，肺微生物组研究的样本类型多样，下呼吸道代表性的样本类型包括痰、支气管肺泡灌洗液、气管镜黏膜刷检及活检样本以及手术切除肺组织样本等，其中囊性纤维化患者的研究主要采用痰样本，慢性气道疾病的研究以支气管肺泡灌洗液为主。对于痰样本或支气管肺泡灌洗液样本受上呼吸道菌群影响的程度及其代表性尚存在争议。对于采样过程中可能出现的上呼吸道污染情况，有研究建议通过同时采集上呼吸道样本并减去上呼吸道样本的微生物信号来排除，该方案尚未被广泛采用，其可行性及效果仍有待进一步验证。目前，相关研究采用无菌采样的肺组织样本证实下呼吸道存在着不同于上呼吸道的特殊的微生物群落，其群落构成特征受上呼吸道微生物的影响。

第二节　呼吸道正常微生物组构成

自第一篇应用非培养依赖的方法检测到正常肺存在菌群定植的研究发表以来，目前已有30多篇文献报道应用分子学方法发现肺菌群存在的证据。多项研究对正常成人肺菌群构成进行描述，肺正常菌群门水平常见的细菌包括拟杆菌门、厚壁菌门和变形菌门，细菌门类与相应的上呼吸道样本（口咽、鼻）类似，但各种细菌的相对丰度不尽相同，与上呼吸道样本相比，肺放线菌门相对丰度较低，而变形菌门，特别是变形菌门中的肠杆菌、青枯菌和嗜血杆菌属等丰度较高；正常肺菌群属水平常见的细菌包括普雷沃菌属、韦荣球菌属、链球菌属和假单胞菌属等。

对于肺菌群来源问题目前尚无确定性结论，健康人群中普遍存在微量误吸现象，我们吸入的空气中亦含有一定数量的细菌，因此相关研究推测正常人肺部菌群可能并非常驻菌群，而是通过误吸或吸入空气进入肺的一过性寄居菌群；肺特征性菌群的形成是环境暴露因素和宿主消除反应共同作用的结果。肺具有特异性的支气管树的解剖结构以及数目极多的肺泡，因此，肺表面积较大、与环境接触面积较大，特殊的解剖生理学特征使其较易受到环境暴露因素影响。相关研究发现，不同地域的囊性纤维化患者痰样本菌群构成存在差异，但地理学差异对于正常肺菌群构成的影响目前还不清楚。此外，肺易受吸烟等外界因素的影响，但吸烟对于肺菌群构成的影响目前尚不明确，相关研究发现吸烟可改变口腔菌群构成，但对于肺微生物群落的影响并不明显。

迄今，越来越多的证据表明，健康人肺中也寄居着一定数量的微生物，这些寄居菌群与机体及环境相互影响，形成动态变化而又相对平衡的某一特定的微生态系统，微生态结构的改变可能与机体的疾病健康状态密切相关，相关改变的临床意义有待于进一步探究。

第三节 呼吸道微生物构成与疾病

一、从微生态平衡与失调角度认识肺部疾病的发生发展

随着肺微生物组的发现,我们认识到长期以来被视为无菌的肺实际上是一个动态变化的微生态系统,并且可能与宿主炎症反应和疾病的发生发展密切相关。那么,这一特殊的微生态系统是如何与机体健康与疾病转化发生关联的呢? 众所周知,内环境稳态是机体正常运转的必要条件,内环境的自我调控和代偿能力受抑制或被破坏可致稳态的平衡状态被打乱,机体因此出现异常的疾病病理表现。如果把微生态系统看作一个新发现的器官,则该生态系统稳态的维持或打破则是关系其是否能与宿主长期稳定共生的主要因素。针对肺微生物组在宿主健康和疾病中的作用及相关调控机制,有学者提出了 3 种理论模型:肺生物地理学的适应性岛屿模型、宿主微生物交界营养稳态模型及群落内部信号传导及群落应激反应模型。肺生物地理学的适应性岛屿模型认为肺微生物群落主要由微生物迁入、微生物消除及在特定生存环境下的相对繁殖速率 3 个因素决定,该模型在揭示正常肺微生态稳态的形成中具有重要应用价值;宿主微生物交界营养稳态模型认为正常肺的微环境中营养供应有限,不同的细菌之间存在负反馈的竞争性抑制调节,从而限制着细菌的过度生长,而炎症反应可致微生态环境中细菌生长所需营养物质剧增,抑制负反馈回路,导致细菌的过度生长及炎症反应的加剧,该理论模型对于揭示肺微生物群落稳态的维持及特殊病理状态下(ARDA/ 肺炎等)稳态的打破及相关致病机制具有重要意义;群落内部信号传导及群落应激反应模型则认为机体与微生物群落间的相互作用主要通过信号分子的转导进行,机体在感染等应激状态下产生的特定的信号分子可选择性作用于微生物群落中的特定种群,导致单一优势致病菌的过度生长及菌群多样性的破坏,该理论在解释单一致病菌的相关致病机制方面具有重要意义。

二、各种疾病的构成特征相关研究总结

(一)囊性纤维化

囊性纤维化患者典型的临床表现为反复发作的肺部感染,其致残致死的主要原因为进行性气道阻塞及呼吸系统感染。应用传统培养方法检出的常见致病菌包括金黄色葡萄球菌、流感嗜血杆菌及铜绿假单胞菌,其他少见致病菌包括嗜麦芽寡养单胞菌、洋葱伯克霍尔德菌等。非培养依赖的微生物鉴定技术的发展使得我们对于囊性纤维化患者气道菌群的认识更加深入,囊性纤维化患者肺部微生物群的研究是目前临床研究最多的肺部疾病,样本类型以痰样本为主,其次为支气管肺泡灌洗液,也有部分研究采用移植肺组织样本。分子学方法的应用使我们认识到囊性纤维化患者急性发作期和缓解期均存在更为复杂的气道微生物群。Rogers 等人早期研究发现,急性细菌感染患者痰样本中存在大量不同种类的细菌,随后的研究也进一步证实了囊性纤维化患者气道定植和感染具有多微生物共存的特征,其中包括大量传统培养方法无法鉴别的种属。该发现部分解释了痰培养及敏感性检测结果与患者对抗生素的反应不一致的现象。该研究对于指导急慢性病程抗生素用药方面的临床价值大小目前尚不明确,但至少我们认识到,抗生素的应用可从整体上改变肺动态变化的微生物群落的内部构成,而非简单的"清除"感染。此外,肺微生物组学的研究还发现了很多"新"细

菌,在既往研究中,这些细菌在囊性纤维化急性加重、炎症反应及气道破坏中的作用未被发现或未被充分认识到,其中厌氧菌的作用引起研究者关注,相关研究通过非培养依赖的分子技术发现囊性纤维化患者普遍存在厌氧菌的定植,但应用抗生素针对性清除该类细菌后是否可改善疾病进展或预后目前尚不明确,其临床意义仍有待进一步探索。多项研究对囊性纤维化患者肺菌群的多样性与病程进展及病情严重程度的相关性进行探究。相关研究发现随着年龄的增长及气道阻塞程度的加重,肺菌群多样性降低,多样性的减低与抗生素的应用无关。一项大样本纵向临床研究表明菌群多样性随囊性纤维化疾病进展而降低但在轻症患者中可保持相对稳定性。抗生素的应用是群落多样性减低最强力的预测指标。此外,Stressmann 等人也发现抗生素应用造成肺菌群构成的改变,应用抗生素后 1 个月可恢复至抗生素应用前的菌群构成。采用益生菌干预治疗囊性纤维化患者的相关临床研究表明,与对照组相比,应用益生菌患者急性发作频率明显降低。该结论仍需大样本临床试验的进一步验证,但相关研究可激发我们进一步对肠 – 肺轴作用机制及以微生态作为干预靶点治疗肺部疾病的研究热情。

(二)哮喘和过敏性气道疾病

研究者早期已经发现,儿童早期感染发生越少,日后发展出哮喘等过敏性疾病的机会越大,这种现象的发现进一步发展形成了"卫生假说",依据卫生假说的观点,儿童早期感染因素暴露的减少可致黏膜免疫耐受功能紊乱及自身免疫病理反应增强。多项研究发现儿童早期抗生素的应用与日后哮喘和过敏性疾病的发生存在关联,提示正常菌群的破坏可能在哮喘等过敏性疾病的发生发展过程中发挥作用。

有研究对比了哮喘患者与对照组人群肺菌群的构成情况,分别采集口腔、鼻腔及支气管肺泡灌洗液样本进行测序分析,结果发现,与对照组相比,哮喘组变形菌门增高而拟杆菌门降低,其中变形菌门的升高主要由嗜血杆菌属、莫拉菌属和奈瑟菌属的升高所致。Huang 等人则对比了 65 名哮喘控制不良患者与 10 名对照组患者,通过气管镜检查采集保护性刷检毛刷样本,发现哮喘患者细菌负荷及菌群多样性均较对照组升高,该研究还发现哮喘组存在变形菌门的升高,并且发现气道菌群构成与气道高反应性存在关联,应用克拉霉素治疗气道高反应性疗效较好的患者菌群多样性较高,提示肺菌群构成可能与治疗反应性有关。

(三)慢性阻塞性肺疾病

慢性、反复性气道感染炎症是慢性阻塞性肺疾病(COPD)的重要发病机制之一,但气道破坏与气道定植 / 感染之间是否具有直接的因果关系目前仍无确定性的结论。早期研究发现急性发作频繁的 COPD 患者应用阿奇霉素可缓解病情,提示肺 / 气道菌群、炎症反应及不可逆性气道阻塞间可能存在一定的关联。近几年来,关于 COPD 肺微生物组学的相关研究并不少见,主要采集的样本类型包括支气管肺泡灌洗液、移植肺组织及咳出痰样本。基于这些研究,我们可初步确定,COPD 患者下肺部存在特殊的微生物群,群落构成与疾病的慢性进展及感染的急性发作有关。

关于 COPD 呼吸道微生物组最早的报道是一项以哮喘患者为主的研究,包括哮喘组、COPD 组及对照组 3 组,其中 COPD 组入组 5 名患者。结果发现,与对照组相比,COPD 患者与哮喘患者的气道菌群更为相似,两组均存在变形菌门的升高及拟杆菌门的降低,其中 COPD 患者嗜血杆菌属较对照组明显升高,而嗜血杆菌也是在 COPD 急性加重时最常见的阳性培养菌。随后 Erb-Downward 等人通过采集重症 COPD 患者支气管肺泡灌洗液和肺组织样本进行测序分析,结果发现重症 COPD 患者肺组织不同部位的菌群构成不同,存在明显的空间异质性,研究还发现,与对照组相比,重症 COPD 患者菌群多样性明显降低。COPD 患者气道菌群常见假单胞菌属、链球菌属、普雷沃菌属和嗜血菌属的定植。Sze 等人也采集 COPD 患者手术切除的肺组织样本进行分析,发现 COPD 患者与对照组相比细菌细胞数较少,但两组菌群多样性并无显著差异,COPD 患者厚壁菌门细菌显著高于对照组,其中以乳杆菌属的增高为主,而两组变形菌门和拟杆菌门并无显著差异,与其他研究不同,该研究采用的是肺组织样本,与其他类型的样本相比含有较多的肺实质组织,可能是导致结果与其他研究不完全类似的原因之一。

Cabrera-Rubio 等人采集了 8 名 COPD 患者不同类型的呼吸道样本,包括咳出痰、气道吸出物、支气管肺泡灌洗液和支气管黏膜活检样本,测序结果发现支气管肺泡灌洗液和支气管黏膜活检样本的菌群构成情况类似。该研究发现 COPD 患者气道菌群门水平常见变形菌门、拟杆菌门、放线菌门和厚壁菌门,属水平代表性的种类包括链球菌属、普雷沃菌属、莫拉菌属、嗜血菌属、不动杆菌属、梭杆菌属和奈瑟菌属,同前述研究结果一致。一项针对铜绿假单胞菌培养阳性的 COPD 插管患者的研究发现,气道菌群构成受机械通气时间的影响,该研究中所有气管吸出物样本中均存在的“核心”菌群包括 75 个属、27 个科,科水平主要包括假单胞菌科、肠杆菌科、弯曲杆菌科和螺杆菌科等。Pragman 等人研究发现 COPD 患者菌群构成不仅与疾病的严重程度相关而且与吸入支气管扩张剂和(或)吸入糖皮质激素有关,临床上吸入糖皮质激素与重症肺炎发生率升高有关,因此,该研究提示 COPD 治疗中相关药物的吸入可能也会对呼吸道菌群构成产生影响。

（四）肺癌

呼吸系统微生物组的研究大多数针对慢性气道疾病,关于肺恶性肿瘤气道菌群的研究较少。目前,共有 3 篇文献采用高通量测序的方法研究肺癌的微生物群落构成。一项小样本的临床研究入组了 8 位无吸烟史的肺癌患者和 8 位无吸烟史的对照组,分别采集口腔和痰液样本进行分析,结果发现肺癌组患者口腔和下呼吸道中螺旋菌门均显著降低。另外一项研究对 20 例肺癌患者及 10 例对照组患者的唾液样本进行分析,结果发现两组中嗜二氧化碳噬细胞菌属、韦荣球菌属和奈瑟菌属在两组中差异显著,可为肺癌诊断提供一定的参考价值,该研究第一次报道了唾液菌群构成与肺癌的相关性。Guoqin Yu 等人近来报道了一项肺癌手术患者的大样本临床研究,该研究采集了 165 例肺癌患者的肺组织样本,该研究表明,肺菌群构成不同于口腔、鼻腔、粪便及皮肤菌群,主要以变形菌门（60%）为主菌群多样性受多项环境因素影响,包括空气质量、人口密度、吸烟史及慢性支气管炎病史。其中栖热菌属在肿瘤晚期患者中含量较高,而军团菌属在发生转移的患者中含量较高,此外,与肿瘤周围正常组织相比,患癌部位菌群多样性减低,该研究是目前肺癌微生物组学研究样本量最大的研究,具有一定的代表性,但缺乏对照组人群的对比研究。

（五）肺移植

肺移植可致宿主多项免疫功能发生改变,如气道结构改变、正常淋巴管道破坏以及免疫抑制剂所致的免疫功能受限等,这些因素均可能引起肺的菌群构成改变。Charlson 等人对比肺移植患者与非移植对照组肺泡灌洗液样本中的菌群构成。肺移植患者菌群多样性减低,多个病例中出现单一致病菌的优势生长,包括铜绿假单胞菌或金黄色葡萄球菌,此外,肺移植患者支气管肺泡灌洗液中念珠菌属和曲霉菌属也显著增加,但菌群构成与急慢性排斥反应等临床表现是否相关目前尚不明确。Borewicz 等人的研究中,肺移植患者多样性升高,移植器官中优势菌群为变形菌门的伯克氏菌科,在两名对照患者样本中均未发现伯克氏菌科。

第四节　现存问题及展望

由于肺微生物群落存在细菌负荷低、取样困难、口腔/上呼吸道携带污染难以去除、口腔胃肠道及环境中菌群持续暴露及黏膜免疫清除反应的持续存在等问题,应用非培养依赖方法来检出的微生物 DNA 信息是否可如实反映肺部活菌的构成情况尚有待进一步研究甄别。目前,肺微生物组学相关临床研究普遍例数较少,而且由于伦理学及采样方法的限制而致纵向临床研究匮乏,因此,准确描述肺微生物群落构成及进一步研究宿主微生物的相互作用较为困难。目前,肺艾滋病微生物组计划(the lung HIV microbiome project, LHMP)正在进行中,该计划旨在对人体微生物组计划进行增补,入组感染或未感染 HIV 的患者,在不同的时间点进行采样,通过大样本、纵向研究的设计来弥补现存研究的一些缺陷。此外,我们还可通过规范采样流程控制采样过程中的污染、设置严格对照及应用宏基因组学分析来完善相关研究,同时重视传统培养技术的应用价值,通过改进难培养微生物的培养等方法更好的认识呼吸道微生物组的构成及功能,为进一步进行干预研究并了解呼吸系统宿主微生物相互作用奠定基础。

(刘海霞)

参 考 文 献

[1] Charlson ES, Bittinger K, Haas AR, et al. Topographical continuity of bacterial populations in the healthy human respiratory tract. Am J Respir Crit Care Med, 2011, 184(8): 957-963.

[2] Charlson ES, Bittinger K, Chen J, et al. Assessing bacterial populations in the lung by replicate analysis of samples from the upper and lower respiratory tracts. PLoS One, 2012, 7(9): e42786.

[3] Rudkjøbing VB, Thomsen TR, Alhede M, et al. True microbiota involved in chronic lung infection of cystic fibrosis patients found by culturing and 16S rRNA gene analysis. J Clin Microbiol, 2011, 49(12): 4352-4355.

[4] Goddard AF, Staudinger BJ, Dowd SE, et al. Direct sampling of cystic fibrosis lungs indicates that DNA-based analyses of upper-airway specimens can misrepresent lung microbiota. Proc Natl Acad Sci U S A, 2012, 109(34): 13769-13774.

[5] Erb-Downward JR, Thompson DL, Han MK, et al. Analysis of the lung microbiome in the "healthy" smoker and in COPD. PLoS One, 2011, 6(2): e16384.

[6] Hilty M, Burke C, Pedro H, et al. Disordered microbial communities in asthmatic airways. PLoS One, 2010, 5(1): e8578.

[7] Dickson RP, Huffnagle GB. The Lung Microbiome: New Principles for Respiratory Bacteriology in Health and Disease. PLoS Pathog, 2015, 11(7): e1004923.

[8] Pragman AA, Kim HB, Reilly CS, et al. The lung microbiome in moderate and severe chronic obstructive pulmonary disease. PLoS One, 2012, 7(10): e47305.

[9] Huang YJ, Nelson CE, Brodie EL, et al. Airway microbiota and bronchial hyperresponsiveness in patients with suboptimally controlled asthma. J Allergy Clin Immunol, 2011, 127(2): 372-381 e1-3.

［10］Budden KF, Gellatly SL, Wood DL, et al. Emerging pathogenic links between microbiota and the gut-lung axis. Nat Rev Microbiol, 2016.

［11］Morris A, Beck JM, Schloss PD, et al. Comparison of the respiratory microbiome in healthy nonsmokers and smokers. Am J Respir Crit Care Med, 2013, 187（10）: 1067–1075.

［12］Huxley EJ, Viroslav J, Gray WR, et al. Pharyngeal aspiration in normal adults and patients with depressed consciousness. Am J Med, 1978, 64（4）: 564–568.

［13］Gleeson K, Eggli DF, Maxwell SL. Maxwell, Quantitative aspiration during sleep in normal subjects. Chest, 1997, 111（5）: 1266–1272.

［14］Amberson JB. A clinical consideration of abscesses and cavities of the lung. Bull Johns Hopkins Hosp, 1954, 94（5）: 227–237.

［15］Stressmann FA, Rogers GB, Klem ER, et al. Analysis of the bacterial communities present in lungs of patients with cystic fibrosis from American and British centers. J Clin Microbiol, 2011, 49（1）: 281–291.

［16］Dickson RP, Erb-Downward JR, Huffnagle GB. Homeostasis and its disruption in the lung microbiome. Am J Physiol Lung Cell Mol Physiol, 2015, 309（10）: L1047–1055.

［17］Lipuma JJ. The changing microbial epidemiology in cystic fibrosis. Clin Microbiol Rev, 2010, 23（2）: 299–323.

［18］Han MK, Huang YJ, Lipuma JJ, et al. Significance of the microbiome in obstructive lung disease. Thorax, 2012, 67（5）: 456–463.

［19］Zhao J, Schloss PD, Kalikin LM, et al. Decade-long bacterial community dynamics in cystic fibrosis airways. Proc Natl Acad Sci U S A, 2012, 109（15）: 5809–5814.

［20］Willner D, Haynes MR, Furlan M, et al. Spatial distribution of microbial communities in the cystic fibrosis lung. ISME J, 2012, 6（2）: 471–474.

［21］van der Gast CJ, Walker AW, Stressmann FA, et al. Partitioning core and satellite taxa from within cystic fibrosis lung bacterial communities. ISME J, 2011, 5（5）: 780–791.

［22］Stressmann FA, Rogers GB, van der Gast CJ, et al. Long-term cultivation-independent microbial diversity analysis demonstrates that bacterial communities infecting the adult cystic fibrosis lung show stability and resilience. Thorax, 2012, 67（10）: 867–873.

［23］Rogers GB, Daniels TW, Tuck A, et al. Studying bacteria in respiratory specimens by using conventional and molecular microbiological approaches. BMC Pulm Med, 2009, 9: 14.

［24］Rogers GB, Carroll MP, Serisier DJ, et al. Use of 16S rRNA gene profiling by terminal restriction fragment length polymorphism analysis to compare bacterial communities in sputum and mouthwash samples from patients with cystic fibrosis. J Clin Microbiol, 2006, 44（7）: 2601–2604.

［25］Rogers GB, Carroll MP, Serisier DJ, et al. Characterization of bacterial community diversity in cystic fibrosis lung infections by use of 16s ribosomal DNA terminal restriction fragment length polymorphism profiling. J Clin Microbiol, 2004, 42（11）: 5176–83.

［26］Maughan H, Wang PW, Diaz Caballero J, et al. Analysis of the cystic fibrosis lung microbiota via serial Illumina sequencing of bacterial 16S rRNA hypervariable regions. PLoS One, 2012, 7（10）: e45791.

［27］Maughan H, Cunningham KS, Wang PW, et al. Pulmonary bacterial communities in surgically resected noncystic fibrosis bronchiectasis lungs are similar to those in cystic fibrosis. Pulm Med, 2012, 2012: 746358.

［28］Klepac-Ceraj V, Lemon KP, Martin TR, et al. Relationship between cystic fibrosis respiratory tract bacterial communities and age, genotype, antibiotics and Pseudomonas aeruginosa. Environ Microbiol, 2010, 12（5）: 1293-1303.

［29］Guss AM, Roeselers G, Newton IL, et al. Phylogenetic and metabolic diversity of bacteria associated with cystic fibrosis. ISME J, 2011, 5（1）: 20-29.

［30］Fodor AA, Klem ER, Gilpin DF, et al. The adult cystic fibrosis airway microbiota is stable over time and infection type, and highly resilient to antibiotic treatment of exacerbations. PLoS One, 2012, 7（9）: e45001.

［31］Filkins LM, Hampton TH, Gifford AH, et al. Prevalence of streptococci and increased polymicrobial diversity associated with cystic fibrosis patient stability. J Bacteriol, 2012, 194（17）: 4709-4717.

［32］Doud MS, Light M, Gonzalez G, et al. Combination of 16S rRNA variable regions provides a detailed analysis of bacterial community dynamics in the lungs of cystic fibrosis patients. Hum Genomics, 2010, 4（3）: 147-169.

［33］Delhaes L, Monchy S, Fréalle E, et al. The airway microbiota in cystic fibrosis: a complex fungal and bacterial community—implications for therapeutic management. PLoS One, 2012, 7（4）: e36313.

［34］Daniels TW, Rogers GB, Stressmann FA, et al. Impact of antibiotic treatment for pulmonary exacerbations on bacterial diversity in cystic fibrosis. J Cyst Fibros, 2013, 12（1）: 22-28.

［35］Cox MJ, Allgaier M, Taylor B, et al. Airway microbiota and pathogen abundance in age-stratified cystic fibrosis patients. PLoS One, 2010, 5（6）: e11044.

［36］Armougom F, Bittar F, Stremler N, et al. Microbial diversity in the sputum of a cystic fibrosis patient studied with 16S rDNA pyrosequencing. Eur J Clin Microbiol Infect Dis, 2009, 28（9）: 1151-1154.

［37］Smith AL, Fiel SB, Mayer-Hamblett N, et al. Susceptibility testing of Pseudomonas aeruginosa isolates and clinical response to parenteral antibiotic administration: lack of association in cystic fibrosis. Chest, 2003, 123（5）: 1495-1502.

［38］Weiss B, Bujanover Y, Yahav Y, et al. Probiotic supplementation affects pulmonary exacerbations in patients with cystic fibrosis: a pilot study. Pediatr Pulmonol, 2010, 45（6）: 536-540.

［39］Wills-Karp M, Santeliz J, Karp CL. The germless theory of allergic disease: revisiting the hygiene hypothesis. Nat Rev Immunol, 2001, 1（1）: 69-75.

［40］Risnes KR, Belanger K, Murk W, et al. Antibiotic exposure by 6 months and asthma and allergy at 6 years: Findings in a cohort of 1, 401 US children. Am J Epidemiol, 2011, 173（3）: 310-318.

［41］Berkhof FF, Doornewaard-ten Hertog NE, Uil SM, et al. Azithromycin and cough-specific health status in patients with chronic obstructive pulmonary disease and chronic cough: a randomised controlled trial. Respir Res, 2013, 14: 125.

［42］Cabrera-Rubio R, Garcia-Núñez M, Setó L, et al. Microbiome diversity in the bronchial tracts of patients with chronic obstructive pulmonary disease. J Clin Microbiol, 2012, 50（11）: 3562–3568.

[43] Sze MA, Dimitriu PA, Hayashi S, et al. The lung tissue microbiome in chronic obstructive pulmonary disease. Am J Respir Crit Care Med, 2012, 185（10）: 1073–1080.

[44] Singh S, Amin AV, Loke YK. Long-term use of inhaled corticosteroids and the risk of pneumonia in chronic obstructive pulmonary disease: a meta-analysis. Arch Intern Med, 2009, 169（3）: 219–229.

[45] Yu G, Gail MH, Consonni D, et al. Characterizing human lung tissue microbiota and its relationship to epidemiological and clinical features. Genome Biol, 2016, 17（1）: 163.

[46] Yan X, Yang M, Liu J, et al. Discovery and validation of potential bacterial biomarkers for lung cancer. Am J Cancer Res, 2015, 5（10）: 3111–3122.

[47] Hosgood HD 3rd, Sapkota AR, Rothman N, et al. The potential role of lung microbiota in lung cancer attributed to household coal burning exposures. Environ Mol Mutagen, 2014, 55（8）: 643–651.

[48] Charlson ES, Diamond JM, Bittinger K, et al. Lung-enriched organisms and aberrant bacterial and fungal respiratory microbiota after lung transplant. Am J Respir Crit Care Med, 2012, 186（6）: 536–545.

[49] Borewicz K, Pragman AA, Kim HB, et al. Longitudinal analysis of the lung microbiome in lung transplantation. FEMS Microbiol Lett, 2013, 339（1）: 57–65.

第 13 章　消化道微生物组与肥胖

自 21 世纪以来,肥胖症在全球范围内越来越普遍,已成为世界范围内重要的公共卫生问题。肥胖引起糖尿病、动脉硬化、脂肪肝、高脂血症等代谢综合征,影响着人们的健康及生活质量。肥胖与现代的饮食及生活方式有关,能量摄取增加而消耗降低增加了脂肪的形成(饮食导致的肥胖,die-induced obesity, DIO),也与宿主自身的遗传基因相关(基因导致的肥胖,gene-induced obesity, GIO)。在成人的肠道中存在约 10^{15} 个微生物体,基因组数量更是人类基因数目的 100 倍。肠道菌群作为人类的共生体,与人类体重及肥胖程度密切相关,可能是同遗传、饮食、行为等导致肥胖发生的一个关键因素(微生物组导致的肥胖,microbe-induced obesity, MIO)。抗生素的使用会直接干扰肠道微生物组的定植和建立,导致其组成上的改变,从而影响生物体的能量代谢,引发肥胖。有研究表明,在出生的前 6 个月使用抗生素或者是因剖宫产而打乱了早期肠道微生物组的定植会增加肥胖发生的几率。近年来,越来越多的研究证实,肠道微生物与机体的能量代谢变化和炎症反应相关,从而影响肥胖的发生和进展。

第一节　肠道微生物组

成人的肠道中存在着 500~1000 种、约 10^{15} 个微生物,是人体所有细胞总和的 10 倍,其基因组——我们称之为微生物组。经过测序分析所得的 330 万个不重复的基因中,99% 以上来源于细菌,是人类基因数目的 100 倍。肠道微生物在小肠至结肠中的分布是递增的。在十二指肠与空肠中,每克肠内容物所含需氧菌与兼性厌氧菌的数量约 10^3~10^5 个,在末端回肠中,每克肠内容物含有 10^7~10^8 个,而在结肠中则多达每克 10^{10}~10^{11} 个。研究表明这些肠道微生物主要包含 9 个门的细菌:厚壁菌门(Firmicutes)、拟杆菌门(Bacteroidetes)、放线菌门(Actinobacteria)、梭杆菌门(Fusobacteria)、变形菌门(Proteobacteria)、疣微菌门(Verrucomicrobia)、蓝藻菌门(Cyanobacteria)、螺旋体门(Spirochaeates)和 VadinBE97 门。其中 90% 的哺乳动物的肠道菌群属于两个门类:革兰阳性厚壁菌门和革兰阴性拟杆菌门。正常人一生中肠道微生物的组成也是不同的,称之为肠道微生物的生理性演替,其中较大的两次演替发生在出生时以及幼儿的断奶阶段。第一次持续约 1 年,是由胎儿无菌的肠道环境到分娩后细菌侵入肠道的整个过程组成,主要受母体肠道微生物组成、分娩方式、喂养类型及周围环境因素影响,如剖宫产婴儿其肠道内双歧杆菌总数明显低于经阴道分娩婴儿,此现象可维持至出生后半年。第二次发生于出生后半年内辅食添加时,此阶段幼儿接触的食物营养更加多样化,推动着肠道菌群更加成熟及成人化,主要表现在类杆菌、厌氧链球菌等厌氧菌逐步增多,双歧杆菌的数量逐步减少,而且双歧杆菌的类型也由婴儿型双歧杆菌、短双歧杆菌转变为成人型长双歧杆菌和青春型双歧杆菌。继续关注双歧杆菌数目上的变化,发现其在 11~18 岁出现高峰后不断下降,提示其可能有抗衰老的作用。

第二节　肠道微生物组与肥胖

在我们每天从饮食中获取营养的同时,我们肠道的微生物也从饮食中获取营养。肠道微生物不仅可为我们提供维生素,还能提高宿主从食物中摄取能量的能力。因此肠道微生物能够影响我们获取营养及脂肪的存储能力。研究发现,正常鼠比无菌鼠进食少,但脂肪量却多42%;缺乏肠道细菌的小鼠,即使给其进食高脂高糖食物,体重增加也并不明显。如在无菌鼠体内植入正常鼠盲肠部细菌后,尽管未增加食物消耗,无菌鼠在 2 周内脂肪含量会增加 60%,提示肠道菌群可以明显促进小鼠从饮食中获取热量并促使脂肪的沉积,且小鼠结肠内脂肪的增加方式源自于脂肪细胞的肥大,而不是脂肪细胞的过度分裂增生。将肥胖鼠和正常鼠的肠道菌群分别移入无菌鼠体内,发现移入肥胖鼠肠道菌群的小鼠 2 周内体重增加 47%,移入正常鼠肠道菌群的小鼠增加 27%。这些结果也说明肠道菌群在能量摄入方面起关键作用。

比较肥胖小鼠及正常小鼠的肠道微生物组成,结果发现肥胖小鼠肠道中拟杆菌门的丰富度显著降低,厚壁菌门所占比例较多,并伴有与多糖分解相关的微生物基因增加,而正常鼠肠道中拟杆菌门所占比重较高。

第三节　肠道微生物与能量代谢

引起肥胖的原因错综复杂,机制尚未完全阐明。越来越多的研究证实,肠道微生物组与机体的能量代谢有关,从而影响肥胖的发生和进展。

一、肠道微生物群与碳水化合物代谢

碳水化合物是人类营养的重要来源。双糖在人体的空肠近端被分解成单糖并被消化吸收。而一些人体自身无法分解的多糖则到达富含微生物区系的末端肠道,在此被进一步分解。人类远端肠道内富含的拟杆菌门可降解和发酵多糖,例如淀粉和木聚糖。拟杆菌门中,多形拟杆菌还可以酵解多种糖复合物,例如纤维素、软骨素、透明质酸、黏蛋白和肝素。Samuel 等研究表明,人类肠道的史氏产甲烷菌和拟杆菌可共同提高发酵效率,改变细菌发酵多糖的特性,与接种单一细菌的小鼠相比,联合接种可进一步促进肥胖。以上多糖或糖复合物分解产生的单糖,经过细菌的糖酵解作用,进一步生成丙酮酸和三磷酸腺苷(ATP)。在高度厌氧的远端肠腔,细菌通过酵解丙酮酸来获取能量,而机体也凭借这一过程回收部分产物。这些终末产物主要为短链脂肪酸(short chain fatty-acid, SCFA),组成包括乙酸盐、丙酸盐和丁酸盐。丁酸盐是结肠上皮细胞的首要能量来源,可促进结肠上皮细胞的生长,也可抑制炎症细胞因子的形成,减少肠道上皮细胞的肿瘤坏死因子的分泌,起着抗炎和抗肿瘤作用。而乙酸盐和丙酸盐则被运往肝脏,多数丙酸盐被运用于糖异生。与此同时,相关研究表明短链脂肪酸还可改变肠壁血液的流动、调节肠道的蠕动性和影响肠上皮细胞的增殖与分化。当肠道菌群中厚壁菌门扩张而数量增多时,则会引起一系列生理变化,从而导致生物体从难以消化的碳水化合物中得到更多的能量,导致肥胖。

二、肠道微生物与生物活性脂肪酸的组成

在大肠,未被吸收的复杂的营养物质被发酵转换为短链脂肪酸(SCFA),这些短链脂肪

酸能提供 10% 的能量,在维持肠道健康中具有重要作用,如为肠道细胞提供能量及具有抗癌活性。而肠道中 SCFA 及能量产生的总量,由饮食及肠道微生物共同决定。有研究表明,相对于正常小鼠,leptin 基因敲除的 ob/ob 小鼠能从食物中获得更多的能量。此外,在消耗能量方面,体型偏瘦的人的肠道微生物能消耗更多的能量。这些研究表明,肠道微生物能够适应饮食的变化为宿主提供不同的能量。

三、肠道微生物与胆汁酸的肠肝循环

肠道微生物通过解离和脱羟基作用,将初级胆汁酸转化为次级胆汁酸,借助肠肝循环促进脂类的乳化和吸收,在此过程中,肠炎拟杆菌(*Bacteroides intestinalis*)、脆弱拟杆菌(*Bacteroides fragilis*)和大肠埃希菌(*Escherichia coli*)起到主要作用,胆汁酸又可抑制肠道菌群的过多增殖和异位增生。肠道微生物通过影响肠腔内的胆汁代谢改变下游信号通路来影响脂类的代谢,并维持动态平衡。Martin 等研究表明,与移植了正常成年人肠道微生物的小鼠相比,移植了婴幼儿肠道微生物的小鼠由于婴幼儿肠道微生物对初级胆汁酸的解离作用降低,直接影响了胆汁酸的乳化和吸收作用,并影响了脂质在肝脏内的储存和脂质的过氧化作用,导致肝脏内的甘油三酯含量增加以及谷胱甘肽含量降低。

第四节　肠道微生物组与肥胖相关的调控分子机制

人体肠道内定植了大量的微生物组,它们参与机体多种生理功能的维持。脑和肠之间的信息交流称为脑 – 肠轴。脑 – 肠轴是大脑通过中枢神经系统(central nervous system,CNS)和肠神经系统(enteric nervous system,ENS)、下丘脑 – 垂体 – 肾上腺轴等与肠道进行双向联系的神经 – 内分泌 – 免疫网络。近年研究发现肠道微生物与脑 – 肠轴可相互作用、相互影响。肠道微生物可影响机体神经内分泌系统以及免疫系统的功能,而脑 – 肠轴的功能变化同样也会改变肠道的微生物组结构。

一、肠道微生物组能抑制 Fiaf 的分泌

禁食诱导脂肪因子(fasting-induced adipocyte factor,Fiaf),也被称为血管生成素连接蛋白 4(angiopoietin-like protein 4,Angptl4)。它的功能是抑制脂肪蛋白酶的作用,从而减少脂肪细胞对游离脂肪酸的摄取以及甘油三酯的沉积。Bäckhed 等研究显示,将正常小鼠的肠内细菌植入无菌小鼠体内后,Fiaf 的分泌受到抑制,血甘油三酯的含量增加,脂肪对甘油三酯的摄取增多。同时,Fiaf 可能通过调节 PGC-1α 的表达影响骨骼肌内脂肪酸的氧化。Fiaf 为脂肪细胞在能量的获取、储存和消耗这一过程中的主要调节因子。

二、肠道微生物组能调节磷酸腺苷活化蛋白激酶的活性

磷酸腺苷活化蛋白激酶(AMP-activated protein kinase,AMPK)是一种调节细胞能量消耗状况,调节脂肪酸氧化下游通路靶点的酶。Bäckhed 在对无菌小鼠抵抗食物诱导肥胖的机制的探索中发现,无菌小鼠肝脏和肌肉中的 AMPK 活性持续增强。AMPK 可激活肝脏和肌肉代谢途径中 ATP 合成的步骤,通过磷酸化 Acc 增强线粒体脂肪酸氧化,从而增强 Cpt1 活性,同时它降低了肝糖原合酶的活性并且减少了肝糖原的储存。肠道内定植正常菌群的小鼠体内,AMPK 活性及相关代谢途径被抑制,提示肠道菌群可能通过某种机制抑制 AMPK 调

节的脂肪酸氧化。

三、通过短链脂肪酸调节肠道蠕动性及营养吸收

短链脂肪酸（SCFA）除了作为能量来源之外，还是一种信号调节因子。SCFA 有两种 G 蛋白偶联受体，即（GPCRs）Gpr41 和 Gpr43。研究表明，Gpr43 对脂质代谢、菌群失衡、短链脂肪酸的过表达以及免疫内稳态受损均有影响。Gpr41 和 Gpr43 被激活时，机体释放瘦素和肽 YY。瘦素是脂肪细胞分泌的一种多肽激素，对食欲和能量代谢等方面均有影响。肽 YY 由小肠的肠内分泌细胞分泌，可以抑制肠道蠕动，增长肠道消化时间，增强肠上皮细胞对肝脂肪酸结合蛋白（liver fatty acids binding protein，L-FABP）的表达，最终促进肠道对营养的吸收。

四、肥胖过程中肠道微生物组与炎症

肥胖是一种以低度炎症反应为特征的代谢性疾病，具体表现为血液中炎性因子增多和局部器官炎性细胞浸润。肠道微生物组中的革兰阴性菌的细胞壁成分脂多糖（LPS）是引发这一炎症反应的重要炎性分子。肠道是肠道微生物组的储存器官，而肠黏膜直接与肠道微生物组接触，因此肠黏膜屏障是细菌和脑－肠轴交流的第一站。在肥胖症中，肠黏膜通透性的增加能导致 LPS 通过肠黏膜屏障进入宿主血液或组织当中引起内毒素血症。高脂饮食可导致肠道微生物组比例改变，革兰氏阴性菌的数量增多，并且肠黏膜组织中紧密连接蛋白 ZO-1、occludin 变化，从而促进肠道通透性增加，损害肠黏膜屏障，导致 LPS 通过肠黏膜屏障进入宿主血液。因此高脂肪饮食导致肥胖小鼠的肠道微生物释放 LPS 增多，血清中 LPS 的量也提高，这一现象被称为"代谢性内毒素血症"。

已知 LPS 可与 Toll 样受体 4（Toll-like receptor 4，TLR-4）结合，激活胞内信号通路促进细胞因子、趋化因子等促炎因子的转录，导致细胞与组织的低程度炎症反应，这些细胞与组织包括肠免疫细胞、脂肪细胞、内皮细胞、巨噬细胞和肝细胞。TLR-4 基因敲除的小鼠，能抵抗食物诱导的肥胖。

此外，在高脂诱导肥胖的小鼠体内，多种受体下游信号通路分子以及细胞因子如 TNF-α、IL-6、IFN-α/β、IL-12 等的表达增高。有研究者认为肠道微生物组结构失调后通过 NF-κB/IKKβ 和 JNK 等途径促进炎症细胞因子的分泌，引发慢性炎症，从而诱导肥胖的产生。

第五节　益生菌和益生元的使用与肥胖的改善

益生菌是一类对宿主有益的活性微生物。Tabuchi 等的研究表明给糖尿病小鼠口服乳酸杆菌后能降低血浆葡萄糖水平，延迟葡萄糖耐量的发展。Martin 等将出生 20 天婴儿的大便植入到小鼠体内，结果检测到小鼠的肠道微生物只有 7 种，若给予无菌小鼠一次性口服婴儿粪便后，随后每天给予乳酸杆菌变性酪蛋白和乳酸杆菌鼠李糖的混合剂，发现益生菌能增加胆汁酸的肠肝循环、刺激糖酵解、调节氨基酸和短链脂肪酸的代谢。Kadook 等对 87 位有肥胖倾向的成人在利用加氏乳杆菌 SBT2055 进行干预的随机对照试验研究中发现，其可以有效减少腹部内脏、皮下脂肪、体重等相关重要肥胖指标。

　　益生元是一种膳食补充剂,通过选择性地刺激一种或少数种菌落中的细菌的生长与活性而对寄主产生有益的影响,从而改善宿主健康的不可被消化的食品成分。益生元促进肠道有益菌的生长,并且能够通过诱导短链脂肪酸的合成来抑制肥胖的发生。Cani 等对 10 例非肥胖者给予 2 周的低聚果糖治疗表明其能增加试验者在用餐时的饱食感、减少对食物的欲望,从而使得每天热能的摄入量比平时要降低 5% 左右。然而,无论是益生菌还是益生元在采取单一措施时均不能治疗肥胖,将二者联用以减少热量的摄入量,减少脂肪的沉积,增加饱食感和能量的消耗可能会取得更好的治疗效果。

第六节　展　　望

　　肥胖症在全球范围内越来越普遍,引起一系列代谢综合征,已成为世界关注的公共卫生问题。肥胖的原因非常复杂。肠道微生物在肥胖的发生和进展中扮演重要角色,通过对机体的能量代谢和炎症反应的调控引起肥胖。因此改善肠道微生物组可能是肥胖症治疗的一个重要靶点,联合使用益生菌和益生元将为肥胖症人群带来福音。

(秦金红　吴景竹　沈亦蔚　李文长　章添悦)

参 考 文 献

[1] Snedeker SM, Hay AG. Do interactions between gut ecology and environmental chemicals contribute to obesity and diabetes? Environmental Health Perspectives, 2012, 120 (3): 332–339.

[2] Berg RD. The indigenous gastrointestinal microflora. Trends in Microbiology, 1996, 4 (11): 430–435.

[3] Current Opinion in Endocrinology, Diabetes & Obesity. Current world literature. Curr Opin Endocrinol Diabetes Obes, 2010, 17 (3): 293–312.

[4] Tennyson CA, Friedman G. Microecology, obesity, and probiotics. Curr Opin Endocrinol Diabetes Obes, 2008, 15 (5): 422–427.

[5] Hooper LV, Midtvedt T, Gordon JI. How host-microbial interactions shape the nutrient environment of the mammalian intestine. Annual Review of Nutrition, 2002, 22: 283–307.

[6] Manson JM, Rauch M, Gilmore MS. The commensal microbiology of the gastrointestinal tract. Adv Exp Med Biol, 2008, 635: 15–28.

[7] Martens EC, Koropatkin NM, Smith TJ, et al. Complex glycan catabolism by the human gut microbiota: the Bacteroidetes Sus-like paradigm. J Biol Chem, 2009, 284 (37): 24673–24677.

[8] Samuel BS, Gordon JI. A humanized gnotobiotic mouse model of host-archaeal-bacterial mutualism. Proceedings of the National Academy of Sciences of the United States of America, 2006, 103 (26): 10011–10016.

[9] Bergman EN. Energy contributions of volatile fatty acids from the gastrointestinal tract in various species. Physiological Reviews, 1990, 70 (2): 567–590.

[10] Louis P, Scott KP, Duncan SH, et al. Understanding the effects of diet on bacterial metabolism in the large intestine. J Appl Microbiol, 2007, 102 (5): 1197–1208.

[11] Louis P, Duncan SH, McCrae SI, et al. Restricted distribution of the butyrate kinase pathway

among butyrate-producing bacteria from the human colon. Journal of Bacteriology, 2004, 186（7）: 2099-2106.

[12] Elia M, Cummings JH. Physiological aspects of energy metabolism and gastrointestinal effects of carbohydrates. Eur J Clin Nutr, 2007, 61 Suppl 1: S40-74.

[13] Devillard E, McIntosh FM, Duncan SH, et al. Metabolism of linoleic acid by human gut bacteria: different routes for biosynthesis of conjugated linoleic acid. Journal of Bacteriology, 2007, 189（6）: 2566-2570.

[14] Ridlon JM, Kang DJ, Hylemon PB. Bile salt biotransformations by human intestinal bacteria. Journal of Lipid Research, 2006, 47（2）: 241-259.

[15] Fukiya S, Arata M, Kawashima H, et al. Conversion of cholic acid and chenodeoxycholic acid into their 7-oxo derivatives by Bacteroides intestinalis AM-1 isolated from human feces. FEMS Microbiology Letters, 2009, 293（2）: 263-270.

[16] Lorenzo-Zuniga V, Bartoli R, Planas R, et al. Oral bile acids reduce bacterial overgrowth, bacterial translocation, and endotoxemia in cirrhotic rats. Hepatology, 2003, 37（3）: 551-557.

[17] Martin FP, Dumas ME, Wang Y, et al. A top-down systems biology view of microbiome-mammalian metabolic interactions in a mouse model. Molecular Systems Biology, 2007, 3: 112.

[18] Dutton S, Trayhurn P. Regulation of angiopoietin-like protein 4/fasting-induced adipose factor（Angptl4/FIAF）expression in mouse white adipose tissue and 3T3-L1 adipocytes. The British Journal of Nutrition, 2008, 100（1）: 18-26.

[19] Backhed F, Ding H, Wang T, et al. The gut microbiota as an environmental factor that regulates fat storage. Proceedings of the National Academy of Sciences of the United States of America, 2004, 101（44）: 15718-15723.

[20] Xiong Y, Miyamoto N, Shibata K, et al. Short-chain fatty acids stimulate leptin production in adipocytes through the G protein-coupled receptor GPR41. Proceedings of the National Academy of Sciences of the United States of America, 2004, 101（4）: 1045-1050.

[21] Hallden G, Aponte GW. Evidence for a role of the gut hormone PYY in the regulation of intestinal fatty acid-binding protein transcripts in differentiated subpopulations of intestinal epithelial cell hybrids. The Journal of Biological Chemistry, 1997, 272（19）: 12591-12600.

[22] Zheng C, Yang Q, Cao J, et al. Local proliferation initiates macrophage accumulation in adipose tissue during obesity. Cell Death & Disease, 2016, 7: e2167.

[23] Shi H, Kokoeva MV, Inouye K, et al. TLR4 links innate immunity and fatty acid-induced insulin resistance. The Journal of Clinical Investigation, 2006, 116（11）: 3015-3025.

[24] Weisberg SP, McCann D, Desai M, et al. Obesity is associated with macrophage accumulation in adipose tissue. The Journal of Clinical Investigation, 2003, 112（12）: 1796-1808.

[25] Tabuchi M, Ozaki M, Tamura A, et al. Antidiabetic effect of Lactobacillus GG in streptozotocin-induced diabetic rats. Bioscience, Biotechnology, and Biochemistry, 2003, 67（6）: 1421-1424.

[26] Martin FP, Wang Y, Sprenger N, et al. Probiotic modulation of symbiotic gut microbial-host metabolic interactions in a humanized microbiome mouse model. Molecular Systems Biology, 2008, 4: 157.

[27] Kadooka Y, Sato M, Imaizumi K, et al. Regulation of abdominal adiposity by probiotics

（Lactobacillus gasseri SBT2055）in adults with obese tendencies in a randomized controlled trial. European Journal of Clinical Nutrition, 2010, 64（6）: 636–643.

[28] Cani PD, Joly E, Horsmans Y, et al. Oligofructose promotes satiety in healthy human: a pilot study. European Journal of Clinical Nutrition, 2006, 60（5）: 567–572.

第 14 章 消化道微生物组与肠易激综合征

　　肠易激综合征（irritable bowel syndrome, IBS）属于功能性胃肠病（functional gastrointestinal disease, FGIDs）范畴，是其中最具代表性的临床表现形式。FGIDs 的传统概念是指一类临床上表现为胃肠道症状，但经过常规血液检验以及针对性检查（包括常规消化内镜）未能发现能够解释临床症状的异常的临床症候群，约占消化内科门诊患者的 50%~70%。其中，IBS 患者约占 FGIDs 就诊患者的 10%~30%。全球范围的流行病学数据表明普通人群患病率为 5%~25%。FGIDs 最新的诊断标准和分类参照 2016 年 6 月出版的功能性胃肠病 Rome Ⅳ 标准。Rome Ⅳ 标准中 IBS 的诊断标准：IBS 是功能性肠病的一种，临床表现为腹痛症状，且与排便行为有关。病程在 6 个月以上，近 3 个月内有发作，且症状发作时间每周不少于 2 次。经常规血液学和针对性检查（包括常规消化内镜检查）未能发现能够解释症状的异常。根据粪便性状 Bristol 分级（Bristol stool scale）将 IBS 分成 4 个临床亚型，粪便为硬便的排便行为超过所有排便次数的 1/4 胃便秘主导型 IBS（IBS-C）。粪便为稀便的排便行为超过所有排便次数的 1/4 胃腹泻主导型 IBS（IBS-D）。粪便性状符合两种分型，呈交替出现的为混合型（IBS-M），是现阶段消化内科临床实践中的艰难挑战之一。不能归于上述类型的为未定型（IBS-U）。综合相关流行病学研究，FGIDs 患者中约 10%~30% 为所谓"难治病例"（常规经验性药物治疗至少 3 个月，症状未得到理想缓解）。IBS 的临床特点是症状反复发作，不同程度影响患者的生活，消减社会生产力，增加就医行为，浪费医疗资源。深入探究可与干预的 IBS 发病机制，更新诊治理念和策略，成为当前 IBS 临床实践的热点和难点。FGIDs 的 Rome Ⅳ 标准将 FGIDs 更新定义为脑 – 肠互动紊乱疾病（brain-gut interaction disorders）。鉴于肠道微生物组（gut microbiota）是"脑 – 肠轴（brain-gut axis）"关键组成部分和"脑 – 肠互动"的关键环节之一，其基础和临床研究进展，给难治性 IBS 这一临床问题的解决带来了曙光。

　　IBS 症状产生的核心机制是胃肠动力紊乱（gut motility disorders）和肠道内脏高敏感（gut visceral hypersensitivity）。肠道微生物组的改变引发持续存在的胃肠道黏膜黏膜低水平炎症，通过局部的神经递质等活性调控分子的改变导致肠固有神经系统（enteric nervous system, ENS）功能紊乱，引发各种临床表现形式的胃肠动力紊乱；还通过神经递质、炎症介质、代谢产物等引发感觉神经信号通路功能易化，引发内脏高敏感。同时，又通过体液途径和神经通路（迷走传入、脊神经等）影响精神心理等大脑功能，后者通过影响生物体进食行为学、神经体液免疫反应等影响肠腔内环境以及包括胃肠黏膜炎症在内的炎症反应，诱发或加重 IBS 的临床表现。优化肠道微生物组将是治疗 FGIDs 的着力策略。本章将阐述肠道微生物组改变在 IBS 发病机制中的关键地位和作用，并介绍最新微生物组制剂治疗 IBS 的临床研究成果，着眼于临床实践问题，评述肠道微生物组改变与 IBS 的基础和临床联系。

一、肠道微生物组的改变参与 IBS 脑 – 肠互动紊乱的病理生理机制

　　迄今为止的大量基础和临床研究揭示 IBS 临床症状产生的核心机制是胃肠运动紊乱以及胃肠内脏高敏感反应。众多复杂纷扰的病因和发病机制均是以胃肠运动紊乱和胃肠内脏

高敏感反应相关的"痛苦体验"形式呈现。新近发布的关于 IBS 诊断标准以及发病机制的 Rome Ⅳ标准就 IBS 临床特点以及发病机制作了最新的论述,将 IBS 定义为脑－肠互动紊乱性疾病。而肠道微生物组是脑－肠互动机制中最关键的环节之一。

肠道腔内(主要是远端肠道)生存着约 10^{15} 个微生物个体,个体数目约为人类体细胞数目的 10 倍,肠道微生物基因组约为宿主体细胞基因组的 150 倍。作为与人体共生的巨大生物群,广泛参与神经精神、代谢、免疫和感染炎症,甚至恶性肿瘤等疾病的发生和发展。同样也是 IBS 症状产生关键机制的关键因素。肠道微生物组改变主要通过影响以下调控机制参与 IBS 症状发生的关键机制(胃肠运动紊乱和内脏高敏感反应状态)。

首先,微生物组的改变通过以下机制参与胃肠运动紊乱的发生:

(1)微生物组改变通过影响肠固有神经(ENS)神经末梢和神经干通路,引发胃肠运动紊乱。生理状态下,肠黏膜表面的微生物群与来源于肠道黏膜、黏液以及黏膜下等的防御机制处于动态平衡。肠道微生物组的改变(各种微生物种属比例改变、侵袭毒力的改变、免疫原特征改变等),将打破这一平衡,撬动宿主神经、体液免疫以及黏膜防御机制的联动,局部会产生不同程度的炎症反应。炎症环境将伴随神经递质、营养和微生物代谢产物、肽类激素等化学活性物质增多,引发局部与平滑肌运动相关神经末梢功能状态改变。以肠黏膜局部 5-HT 系统的变化为例。局部炎症引发肠嗜铬细胞和肥大细胞合成和释放 5-HT 递质增多。IBS 疾病过程中,肠黏膜局部被证实长期存在程度较轻的炎症和持续低水平 5-HT 升高。5-HT 通过神经末梢上的 5-HT$_4$ 受体,促进其释放乙酰胆碱,而后者又通过平滑肌细胞上的 M 受体,激发平滑肌的蠕动。基于解剖排列等原因,这种改变首先影响环形肌束,也会同时不同程度影响纵行肌。致使局部肠内容物的通过效率改变,会引发肠腔内压力改变。启动肠固有神经对局部的和(或)整体的肠道运动调控,引发上游消化道运动增加和(或)合并下游的代偿扩张。随着时间的推移,持续高水平的 5-HT 水平,会造成其受体的衰竭或脱敏。运动状态也随着发生复杂的改变。局部运动状态的改变,也会通过腔内压力传承以及 ENS 对整个消化道的调控效应,影响或引发其他胃肠部位的运动紊乱。

(2)肠道微生物组改变通过体液途径引发和(或)加重胃肠运动紊乱。肠道微生物组改变与局部黏膜炎症,必然会经由局部组织液和血液循环等体液途径,影响整个 ENS 对运动的调控功能。还会通过影响血管(主要是毛细血管网)对平滑肌血液供应等因素,影响平滑肌的运动。

(3)肠道微生物组的改变通过影响中枢神经(脑)的功能状态引发胃肠动力紊乱。肠道微生物组改变所致的黏膜炎症会产生一系列影响神经和精神功能的活性调节物质,包括神经递质、肽类激素、营养代谢产物、微生物代谢产物、炎症介质等,这些活性分子会通过体液途径和神经反馈通路影响中枢神经(脑)所掌控的精神心理以及对中枢和外周神经、内分泌、免疫及代谢的调控功能。关于肠道微生物组改变与精神神经功能改变的最新研究显示,空肠弯曲菌具有抗焦虑的作用。双歧杆菌、乳酸杆菌显示抗抑郁的作用,饮食调节以及含有益生菌的发酵食品均有抗抑郁的疗效。脑部(特别是主管情绪的边缘系统)功能改变一方面通过神经联系影响胃肠自主神经调控胃肠运动中枢核团功能,产生胃肠运动紊乱的临床表现。另一方面,通过皮层－下丘脑－垂体－肾上腺轴、皮层－下丘脑－垂体－甲状腺轴等内分泌途径,引发血管活性物质以及物质代谢功能及产物的改变,也参与脑功能变化影响胃肠运动的机制。另外,皮层功能改变,还会以复杂的形式影响神经和体液免疫炎症的发生和发展,与微生物组改变相关的肠黏膜炎症形成因素交织的相互影响,或形成恶性循环,持续加重胃肠运动紊乱的 IBS 发病机制。这些致胃肠运动紊乱的机制,在帮助临床工作者理解 IBS 的肠道运动紊乱的同时,也有助于理解 IBS 患者存在整个胃肠到运动紊乱,即表现为所谓"症状重叠(IBS 症状合并上消化道的症状)"的病理生理学机制。

其次,肠道微生物组的改变也是引发和加重肠道内脏高敏感反应状态的关键病理生理环节。机体对内脏和躯体疼痛感知敏感性及反应剧烈程度的神经调控是由中枢神经和外周神经共同参与的。IBS 患者内脏高敏感反应的神经调控紊乱主要包括:

(1)中枢兴奋性调控疼痛反应通路敏化。包括脑(如前扣带回皮质、岛叶、海马以及杏仁核等)和脊髓(感受或传递外周伤害性刺激)功能易化。

(2)迷走传入神经对胃肠伤害性刺激感受异常。包括迷走传入神经通路在内的疼痛抑制系统功能低下。这些机制中,尤其以"迷走传入神经对胃肠伤害性刺激的感知以及反应调控机制紊乱"与消化道原始病因,特别是胃肠道黏膜炎症直接相关。一方面,支配上消化道的迷走传入神经可产生抑制性冲动并上传入脑内相关核团,产生下行性抑制疼痛反应信号,对内脏伤害性感受发挥抑制性调控作用。该通路已在我们团队以往的研究中得到较深入的阐述。IBS 时,肠道微生物组改变引发上述调控紊乱的机制包括:①易化主管情绪的大脑边缘系统皮层及相关结构的功能,首先抑制中脑止痛核团的兴奋性,是脊髓下行疼痛反应通路敏感性易化。②肠道微生物组改变引发胃肠内脏高敏感反应状态的外周机制,主要包括:第一,使得迷走传入神经抑制内脏痛功能下降;第二,易化脊髓感觉神经的信号通路。首先,肠道微生物组改变触发肠黏膜持续存在的低程度炎症,神经活性调节分子作用与参与抑制性调控内脏痛反应的迷走传入神经,下调其功能。我们以往的研究揭示,胃肠道慢性炎症状态(肠黏膜处促炎介质 5-HT 水平持续升高)下,迷走传入神经抑制性调控内脏痛反应的机制减弱(迷走传入神经 5-HT$_3$ 受体及其上下游信号功能改变),使得结直肠扩张引发的疼痛反应加剧。其次,Rome Ⅳ 标准相关章节阐述了肠黏膜炎症状态下,局部营养代谢产物(腺苷、阳离子等)、炎症介质(TNF-α、IL-6、IL-1β 和 NGF 等)、神经递质以及其他血管活性物质(PGE$_2$、proteases、bradykinins、组胺等)等易化脊髓背根神经纤维,使其向颅内传递胃肠不适信息的功能过敏化。而微生物组相关的炎症致使黏膜上体微"肠漏"以及通透性增加,更加剧了这些刺激因素的作用。与肠道运动紊乱对 IBS 症状产生机制的贡献一样,肠道微生物组的改变引发的内脏高敏感反应状态,在有助于理解 IBS 肠道症状的同时,也有助于理解所谓的 IBS 患者"症状重叠"的临床表现。

二、IBS 伴随肠道微生物组改变的病因

事实上,肠道微生物组改变既是 IBS 症状产生的病因,也是 IBS 胃肠功能改变的后果。这种互为因果的关系往往纠缠在一起,可形成相互影响的恶性循环,加重 IBS 的临床表现。是难治性 IBS 的重要成因之一。汇总 IBS 患者肠道微生物组的改变因素,无外乎以下几条:

(1)饮食、环境等行为学因素。进食的种类、机体所处的生态环境、抗生素使用等。这些是肠道微生物组的前提性因素。其中,体外环境微生物组是肠道微生物组的来源,食物成分是参与肠道内微生物选择的重要因素。

(2)精神心理因素。首先,精神心理因素是影响食物摄入种类及节律的重要行为学因素。其次,精神心理因素影响肠道黏膜局部以及全身的神经免疫和体液免疫系统的功能,对抗微生物的黏膜免疫防御直接影响肠道微生物组的总量、种属比例等,是宿主对肠道微生物组产生直接影响的重要因素之一。再次,肠道免疫防御功能对肠道微生物组的防御反应直接主导炎症的性质和程度。过度易化常与胃肠黏膜的自身免疫炎症相关。黏膜免疫反应过度低下,常与该部位的免疫过耐受状态下的感染性炎症有关。另外,精神心理因素还影响神经干及所管辖神经末梢网络范围内的功能。迷走神经系统的功能和组织学完整性是维系黏膜上皮结构、修复能力以及其他防御结构和功能必需的。焦虑等情绪会由复杂的机制影响迷走神经的上述功能。同时,不良的精神应激会易化脊神经主导的促炎症反应。神经末梢网络的功能通过影响黏膜炎症反应的状态来影响肠道微生物组的稳态。

（3）IBS 时胃肠道的功能也是影响肠道微生物组至关重要的因素。例如,任何因素导致的小肠内消化效率降低均会影响远端肠道腔内的营养、理化环境,进而影响肠道微生物组的成分及其稳定性。常见引发食物消化和吸收效率减退的原因包括精神心理因素、饮食成分和节律的变化、胃 – 十二指肠运动和承纳关系紊乱、胰腺和胆道功能紊乱等,均能造成小肠节段食物成分与消化酶混合比例和时相的紊乱,使未被消化吸收的营养成分过多推向远端肠道,增加远端肠道内微生物的营养底物,改变微生物组的总量以及种属组成。

（4）IBS 时肠道腔内非食物化学因素也影响肠道微生物组的稳定,如胆汁酸、药物（如抗生素）等,在此不予赘述。

三、IBS 伴随的肠道微生物组改变

由于肠道微生物组巨大的总量、分析手段有限、IBS 为多因素致病等因素,迄今尚无具有共识意义的 IBS 肠道微生物组检测方法、种属改变模式等。甚至文献的报道相互矛盾。目前一般认为,IBS 患者肠道微生物组中,"有益菌"（如乳酸杆菌和双歧杆菌）减少,而"有害菌"（如梭状芽孢杆菌、大肠埃希菌、沙门菌、志贺杆菌和假单胞菌）增多。此处汇总介绍几项有代表意义的文献报道。一项应用 DNA 探针对比研究 IBS 及健康对照人群的肠道微生物组发现,IBS 患者存在肠道微生物组不稳定改变（临时的或长久的）的比例超过 70%。在所知道的 50 余门类人类肠道微生物组中,绝大多数属于两大门类:厚壁菌（即乳酸菌,链球菌和梭状芽孢杆菌）和拟杆菌。IBS 最常见的肠道微生物组改变是链球菌属增加（抑制乳酸杆菌）和拟杆菌属减少（"有益菌"减少,而"有害菌"增加）。非丁酸盐和黏蛋白降解的细菌梭状芽孢杆菌增多,以及双歧杆菌（有助于增强肠黏膜屏障）减少。一项为时 7 周的临床问卷调查结果显示,腹痛 IBS 患者相比没有腹痛人群,其肠道双歧杆菌减少 50% 以上。*Gut* 杂志发表的一篇文献汇总了 2012 年 37 项研究的结果显示,不同 IBS 临床亚型,存在确定的粪菌菌属组分差异。IBS 患者肠道微生物组的改变模式,不仅与 IBS 临床亚型（IBS-C 或 IBS-D）有关,还与抑郁或焦虑情绪有关。有文献报道,伴有抑郁情绪的不同 IBS 临床亚型,其粪菌菌属分析具有相似之处。

四、改善肠道微生物组治疗 IBS 的策略和手段

综上所述,肠道微生物组改变是 IBS 症状产生病理生理机制中的重要一环。因此,改善肠道微生物组应该成为改善和恢复胃肠道功能、缓解 IBS 症状的重要举措。理论上讲,治疗 IBS 时,改善肠道微生物组的策略应该包括针对前文所述导致或影响 IBS 肠道微生物组紊乱的所有因素和环节。概括起来应该包括两大类:①改善肠道内的微生物组选择、定植和生长环境。主要包括饮食种类和结构优化,改善恢复胃肠道消化吸收功能,维稳肠道黏膜炎症反应状态。②与肠道微生物组数量、致病特性等直接相关的举措,包括抗生素合理使用,以及

微生物组制剂的应用。本章只讨论后者。

事实上,目前尚无临床实用的针对 IBS 诊断和治疗的肠道微生物组诊断和检测手段。对于抗生素以及微生物组制剂的使用也没有权威性的指南和(或)共识意见具强烈的证据支持。

理论上,微生物组制剂包括益生元、益生菌和合生元。新近一篇文献综述了多个机构发布的关于微生物组制剂改善 IBS 疗效的共识(或声明),文章提到:英国糖尿病学会 2012 年的相关指南指出,饮食可发酵的短链低聚糖化合物(FODMAP)4 周可改善 IBS-C。欧洲胃肠病学全科学会 2013 年指出特定的益生菌制剂有助于改善 IBS 症状(腹痛、腹胀和便秘)。美国健康和护理机构于 2013 年指出建议合适的人群益生菌应用 4 周以上用于改善 IBS 腹部症状。美国胃肠病学院于 2014 年指出,总体上,部分 IBS 患者使用益生菌能够改善腹部症状,但证据仍不足以支持广泛推荐。日本胃肠病学会于 2015 年提出证据显示益生菌对于治疗 IBS 有益,并作强烈推荐。一篇关于微生物组制剂治疗 IBS 研究结果综述的结果显示,益生菌治疗不同亚型的 IBS,对腹部症状和排便频率、粪便性状的改变均有效。疗效需 4 周以上,8 周可达最大疗效。总结微生物组制剂治疗 IBS 的疗效特点:①益生菌改善 IBS 腹部症状的疗效是确切的。②改善粪便性状的疗效是剂量和实践依赖性的,至少 4 周以上。③理论上益生元能够加快和放大益生菌的作用,但同时有短期内加重腹部不适的风险。益生菌治疗慢性腹泻的特征总结如下:①辅助性、预防性作用,单用疗效差。②疗效呈剂量和疗程依赖性。③治疗抗生素相关性腹泻时,建议与抗生素同期使用(对于与有影响的克服抗生素合并使用时,建议服用时间错峰 2~4 小时)。微生物制剂治疗功能性便秘特点总结:①益生菌能够增加部分患者的排便频率,增加每周排便次数(RR=1.49,95%CI=1.02~1.96)(Ford,2014);②益生元(如果糖)能够增强益生菌的效果。有效菌种包括乳酸杆菌和双歧杆菌。肠道微生物组治疗领域的另一个热点是粪菌移植(fecal microbiota transplantation,FMT),然而,目前尚缺乏 FMT 对 IBS 疗效的研究。

五、总结和展望

肠道微生物组改变或是 IBS 的重要病因,参与 IBS 症状产生的核心发病机制,也同时是 IBS 的伴随现象或胃肠功能改变的结果。改善肠道微生物组的治疗策略和举措,对于改善 IBS 疗效有所补益,或将成为治疗 IBS 的突破点之一。总体来讲,肠道微生物组参与 IBS 发病机制的详尽细节,特别是有应用前景的临床可干预手段,仍需探索。

(陈胜良)

参 考 文 献

[1] Drossman DA, Hasler WL. Rome IV-Functional GI Disorders: Disorders of Gut-Brain Interaction. Gastroenterology, 2016, 150(6): 1257-1261.

[2] Evrensel A, Ceylan ME. The Gut-Brain Axis: The Missing Link in Depression. Clin Psychopharmacol Neurosci, 2015, 13(3): 239-244.

[3] Tillisch K, Mayer EA, Labus JS. Quantitative meta-analysis identifies brain regions activated during rectal distension in irritable bowel syndrome. Gastroenterology, 2011, 140(1): 91-100.

[4] Cao Z, Wu X, Chen S, et al. Anterior cingulated cortex modulates visceral pain as measured by

visceromotor responses in viscerally hypersensitive rats. Gastroenterology, 2008, 134（2）: 535–543.

［5］ Larsson MB, Tillisch K, Craig AD, et al. Brain responses to visceral stimuli reflect visceral sensitivity thresholds in patients with irritable bowel syndrome. Gastroenterology, 2012, 142（3）: 463–72.e3.

［6］ Blackshaw LA, Brierley SM, Hughes PA. TRP channels: new targets for visceral pain. Gut, 2010, 59（1）: 126–135.

［7］ Bradesi S, Lao L, McLean PG, et al. Dual role of 5–HT3 receptors in a rat model of delayed stress-induced visceral hyperalgesia. Pain, 2007, 130（1–2）: 56–65.

［8］ Staudacher HM, Whelan K. Altered gastrointestinal microbiota in irritable bowel syndrome and its modification by diet: probiotics, prebiotics and the low FODMAP diet. Proc Nutr Soc, 2016, 75（3）: 306–318.

［9］ Chen S, Li J, Zhang L, et al. 5–HT3Rs receptors mediate the time-dependent vagal afferent modulation of nociception during chronic food allergen-sensitized visceral hyperalgesia in rats. Neurogastroenterol Motil, 2009, 21（11）: 1222–e113.

［10］ Zhang LY, Dong X, Liu ZL, et al. Luminal serotonin time-dependently modulates vagal afferent driven antinociception in response to colorectal distention in rats. Neurogastroenterol Motil, 2011, 23（1）: 62–9, e6.

［11］ Dior M, Delagrèverie H, Duboc H, et al. Interplay between bile acid metabolism and microbiota in irritable bowel syndrome. Neurogastroenterol Motil, 2016, 28（9）: 1330–1340.

［12］ Raskov H, Burcharth J, Pommergaard HC, et al. Irritable bowel syndrome, the microbiota and the gut-brain axis. Gut Microbes, 2016, 7（5）: 365–383.

［13］ Jalanka-Tuovinen J, Salonen A, Nikkil€a J, et al. Intestinal microbiota in healthy adults: temporal analysis reveals individual and common core and relation to intestinal symptoms. PLoS One, 2011, 6: e23035.

［14］ Jeffery IB, O'Toole PW, €Ohman L, et al. An irritable bowel syndrome subtype defined by species-specific alterations in faecal microbiota. Gut, 2012, 61: 997–1006.

［15］ Liu Y, Zhang L, Wang X, et al. Similar Fecal Microbiota Signatures in Patients With Diarrhea-Predominant Irritable Bowel Syndrome and Patients With Depression. Clin Gastroenterol Hepatol, 2016, 14（11）: 1602–1611.

［16］ Rivkin A, Rybalov S. Update on the Management of Diarrhea-Predominant Irritable Bowel Syndrome: Focus on Rifaximin and Eluxadoline. Pharmacotherapy, 2016, 36（3）: 300–316.

［17］ Giannetti E, Staiano A. Probiotics for Irritable Bowel Syndrome: Clinical Data in Children. J Pediatr Gastroenterol Nutr, 2016, 63 Suppl 1: S25–26.

第 15 章 消化道微生物组与炎症性肠病

炎症性肠病（inflammatory bowel disease, IBD）是一类病因尚不清楚，以肠道炎症为主要表现的免疫相关性疾病。炎症性肠病包含两种疾病：克罗恩病（Crohn disease, CD）和溃疡性结肠炎（ulcerative colitis, UC）。CD 可以累及全消化道，UC 的发病部位为结肠。两种疾病均好发于青壮年，发病的性别差异较小，但在亚裔人群中的研究显示男性的发病率略高于女性。就人种而言，高加索人、犹太人的发病率高于西班牙裔、亚裔；就区域而言，北欧、北美的发病率最高，而近年来随着经济发展和全球化的影响，亚裔 IBD 的发病率正在逐年升高。目前尚无药物能完全治愈 IBD，且 IBD 的并发症多，影响患者的正常生活和工作，出现严重并发症时甚至可能导致患者死亡。

通常认为与 IBD 发病与遗传、环境、免疫和感染四类因素有关。近年来，随着人们认识的不断深入，这四类因素的相互作用正越来越多地受到关注，除了免疫及营养外，人们更多认识到环境因素中肠道微生物与饮食营养在 IBD 发病中所起到的作用。

作为炎症性肠病研究的前沿领域之一，肠道微生物一直受到广大基础及临床研究者的关注。尽管越来越多的证据显示炎症性肠病与肠道微生物的变化存在密切关系，目前人们对于肠道微生物究竟如何作用于疾病的认识仍非常有限。迄今仍无法明确肠道微生物的变化是导致 IBD 发病的因素还是 IBD 炎症引起的结果。由于 IBD 的发病并不是由于单一因素造成的，除了遗传因素以外，免疫、饮食营养与肠道微生物之间存在着相互作用的紧密联系，这也为 IBD 相关的肠道微生物研究增加了难度。有学者也尝试通过改变肠道菌群的构成对 IBD 进行治疗，但效果不一。近年的研究发现，饮食、营养对肠道微生物存在较为显著的影响。作为 IBD，尤其是 CD 的有效治疗手段之一，饮食和营养治疗后 IBD 患者肠道微生物的变化也受到了更多的重视。同时，也有更多新的问题和疑惑有待进一步解答。

一、微生态失调

微生态失调（dysbiosis）是 IBD 发病过程中的重要特征之一。其主要的表现为消化道细菌生物多样性的减少和菌群比例失调。在正常人中，厚壁菌门（Firmicutes）和拟杆菌门（Bacteroidetes）的细菌占据了肠道菌群的主要部分。在肥胖人群中，厚壁菌门的占比上升而拟杆菌门的占比出现下降，在饮食治疗体重减轻后，这样的变化也会随之恢复。然而在 IBD 患者中，这种情况却有着显著的不同。尽管有部分研究认为在 IBD 发病过程中，肠道细菌的生物多样性仍较高，但更多的研究仍认为在 IBD 患者中，肠道细菌的生物多样性出现了明显的减少。

微生态失调的另一种表现是菌群比例失调，甚至一种或多种细菌的比例显著减少或增加。Frank 等采用培养非相关的 rRNA 基因测序分析发现，在部分 IBD 患者中，厚壁菌门和拟杆菌门细菌均存在明显的减少，而另外部分的 IBD 患者则与正常人有相似的肠道菌群构成，这可能与患者接受的治疗有关，但作者并未针对 IBD 的疾病特点进行进一步分析。这种情况在不同的研究中被发现，尤其是在 UC 患者中，厚壁菌门和拟杆菌门细菌减少的同时，伴随出现变形菌门（Proteobacteria）和放线菌门（Actinobacteria）在组织及粪便标本中的增加。有部分研究提示,具有抗炎作用的柔嫩梭菌(*F. prausnitzii*)在 CD 和 UC 患者中丰度明显减少。而大肠埃希菌(*E. coli*)在 IBD 患者中有增加,活动期 UC 患者比活动期 CD 患者更为明显。宿主来源的硝酸盐增加可能是促进炎性肠道大肠埃希菌生长的一个原因。Gevers 等在新诊断的儿童 CD 患者中分析了回肠、直肠活检样本中的黏膜相关微生物,发现肠杆菌(*Enterobacteriaceae*)、巴斯德菌(*Pasteurellaceae*)、韦荣菌(*Veillonellaceae*)和梭杆菌(*Fusobacteriaceae*)的丰富增加,而丹毒丝菌(*Erysipelotrichales*)、拟杆菌(*Bacteroidales*)和梭菌(*Clostridias*)的丰度减少。尽管简单易行的粪便检测是分析肠道菌群差异的主要手段,但我们同时也需要认识到在消化道的不同部位肠道菌群的构成存在差异,消化道腔内的肠道菌群构成与黏膜相关的肠道菌群构成同样存在着不同,而消化道内容物是形成粪便的主要成分。Swidsinski 等的 FISH 分析发现细菌更多地存在并渗透于 IBD 患者黏膜活检组织的黏液层,这一比例在 IBD 患者为 30%,而在正常对照中仅为 3%。

古菌(*Archaea*)和真菌(*Fungi*)同样在肠道微生态稳定中发挥着作用,但是对于这两类微生物的认识远不如细菌。Li 等评估了 19 名活动期 CD 患者和 7 名正常人肠道黏膜和肠腔内的真菌微生物,结果显示真菌的生物多样性增加,假丝酵母属(*Candida spp.*)、赤霉菌(*Gibberellamoniliformis*)、变形链格孢菌(*Alternariabrassicicola*)和新型隐球菌(*Cryptococcusneoformans*)在结肠黏膜中增多。白假丝酵母菌(*Candida albicans*)仅在炎症部位的黏膜中可以观察到。在粪便样品的分析中,存在白假丝酵母菌、棒曲霉(*Aspergillus clavatus*)和新型隐球菌的丰度增加,后两种仅在活动性炎症中可以见到。肠道真菌群的变化与炎症因子的变化存在一定的相关性。其他一些文献也发现在 CD 患者的粪便中比正常对照更易出现白假丝酵母菌,而与之相关的抗酿酒酵母抗体(anti-Saccharomyces cerevisiae antibodies, ASCA)也是作为鉴别 CD 的方法之一。也有研究认为在 IBD 患者中存在真菌生物多样性下降。针对古菌的研究则更少,Scanlan 等发现在 IBD 患者中产甲烷菌(methanogens)的丰度降低。

除了免疫、消化道黏膜与肠道细菌相互作用导致的菌群失调外,另一个尚未被广泛认知和研究的因素同样值得关注。噬菌体(Bacteriophages)作为一类能感染细菌的病毒,在消化道中广泛存在。噬菌体可以通过感染细菌,改变细菌基因组的构成,并可能在 IBD 肠道微生态失调中扮演了重要的角色。

二、宿主基因与微生物的相互作用

基因和遗传因素与 IBD 的发病存在密切关系。至 2015 年,在欧裔和亚裔患者中已经发现了超过 200 个与 IBD 有关的单核苷酸多态性位点(SNP)。基因与肠道微生物的相互作用构成了 IBD 发病的重要因素,而免疫、饮食因素共同参与了这一过程,并形成特定的反馈。

核苷酸结合寡聚化结构域蛋白 2(nucleotide-binding oligomerization domaincontaining protein 2, NOD2)基因是最早被确认的 IBD 易感基因,又被称作 CARD15。NOD2 在肠稳态中具有关键作用,它检测肠道菌群释放的肽聚糖,并通过激酶受体相互作用蛋白 2(kinase receptor-interacting protein 2, RIP2)驱动生理炎症过程,导致核转录因子 κB(nuclear factor kappa-light-chain-enhancer of activated B cells, NF-κB)活化。NOD2 的有害突变可能导致对共生细菌的免疫应答受损,并且随后导致肠道微生态失调,GPR35、ATG16L1 或 IRGM 等基因突变,同样会导致类似的结果。Travassos 等发现,在 CD 相关的 NOD2 移码突变纯合的细胞中,突变的 NOD2 不能将 ATG16L1 募集到质膜,导致自噬体包裹入侵细菌的功能受损。

Barnich 等发现，与 CD 相关的 NOD2 突变体 3020insC 导致 NOD2 激活 NF-κB 的能力受损。具有 NOD2 风险等位基因（Leu1007fs、R702W 或 G908R）的 CD 和 UC 患者通常具有梭菌属组XIV a 和IV的减少和放线菌和变形杆菌的增加。Knights 等确认 NOD2 风险等位基因数和肠杆菌科的相对丰度增加之间存在显著的关联。在肠上皮与细菌相互作用中自噬扮演了重要的角色，除了之前提到的 NOD2 以外，ATG16L1 和 IRGM 同样参与了这一过程。Hampe 等发现，ATG16L1 在 rs2241880 出现的突变所形成的 ATG16L1 T300A 与 CD 的发病密切相关。Glas 等的研究认为 IRGM 的某些位点发生突变，可能是导致 CD 发病的重要遗传因素。即使在正常人群中，携带有这些突变的基因也可以影响肠道菌群的构成。然而这些基因的突变对于疾病的发生和发展并没有起到决定性的作用，在同卵双生双胞胎中的研究显示，CD 的发病一致率为 35%~58%，而 UC 的发病一致率在 16%~18.5%。由此可见饮食、营养等环境因素在 IBD 发病过程中也起到了非常重要的作用。

三、饮食、营养治疗与肠道微生物

饮食作为 IBD 发病的重要因素，近年来正越来越受到关注。根据 IBD 的流行病学特征，北欧、北美等地是 IBD 的高发区域，而多数亚洲区域 IBD 的发病率较低。除了人种区别以外，饮食也被认为是引起 IBD 发病增加的一个原因。近年来，随着全球化步伐的加快，亚洲的 IBD 发病率正呈现逐年上升的趋势，而西化饮食被认为是导致亚裔 IBD 发病增加的因素之一。

日本学者 Sakamoto 等的一个多中心研究发现，糖类、甜味剂、脂肪和食用油、鱼类及贝类都是 CD 发病的危险因素；而总脂肪摄入量增加可能与 UC 发病有关。Persson 等的研究发现蔗糖是导致 CD 发病的危险因素，其后 Tragnone 等、Jakobsen 等也有类似的发现，但也有研究并不支持糖类摄入与 IBD 发病的关系。动物脂肪和动物蛋白也被认为作用于 IBD 的发病，IBD 患者体内可能同时存在针对食物及肠道微生物的抗原。随着食物与肠道微生态关系研究的深入，让我们更加清楚地看到食物与肠道微生物的变化和相互作用。David 等的研究提示，饮食可以快速地改变肠道微生物的构成，在食用动物性食品后，沃氏嗜胆菌（Bilophilawadsworthia）的活性和数量增加，这一结果支持膳食脂肪、胆汁酸和微生物过度生长这三者之间存在联系，以及存在其诱发 IBD 的能力。动物模型显示，"西方饮食"导致微生态失调并引起轻度的炎症反应伴随有肿瘤坏死因子 α（tumor necrosis factor-α，TNF-α）的升高，癌胚抗原相关细胞黏附分子（carcinoembryonic antigen-related cell adhesion molecule，CEACAM）过度表达及黏附侵袭性大肠埃希菌（adherent invasive E. coli，AIEC）的感染可能进一步加重微生态失调并导致炎症的严重程度和 TNF-α 显著增加，这是一个肠道屏障功能减弱及免疫反应增加的过程。食物添加剂则是导致肠道微生态失调的另一个原因，一项关于脂肪乳化剂的研究发现，乳化剂羧甲基纤维素（emulsifiers carboxymethylcellulose，CMC）或聚山梨酯 -80（polysorbate-80，P80）等脂肪乳化剂不仅可以引起小鼠肠道微生态的改变，同时可以诱发轻度的肠道炎症，这也被认为是"西方饮食"导致 IBD 发病的另一个重要证据。

然而实际上，饮食与 IBD 发病的关系远比目前已知的机制要复杂。"西方饮食"导致的肥胖在西方国家的 IBD 患者中并不少见，这与动物模型是吻合的，然而在东亚国家，尽管"西方饮食"仍被认为是 IBD 发病率增加的重要因素，但其实际导致的 IBD 患者肥胖率却很低，而这一点并不能简单用亚裔正常人群基础肥胖率差异来解释。从肠道菌群改变来看，

"西方饮食"所导致的肥胖患者,其肠道菌群改变与 IBD 患者也有显著不同。完全肠内营养(exclusive enteral nutrition,EEN)是 IBD 患者的一种特殊的饮食治疗,主要用于活动期的 CD 患儿,也作为成年患者的辅助治疗。EEN 通过管饲不包含常规饮食成分的液态食物,以帮助患者获得疾病缓解,补充患者所需的营养,其在儿童患者中的疗效已经获得了肯定。此类液态食物很大程度上减少了食物抗原,同时提供了人体所需的营养要素。从近两年 EEN 治疗 IBD 的相关研究来看,通过 EEN 获得缓解的 IBD 患者,其肠道菌群的改变并不完全与传统的预期一致。Gerasimidis 等在 EEN 的患儿中发现肠道菌群的多样性并没有像预期那样增加,而是呈现出进一步下降的趋势,与此同时患儿的炎症活动性却出现了下降。类似的现象在其后 Quince 等的研究里进一步获得了证实。同时,基于以往研究推测的肠道普拉氏梭杆菌(*F. prausnitzii*)增加与 CD 活动性降低的相关性却没有得到证实,因为研究中发现,随着 EEN 的使用 *F. prausnitzii* 的数量出现了进一步下降。这些饮食相关的研究促使我们重新认识 IBD 患者肠道炎症的缓解与肠道菌群改变的关系。

四、肠道微生物的治疗性调节

肠道微生物的治疗性调节是指通过人为干预肠道菌群的构成,以达到治疗疾病的目的。目前常见的肠道微生物调节治疗包括抗生素(antibiotics)、益生元(prebiotics)、益生菌(probiotics)、合生元(synbiotics)及近年来兴起的粪菌移植治疗。

抗生素作为一种强力的抗菌药物,一直是 IBD 患者的辅助治疗药物之一。抗生素通常被用于有明确感染、存在脓肿或其他必须使用的情况。抗生素的使用一直被视为一把双刃剑,有大型队列研究显示,幼年期,尤其是婴儿期使用抗生素将显著增加未来 IBD 的发病率。在另一项研究中发现,3 名健康成年人使用抗生素,停药后其肠道菌群无法完全恢复。尽管如此,在活动性 IBD 患者中联合使用抗生素可能是一种有效的治疗方法。常用的氟喹诺酮类及利福昔明可能对 CD 的诱导缓解有帮助,UC 治疗过程中使用抗生素也可能有一定的有益作用,尽管这种作用尚需更多的证据加以支持。抗生素作为一种 IBD 的潜在致病因素和辅助治疗手段,其重要特征是显著减少肠道微生物的多样性,抗生素的作用远超过其他的影响因素。由此可以推测,婴幼儿期肠道微生物多样性的减少可能导致未来 IBD 的发病率上升,而成年 IBD 患者在治疗过程中某些特定的肠道微生物减少则可能有助于疾病的恢复,这一推测尚需更多的临床研究加以证实。

除了抗生素以外,益生元、益生菌和合生元等微生物制剂也是较为常用的肠道微生物调节手段。益生元通常是指能促进益生菌生长的食物成分或营养成分,而合生元则是益生元和益生菌的混合物。目前认为微生物制剂可以改变肠道黏膜免疫系统,促进 Th1 细胞分化,抑制 NF-κB 通路,引起 T 细胞凋亡,增加肠道的抗炎因子等;同时微生态制剂有改善肠道屏障功能的作用,它可以抑制肠道上皮细胞的凋亡,促进紧密连接关键蛋白的合成,增加黏液层。目前益生元对于 IBD 治疗的疗效尚不明确,使用低聚果糖及乳果糖治疗 IBD 均未发现显著疗效。一项使用寡果糖治疗 UC 的对照研究显示了一定的疗效,与对照组相比,用药组的粪钙卫蛋白水平更低。与益生元的疗效不确定相比,益生菌在治疗部分 IBD,尤其是 UC 患者,中的疗效更为确切。在两项关于 CD 的非对照研究中,患者在使用益生菌制剂治疗后,疾病活动性出现降低,但在对照研究中并未发现益生菌治疗 CD 有明显优于安慰剂的效果,而多项关于益生菌维持 CD 缓解的研究也得出了类似的结论,同时益生菌对预防 CD 术后复发并无帮助。尽管益生菌治疗 CD 的作用尚不确切,但另一项治疗 CD 的研究提示了合生元有一定的诱导缓解价值。相比于益生菌治疗 CD 的不确切效果，在 UC 的治疗中益生菌的疗效则较为明确。Shen 等的一项 meta 分析显示益生菌在诱导 UC 缓解中存在疗效，其中以 VSL#3 的疗效最为明确。VSL#3 是一种由 8 种活乳酸菌构成的组成的益生菌制剂。它对 UC 全结肠切除后的储袋炎同样有较好的疗效。现有的研究提示益生菌在维持 UC 缓解中的作用与美沙拉嗪并无显著差异，但相关证据有限，仍需进行更多的研究。其他一些研究提示合生元在治疗 UC 中可能存在一定的疗效，但相关研究不多。

粪菌移植（fecal microbiota transplantation，FMT）是另一种人为改变肠道菌群构成的方法。FMT 是通过灌肠或鼻饲的方法将健康供体的肠道细菌移植到患者肠道内，通过改变患者肠道菌群的构成，以达到治疗的目的。FMT 在治疗艰难梭菌（*Clostridium difficile*）感染中是有比较确切的疗效，但是在 IBD 患者的治疗中效果并不理想。FMT 治疗 IBD 的随机对照研究很少，已知的多数研究均显示出不稳定的疗效，部分患者甚至出现疾病的恶化。在 Moayyedi 等的随机对照研究中，FMT 可以对 UC 患者产生显著的疗效，且副作用可控，但 Rossen 等的随机对照研究提示供体移植和自体移植的疗效并无显著差异。FMT 在 IBD 患者治疗中的不可控差异至今尚无明确的定论，由于健康的供体与供体之间存在差异，患者与患者之间同样存在基因背景的不同，而 FMT 可以显著增加患者肠道菌群的多样性，其应用的结果并无法预测。

五、展望

尽管目前大多数研究集中在益生菌及 FMT 治疗，一些研究已经提示肠道微生态改变可能是 IBD 发病过程中个体的一个固有特征，而这种特征可能与个体的发病和治疗效果密切相关。Gevers 等在一项大样本队列研究中发现，CD 患儿直肠黏膜相关的微生物组的独特性尽管略逊于回肠黏膜相关微生物组，但已经具备早期诊断 CD 的潜在能力。Michail 等在一个重度 UC 患儿的队列研究中发现，与类固醇治疗有效的患儿相比，对类固醇没有反应的儿童患儿其肠道微生物的丰度更低。这一研究认为，肠道微生态的改变是一个预测患者预后的潜在工具。Rajca 等的工作中报道了 CD 相关的微生态失调与英夫利昔单抗撤药后的复发时间有关，某些细菌群体的减少可以作为预测复发的依据。在 Andoh 等的研究中发现，CD 的活动性本身可能也与肠道微生物的改变存在关系，而这种变化在大部分患者中相对固定。同时该研究的结果还显示，极少数的 CD 患者可以呈现出与正常人类似的肠道菌群构成，而少数正常人也可以表现出患者的肠道菌群构成。由此可见，肠道微生态与 IBD 之间既存在相对固定的关系，也存在不可完全预测的变化。另一方面，饮食、营养、药物治疗、肠道微生态调节对 IBD 与肠道微生态可同时产生影响，结合患者的基因遗传背景，这些影响变得更为微妙和复杂。尽管已经有很多针对肠道微生物调节治疗的研究，如益生菌、FMT，但其效果的不稳定性，以及部分不可预测的不良反应，仍是困扰这些治疗方法在 IBD 患者中应用的主要问题。与此相对应，尽管饮食、营养、药物治疗已经在 IBD 治疗中广泛应用，这些治疗对于 IBD 患者肠道微生态的影响却略显不足。

近年来，越来越多的新技术在这一领域得到发展和应用，高通量测序的发展为更为复杂的分析提供了可能，类器官（organoids）技术的发展，为研究微生物与患者肠道细胞直接相互作用的研究提供了可行的方法。这些技术必将为肠道微生物与疾病的关系提供更多新的认识。

（冉志华　乔宇琪）

参 考 文 献

［1］ Molodecky NA, Soon IS, Rabi DM, et al. Increasing incidence and prevalence of the inflammatory bowel diseases with time, based on systematic review. Gastroenterology, 2012, 142（1）: 46-54 e42; quiz e30.

［2］ Ng SC, Leung WK, Shi HY, et al. Epidemiology of Inflammatory Bowel Disease from 1981 to 2014: Results from a Territory-Wide Population-Based Registry in Hong Kong. Inflamm Bowel Dis, 2016, 22（8）: 1954-1960.

［3］ Ananthakrishnan AN. Epidemiology and risk factors for IBD. Nature reviews Gastroenterology & Hepatology, 2015, 12（4）: 205-217.

［4］ Knights D, Lassen KG, Xavier RJ. Advances in inflammatory bowel disease pathogenesis: linking host genetics and the microbiome. Gut, 2013, 62（10）: 1505-1510.

［5］ Miyoshi J, Chang EB. The gut microbiota and inflammatory bowel diseases. Transl Res, 2016.

［6］ Bellaguarda E, Chang EB. IBD and the gut microbiota—from bench to personalized medicine. Current Gastroenterology Reports, 2015, 17（4）: 15.

［7］ David LA, Maurice CF, Carmody RN, et al. Diet rapidly and reproducibly alters the human gut microbiome. Nature, 2014, 505（7484）: 559-563.

［8］ Gerasimidis K, Bertz M, Hanske L, et al. Decline in presumptively protective gut bacterial species and metabolites are paradoxically associated with disease improvement in pediatric Crohn's disease during enteral nutrition. Inflammatory Bowel Diseases, 2014, 20（5）: 861-871.

［9］ Ottman N, Smidt H, de Vos WM, et al. The function of our microbiota: who is out there and what do they do? Front Cell Infect Microbiol, 2012, 2: 104.

［10］ Ley RE, Turnbaugh PJ, Klein S, et al. Microbial ecology: human gut microbes associated with obesity. Nature, 2006, 444（7122）: 1022-1023.

［11］ Seksik P, Rigottier-Gois L, Gramet G, et al. Alterations of the dominant faecal bacterial groups in patients with Crohn's disease of the colon. Gut, 2003, 52（2）: 237-242.

［12］ Ott SJ, Musfeldt M, Wenderoth DF, et al. Reduction in diversity of the colonic mucosa associated bacterial microflora in patients with active inflammatory bowel disease. Gut, 2004, 53（5）: 685-693.

［13］ Manichanh C, Rigottier-Gois L, Bonnaud E, et al. Reduced diversity of faecal microbiota in Crohn's disease revealed by a metagenomic approach. Gut, 2006, 55（2）: 205-211.

［14］ Michail S, Durbin M, Turner D, et al. Alterations in the gut microbiome of children with severe ulcerative colitis. Inflamm Bowel Dis, 2012, 18（10）: 1799-1808.

［15］ Frank DN, St Amand AL, Feldman RA, et al. Molecular-phylogenetic characterization of microbial community imbalances in human inflammatory bowel diseases. Proceedings of the National Academy of Sciences of the United States of America, 2007, 104（34）: 13780-13785.

［16］ Lepage P, Hasler R, Spehlmann ME, et al. Twin study indicates loss of interaction between microbiota and mucosa of patients with ulcerative colitis. Gastroenterology, 2011, 141（1）: 227-236.

［17］Walker AW, Sanderson JD, Churcher C, et al. High-throughput clone library analysis of the mucosa-associated microbiota reveals dysbiosis and differences between inflamed and non-inflamed regions of the intestine in inflammatory bowel disease. BMC Microbiology, 2011, 11: 7.

［18］Machiels K, Joossens M, Sabino J, et al. A decrease of the butyrate-producing species Roseburia hominis and Faecalibacterium prausnitzii defines dysbiosis in patients with ulcerative colitis. Gut, 2014, 63（8）: 1275-1283.

［19］Wang W, Chen L, Zhou R, et al. Increased proportions of Bifidobacterium and the Lactobacillus group and loss of butyrate-producing bacteria in inflammatory bowel disease. J Clin Microbiol, 2014, 52（2）: 398-406.

［20］Sokol H, Pigneur B, Watterlot L, et al. Faecalibacterium prausnitzii is an anti-inflammatory commensal bacterium identified by gut microbiota analysis of Crohn disease patients. Proc Natl Acad Sci U S A, 2008, 105（43）: 16731-16736.

［21］Martin R, Chain F, Miquel S, et al. The commensal bacterium Faecalibacterium prausnitzii is protective in DNBS-induced chronic moderate and severe colitis models. Inflamm Bowel Dis, 2014, 20（3）: 417-430.

［22］Lopez-Siles M, Martinez-Medina M, Abella C, et al. Mucosa-associated Faecalibacterium prausnitzii phylotype richness is reduced in patients with inflammatory bowel disease. Appl Environ Microbiol, 2015, 81（21）: 7582-7592.

［23］Eppinga H, Sperna Weiland CJ, Thio HB, et al. Similar Depletion of Protective Faecalibacterium prausnitzii in Psoriasis and Inflammatory Bowel Disease, but not in Hidradenitis Suppurativa. J Crohns Colitis, 2016, 10（9）: 1067-1075.

［24］Winter SE, Winter MG, Xavier MN, et al. Host-derived nitrate boosts growth of E. coli in the inflamed gut. Science, 2013, 339（6120）: 708-711.

［25］Gevers D, Kugathasan S, Denson LA, et al. The treatment-naive microbiome in new-onset Crohn's disease. Cell Host & Microbe, 2014, 15（3）: 382-392.

［26］Gu S, Chen D, Zhang JN, et al. Bacterial community mapping of the mouse gastrointestinal tract. PloS One, 2013, 8（10）: e74957.

［27］Peterson DA, Frank DN, Pace NR, et al. Metagenomic approaches for defining the pathogenesis of inflammatory bowel diseases. Cell Host & Microbe, 2008, 3（6）: 417-427.

［28］Swidsinski A, Loening-Baucke V, Theissig F, et al. Comparative study of the intestinal mucus barrier in normal and inflamed colon. Gut, 2007, 56（3）: 343-350.

［29］Li Q, Wang C, Tang C, et al. Dysbiosis of gut fungal microbiota is associated with mucosal inflammation in Crohn's disease. J Clin Gastroenterol, 2014, 48（6）: 513-523.

［30］Standaert-Vitse A, Jouault T, Vandewalle P, et al. Candida albicans is an immunogen for anti-Saccharomyces cerevisiae antibody markers of Crohn's disease. Gastroenterology, 2006, 130（6）: 1764-1775.

［31］Standaert-Vitse A, Sendid B, Joossens M, et al. Candida albicans colonization and ASCA in familial Crohn's disease. Am J Gastroenterol, 2009, 104（7）: 1745-1753.

［32］Chehoud C, Albenberg LG, Judge C, et al. Fungal Signature in the Gut Microbiota of Pediatric Patients With Inflammatory Bowel Disease. Inflamm Bowel Dis, 2015, 21（8）: 1948-1956.

［33］ Scanlan PD, Shanahan F, Marchesi JR. Human methanogen diversity and incidence in healthy and diseased colonic groups using mcrA gene analysis. BMC Microbiol, 2008, 8: 79.

［34］ Wang W, Jovel J, Halloran B, et al. Metagenomic analysis of microbiome in colon tissue from subjects with inflammatory bowel diseases reveals interplay of viruses and bacteria. Inflammatory Bowel Diseases, 2015, 21（6）: 1419–1427.

［35］ Lepage P, Colombet J, Marteau P, et al. Dysbiosis in inflammatory bowel disease: a role for bacteriophages? Gut, 2008, 57（3）: 424–425.

［36］ Perez-Brocal V, Garcia-Lopez R, Vazquez-Castellanos JF, et al. Study of the viral and microbial communities associated with Crohn's disease: a metagenomic approach. Clinical and Translational Gastroenterology, 2013, 4: e36.

［37］ Liu JZ, van Sommeren S, Huang H, et al. Association analyses identify 38 susceptibility loci for inflammatory bowel disease and highlight shared genetic risk across populations. Nat Genet, 2015, 47（9）: 979–986.

［38］ Hugot JP, Chamaillard M, Zouali H, et al. Association of NOD2 leucine-rich repeat variants with susceptibility to Crohn's disease. Nature, 2001, 411（6837）: 599–603.

［39］ Ogura Y, Bonen DK, Inohara N, et al. A frameshift mutation in NOD2 associated with susceptibility to Crohn's disease. Nature, 2001, 411（6837）: 603–606.

［40］ Philpott DJ, Sorbara MT, Robertson SJ, et al. NOD proteins: regulators of inflammation in health and disease. Nat Rev Immunol, 2014, 14（1）: 9–23.

［41］ Travassos LH, Carneiro LAM, Ramjeet M, et al. Nod1 and Nod2 direct autophagy by recruiting ATG16L1 to the plasma membrane at the site of bacterial entry. Nat Immunol, 2010, 11（1）: 55–62.

［42］ Barnich N, Aguirre JE, Reinecker HC, et al. Membrane recruitment of NOD2 in intestinal epithelial cells is essential for nuclear factor-{kappa}B activation in muramyl dipeptide recognition. The Journal of Cell Biology, 2005, 170（1）: 21–26.

［43］ Frank DN, Robertson CE, Hamm CM, et al. Disease phenotype and genotype are associated with shifts in intestinal-associated microbiota in inflammatory bowel diseases. Inflammatory Bowel Diseases, 2011, 17（1）: 179–184.

［44］ Knights D, Silverberg MS, Weersma RK, et al. Complex host genetics influence the microbiome in inflammatory bowel disease. Genome Medicine, 2014, 6（12）: 014–0107.

［45］ Hampe J, Franke A, Rosenstiel P, et al. A genome-wide association scan of nonsynonymous SNPs identifies a susceptibility variant for Crohn disease in ATG16L1. Nat Genet, 2007, 39（2）: 207–211.

［46］ Glas J, Seiderer J, Bues S, et al. IRGM variants and susceptibility to inflammatory bowel disease in the German population. PLoS ONE, 2013, 8（1）: e54338.

［47］ Imhann F, Vich Vila A, Bonder MJ, et al. Interplay of host genetics and gut microbiota underlying the onset and clinical presentation of inflammatory bowel disease. Gut, 2016, pii: gutjnl–2016–312135.

［48］ Orholm M, Binder V, Sorensen TI, et al. Concordance of inflammatory bowel disease among Danish twins. Results of a nationwide study. Scand J Gastroenterol, 2000, 35（10）: 1075–1081.

［49］ Halfvarson J, Bodin L, Tysk C, et al. Inflammatory bowel disease in a Swedish twin cohort: a long-term follow-up of concordance and clinical characteristics. Gastroenterology, 2003, 124（7）: 1767-1773.

［50］ Spehlmann ME, Begun AZ, Burghardt J, et al. Epidemiology of inflammatory bowel disease in a German twin cohort: results of a nationwide study. Inflamm Bowel Dis, 2008, 14（7）: 968-976.

［51］ Sakamoto N, Kono S, Wakai K, et al. Dietary risk factors for inflammatory bowel disease: a multicenter case-control study in Japan. Inflamm Bowel Dis, 2005, 11（2）: 154-163.

［52］ Persson PG, Ahlbom A, Hellers G. Diet and inflammatory bowel disease: a case-control study. Epidemiology（Cambridge, Mass）, 1992, 3（1）: 47-52.

［53］ Tragnone A, Valpiani D, Miglio F, et al. Dietary habits as risk factors for inflammatory bowel disease. European Journal of Gastroenterology & Hepatology, 1995, 7（1）: 47-51.

［54］ Jakobsen C, Paerregaard A, Munkholm P, et al. Environmental factors and risk of developing paediatric inflammatory bowel disease—a population based study 2007-2009. Journal of Crohn's & Colitis, 2013, 7（1）: 79-88.

［55］ Chan SS, Luben R, van Schaik F, et al. Carbohydrate intake in the etiology of Crohn's disease and ulcerative colitis. Inflammatory Bowel Diseases, 2014, 20（11）: 2013-2021.

［56］ Richman E, Rhodes JM. Review article: evidence-based dietary advice for patients with inflammatory bowel disease. Alimentary Pharmacology & Therapeutics, 2013, 38（10）: 1156-1171.

［57］ Frehn L, Jansen A, Bennek E, et al. Distinct patterns of IgG and IgA against food and microbial antigens in serum and feces of patients with inflammatory bowel diseases. PloS One, 2014, 9（9）: e106750.

［58］ Martinez-Medina M, Denizot J, Dreux N, et al. Western diet induces dysbiosis with increased E coli in CEABAC10 mice, alters host barrier function favouring AIEC colonisation. Gut, 2014, 63（1）: 116-124.

［59］ Chassaing B, Koren O, Goodrich JK, et al. Dietary emulsifiers impact the mouse gut microbiota promoting colitis and metabolic syndrome. Nature, 2015, 519（7541）: 92-96.

［60］ Nic Suibhne T, Raftery TC, McMahon O, et al. High prevalence of overweight and obesity in adults with Crohn's disease: associations with disease and lifestyle factors. J Crohns Colitis, 2013, 7（7）: e241-248.

［61］ Yamamoto T, Shiraki M. Prevalence of overweight and obesity in patients with Crohn's disease in Western countries and Japan. J Crohns Colitis, 2013, 7（5）: e192.

［62］ Zachos M, Tondeur M, Griffiths AM. Enteral nutritional therapy for induction of remission in Crohn's disease. Cochrane Database Syst Rev, 2007（1）: CD000542.

［63］ Quince C, Ijaz UZ, Loman N, et al. Extensive Modulation of the Fecal Metagenome in Children With Crohn's Disease During Exclusive Enteral Nutrition. The American Journal of Gastroenterology, 2015, 110（12）: 1718-1729; quiz 1730.

［64］ Kronman MP, Zaoutis TE, Haynes K, et al. Antibiotic exposure and IBD development among children: a population-based cohort study. Pediatrics, 2012, 130（4）: e794-803.

［65］ Dethlefsen L, Relman DA. Incomplete recovery and individualized responses of the human distal gut microbiota to repeated antibiotic perturbation. Proceedings of the National Academy of Sciences of the United States of America, 2011, 108 Suppl 1: 4554–4561.

[66] Khan KJ, Ullman TA, Ford AC, et al. Antibiotic therapy in inflammatory bowel disease: a systematic review and meta-analysis. The American Journal of Gastroenterology, 2011, 106（4）: 661–673.

[67] Morgan XC, Tickle TL, Sokol H, et al. Dysfunction of the intestinal microbiome in inflammatory bowel disease and treatment. Genome Biology, 2012, 13（9）: R79.

[68] Abraham BP, Quigley EM. Prebiotics and Probiotics in Inflammatory Bowel Disease（IBD）// Ananthakrishnan AN. Nutritional Management of Inflammatory Bowel Diseases. New York: Springer, 2016: 131–147.

[69] Hafer A, Kramer S, Duncker S, et al. Effect of oral lactulose on clinical and immunohistochemical parameters in patients with inflammatory bowel disease: a pilot study. BMC Gastroenterology, 2007, 7: 36.

[70] Benjamin JL, Hedin CR, Koutsoumpas A, et al. Randomised, double-blind, placebo-controlled trial of fructo-oligosaccharides in active Crohn's disease. Gut, 2011, 60（7）: 923–929.

[71] Casellas F, Borruel N, Torrejon A, et al. Oral oligofructose-enriched inulin supplementation in acute ulcerative colitis is well tolerated and associated with lowered faecal calprotectin. Alimentary Pharmacology & Therapeutics, 2007, 25（9）: 1061–1067.

[72] Gupta P, Andrew H, Kirschner BS, et al. Is lactobacillus GG helpful in children with Crohn's disease? Results of a preliminary, open-label study. Journal of Pediatric Gastroenterology and Nutrition, 2000, 31（4）: 453–457.

[73] Fujimori S, Tatsuguchi A, Gudis K, et al. High dose probiotic and prebiotic cotherapy for remission induction of active Crohn's disease. Journal of Gastroenterology and Hepatology, 2007, 22（8）: 1199–1204.

[74] Schultz M, Timmer A, Herfarth HH, et al. Lactobacillus GG in inducing and maintaining remission of Crohn's disease. BMC Gastroenterology, 2004, 4: 5.

[75] Rahimi R, Nikfar S, Rahimi F, et al. A meta-analysis on the efficacy of probiotics for maintenance of remission and prevention of clinical and endoscopic relapse in Crohn's disease. Digestive Diseases and Sciences, 2008, 53（9）: 2524–2531.

[76] Bourreille A, Cadiot G, Le Dreau G, et al. Saccharomyces boulardii does not prevent relapse of Crohn's disease. Clinical Gastroenterology and Hepatology: the Official Clinical Practice Journal of the American Gastroenterological Association, 2013, 11（8）: 982–987.

[77] Van Gossum A, Dewit O, Louis E, et al. Multicenter randomized-controlled clinical trial of probiotics（Lactobacillus johnsonii, LA1）on early endoscopic recurrence of Crohn's disease after lleo-caecal resection. Inflammatory Bowel Diseases, 2007, 13（2）: 135–142.

[78] Steed H, Macfarlane GT, Blackett KL, et al. Clinical trial: the microbiological and immunological effects of synbiotic consumption-a randomized double-blind placebo-controlled study in active Crohn's disease. Alimentary Pharmacology & Therapeutics, 2010, 32（7）: 872–883.

[79] Shen J, Zuo ZX, Mao AP. Effect of probiotics on inducing remission and maintaining therapy in ulcerative colitis, Crohn's disease, and pouchitis: meta-analysis of randomized controlled trials.

Inflammatory Bowel Diseases, 2014, 20（1）: 21–35.

［80］Naidoo K, Gordon M, Fagbemi AO, et al. Probiotics for maintenance of remission in ulcerative colitis. The Cochrane Database of Systematic Reviews, 2011（12）: CD007443.

［81］Fujimori S, Gudis K, Mitsui K, et al. A randomized controlled trial on the efficacy of synbiotic versus probiotic or prebiotic treatment to improve the quality of life in patients with ulcerative colitis. Nutrition, 2009, 25（5）: 520–525.

［82］Ishikawa H, Matsumoto S, Ohashi Y, et al. Beneficial effects of probiotic bifidobacterium and galacto-oligosaccharide in patients with ulcerative colitis: a randomized controlled study. Digestion, 2011, 84（2）: 128–133.

［83］Moayyedi P, Surette MG, Kim PT, et al. Fecal Microbiota Transplantation Induces Remission in Patients With Active Ulcerative Colitis in a Randomized Controlled Trial. Gastroenterology, 2015, 149（1）: 102–109 e106.

［84］Rossen NG, Fuentes S, van der Spek MJ, et al. Findings From a Randomized Controlled Trial of Fecal Transplantation for Patients With Ulcerative Colitis. Gastroenterology, 2015, 149（1）: 110–118 e114.

［85］Rajca S, Grondin V, Louis E, et al. Alterations in the intestinal microbiome（dysbiosis）as a predictor of relapse after infliximab withdrawal in Crohn's disease. Inflammatory Bowel Diseases, 2014, 20（6）: 978–986.

［86］Andoh A, Kobayashi T, Kuzuoka H, et al. Characterization of gut microbiota profiles by disease activity in patients with Crohn's disease using data mining analysis of terminal restriction fragment length polymorphisms. Biomedical Reports, 2014, 2（3）: 370–373.

［87］Arnold JW, Roach J, Azcarate-Peril MA. Emerging Technologies for Gut Microbiome Research. Trends in Microbiology, 2016, 24（11）: 887–901.

第 16 章 消化道微生物组与糖尿病

一、肠道微生物组

肠道微生物组是肠道内所有微生物的基因组的总称,包含了肠道内的细菌、真核微生物、病毒及其与人类交叉的基因组。肠道微生物对肠道的消化与代谢起着重要的作用,与人类的健康和疾病有着密切关系。肠道内微生物的数量总和约为 100 万亿,是成年人体细胞的 10 倍左右。而肠道微生物组所蕴含的基因组的数目也与人类自身基因的数目相当。肠道微生物的数量之多,基因组之大,使其在人体肠道中行使着不可替代的重要功能,相当于人体后天获得的一个"虚拟器官"。肠道微生物包括需氧菌、兼性厌氧菌和厌氧菌,其主要由厚壁菌门和拟杆菌门组成,还有少数的疣微菌门、放线菌门、蓝藻菌门、梭菌门、变形菌门等。它与宿主共进化、共发育、共代谢、互调节,参与宿主的营养物质的分解代谢,为宿主提供自身不能合成的酶和能量代谢中间物。人体许多疾病如胃肠道疾病、心血管疾病、糖尿病等代谢相关疾病的发生与转归都可能与肠道微生物失调有关系。

二、糖尿病

糖尿病是一种慢性的代谢型疾病,以人体内胰岛素分泌绝对或相对不足以及靶细胞对胰岛素敏感性降低为特征,其并发症有肾功能衰竭、失明、神经病变、心血管病变等。2017年美国糖尿病协会发布的最新糖尿病诊疗指南根据不同的发病机制将糖尿病分为四种类型:1 型糖尿病、2 型糖尿病、妊娠糖尿病和特殊类型的糖尿病。其中 1 型糖尿病是一种自身免疫性疾病,胰岛 β 细胞被攻击破坏后导致胰岛素分泌绝对不足而发病,一般需外源胰岛素终生治疗。而 2 型糖尿病的发病机制主要为胰岛素抵抗,或有胰岛功能损伤。2 型糖尿病患者常伴有机体代谢功能紊乱、体重指数(BMI)偏高等症状。随着经济的发展和人们生活水平的提高,在饮食结构、生活习惯以及环境因素等的综合作用下,糖尿病的发病率在逐年提升,发病年龄在年轻化。根据国际糖尿病组织 IDF 第 7 版的最新数据显示,全球糖尿病患病人数已达 4.15 亿,且每年有 500 万人死于糖尿病(2015 年 12 月发布数据),其中 2 型糖尿病占糖尿病患病总人数的 90% 以上。从糖尿病并发症的发病机制上看,糖类、脂质及蛋白质三大营养物质代谢发生障碍及高血压是糖尿病并发症发生的必要因素;而肠道微生物通过为宿主提供自身不能合成的酶等方式与宿主共代谢,因此对糖尿病并发症与其关系的研究十分有意义的。

（一）肠道微生物与 1 型糖尿病（T1DM）

一项纳入 144 例 1 型糖尿病患者和 797 例对照的研究通过对肠道微生物进行宏基因组学分析发现:与对照组相比,1 型糖尿病患者产乳酸盐细菌增多,丁酸盐细菌和降解黏蛋白的普雷沃菌和阿克曼氏菌属(*Akkermansia*)减少,产除丁酸盐外的其他短链脂肪酸的细菌如别样杆菌属(*Alistipes*)增多,提示肠道微生物组可能与 1 型糖尿病的自身免疫功能失调有关。Giongo 等发现在 BB-DR(biobreeding-diabetes resistance)小鼠的粪便检查中发现益生菌如乳酸菌、双歧杆菌增多,但在 BB-DP 小鼠中拟杆菌、真杆菌、瘤胃球菌、肠杆菌(除大肠埃希菌）和白假丝酵母菌的数量增多而益生菌的数量减少因而会导致肠道微生物生态平衡的紊乱。

（二）肠道微生物与 2 型糖尿病（T2DM）

Larsen 等发现，在 2 型糖尿病（T2DM）患者中，T2DM 与肠道微生物的种类变化相关。T2DM 患者 β- 变形菌明显增多，而双歧杆菌、厚壁菌门和梭菌属数量明显减少。Anthony 发现，厚壁菌 / 拟杆菌的比值在 T2DM 中有显著升高。这不仅会影响碳水化合物的代谢，也会改变短链脂肪酸的产生，醋酸盐的产生增加及丁酸盐的产生减少。消化道内丁酸盐水平的降低导致低水平感染，同样会导致胰岛素抵抗。江美玲等发现 T2DM 患者肠道中柔嫩梭菌、双歧杆菌属和肠球菌属数量显著增加，而拟杆菌属数量显著降低。同时，Gill 等也发现紫单胞菌属在 T2DM 患者肠道内出现也有重要临床诊断参考价值。Chen 等的研究表明：中国 T2DM 患者展现了产丁酸细菌减少的现象。这类细菌包括直肠真杆菌（*Eubacterium rectale*）、普拉梭菌（*Faecalibacterium prausnitzii*）等还包括一些机会致病菌，如粪便拟杆菌（*Bacteroides caccae*）和哈氏梭菌（*Clostridium hathewayi*）。Wang 等人的研究表明，加氏乳杆菌（*Lactobacillus gasseri*）、唾液乳杆菌（*Lactobacillus salivarius*）和变形链球菌（*S. mutans*）在 T2DM 患者中的含量都有上升，与之前的研究相比，乳杆菌属和链球菌属在 T2DM 患者和正常人肠道微生物中的含量亦有差别。此外，部分致病菌（如肠球菌和龋齿罗特放线菌）可能因肠道免疫水平降低的原因。在比较 T2DM 患者与正常人肠道微生物及相关一般情况后，Karlsson 等人发现 T2DM 患者于正常人相比，有 4 种乳酸菌属的细菌数量增加，有 5 种梭菌属的细菌数量偏低。此外，乳酸菌属细菌的数量与患者的快速葡萄糖浓度测定和 HbA1c 值呈正相关，而 5 种梭菌属的细菌的数量与快速葡萄糖浓度测定值、HbA1c 值、胰岛素含量、C 反应蛋白和血中甘油三酯浓度成反比，而与脂联素、高密度脂蛋白（HDL）的浓度成正比。这些指标与 T2DM 有很强的关系，因为高甘油三酯血症和低高浓度脂蛋白血症是 T2DM 患者血脂异常中很常见的表现。需要强调的是，乳酸菌属和梭菌属细菌的数量与患者的 BMI 值、腰围、臀腰比值没有关系，这也说明这些微生物在肠道中的含量与患者是否患有 T2DM 以及患病所带来的血脂异常程度有关。Pedersen 等人研究发现肠道韦荣球菌属细菌的含量与糖耐量和 IL-6 水平呈负相关，因此可以通过测定韦荣球菌属细菌的含量来间接反映患者是否可能患有 T2DM。在基因水平上，T2DM 患者纺锤形赖氨酸芽孢杆菌（*Lysinibacillus fusiformis*）ZC-1 基因，球形赖氨酸芽孢杆菌 C3-41 基因和恶臭假单胞菌 GB-1 基因的表达都有上升。Qin 等人在研究肠道微生物组后选择了有可能作为鉴别 T2DM 的 50 个基因标记，并对其进行分析，发现 ROC 曲线下面积可达 0.81（95% CI 0.76~0.85），说明基于肠道微生物组的 T2DM 指数可以作为辅助诊断、分类 T2DM 的指标。

三、肠道微生物引起糖尿病的机制

（一）肠道微生物引起 1 型糖尿病的机制

Vaarala 等在 2008 年提出 T1DM 主要由 3 个因素及其相互作用所导致：异常的肠道微生物、肠道黏膜通透性增高以及肠道内免疫应答的改变。

1. 异常的肠道微生物　相比于正常个体的肠道微生物，T1DM 患者以及自身抗体阳性个体肠道中的微生物群落及其基因组存在着显著差异，这些微生物可能通过代谢产物、内毒素、自身抗原等因素来影响肠黏膜的通透性、改变宿主的免疫状态，参与 T1DM 的发生。Brown 等发现细菌代谢生成的乳酸盐及丁酸盐可以诱导肠道内皮细胞黏液素的合成，维持肠道的健康，而不产乳酸盐的细菌可以抑制黏液素的合成导致 β 细胞的自身免疫引起 T1DM。糖尿病患者肠道内产丁酸盐细菌罗氏菌属和柔嫩梭菌丰度下降，而各种条件致病菌（如粪拟杆菌、梭菌目、大肠埃希菌等）、黏液素降解菌及硫酸盐还原菌增多。在 T1DM 患者的血液中也发现甘油三酯和支链氨基酸的含量增加，从而表明细菌的代谢物会影响 T1DM 的发生。

究其原因，近年来，1 型糖尿病的发病率增加迅猛，时间窗口远远短于传统的遗传突变所需的时间，这提示环境的因素造成的肠道微生物异常可能在糖尿病发病过程中起到了重要的作用。在大多数最终发展为 T1DM 的儿童中，3 岁之前就可以检出与 T1DM 相关的自身抗体，而从出生到 3 岁之间，也是肠道微生物发生丰富动态变化的时候，饮食、感染等环境因素在此时对肠道微生物的形成起到重要作用。例如，从第二次世界大战以来，西方的饮食习惯发生了极大的变化，同时也伴随着 T1DM 发病率在发达国家的显著攀升，这种高热量、高碳水化合物、低纤维的饮食可能通过肠道微生物组的变化来影响 T1DM 的发生。同时，大量的研究表明抵抗原的和非致糖尿病的蛋白饮食可以在 BB-DP 大鼠和 NOD 小鼠中预防 T1DM 的发生。

2. 肠道黏膜通透性增高　正常人体中，小肠表面是一个重要的屏障，并促进营养物质的吸收以及预防食物中细菌病毒等抗原物质的进入。在动物的自身免疫糖尿病模型中，肠道通透性的增加是在糖尿病出现临床表现之前的一个特征，并且环境中调节肠道通透性的因素似乎可以降低发病率。并且，研究发现 BB-DP 大鼠发生 T1DM 前，其肠黏膜的通透性增加，同时肠道上皮紧密连接处的主要连接蛋白水平降低。因此在糖尿病易感人群中，肠道的正常屏障功能可能被损坏，增加外来抗原物质进入机体的机会。

有研究发现，丁酸盐不但是结肠上皮细胞主要的能量来源，同时也可以调节紧密连接的组装和肠道的通透性。而在 T1DM 患者的肠道中，产丁酸盐微生物的丰度下降，因此可以推测肠道微生物的改变对肠道通透性造成了一定的影响。

3. 肠道内免疫应答的改变　当机体受到外界病原微生物与抗原侵袭时，黏膜免疫系统最先摄取抗原产生免疫应答，在抵抗感染方面起着非常重要的作用。经黏膜免疫后，黏膜局部的抗体比血清抗体出现得早、效价高且维持时间长。肠相关淋巴组织（gut-associated lymphoid tissue，GALT）是机体黏膜免疫系统执行局部特异性免疫功能的主要场所之一。

目前为止，肠道微生物引起免疫应答改变的具体机制尚未清晰，但不同的研究都发现在 T1DM 患者的血液中，引起一系列免疫反应的物质浓度都有所改变。研究表明 T1DM 患者的肠道微生物数量多样性及稳定性均降低，会导致 IgE 水平的持续提高，进而导致 T 淋巴细胞介导的自身免疫反应引起胰岛 β 细胞的破坏。

肠道共生菌依靠免疫耐受机制不会使机体产生病理性免疫应答，其中胸腺来源的 $CD4^+Foxp3^+$ 调节性 T 细胞（regulatory cell，Tregs）对肠道正常共生菌的免疫耐受机制发挥重要作用。同时，微生物间的相互作用及代谢产物还会导致机体内细胞因子增多，出现慢性炎症及免疫功能的紊乱。在 T1DM 患者中，细胞因子如 IL-4、IL-1、干扰素 -γ 等数量均有所增加，并且还发现了如 HLA、DR、DP 等抗原递呈分子和黏附分子。炎症性肠病患者中发现的 TNF-α、IL-1、IL-21、IL-23 等细胞因子同样在 T1DM 中起关键作用。Grunnet 等提出在这些细胞因子中，IL-21 是胰岛 β 细胞被破坏的主要细胞因子。有学者又提出 IL-17 是一个促进糖尿病的细胞因子,近年来,通过小鼠的研究模型又发现分节丝状杆菌(SFB)可以诱导抗原特异性 CD4$^+$T 细胞分化成 Th1 或 Th17 细胞,导致炎症及免疫疾病。此外,Aleksandar D. Kostic 等人在 T1DM 儿童患者中发现了大量的 β- 防御素 2(HBD-2),HBD-2 是一种在炎症反应中由结肠上皮细胞介导产生并针对微生物的抗体,由此也证实了在患有 T1DM 的儿童肠道内确实存在有炎症反应。

Wen 等还比较了髓样细胞分化因子 88(MyD88)缺陷和野生的非肥胖糖尿病(NOD)小鼠体内肠道微生物的组成,发现 MyD88 的缺陷可能改变了肠道微生物组成从而延缓 T1DM 的发生。与此同时,King 等发现一些具有感染性和非感染性的抗原物质可以减少 NOD 小鼠中发生 T1DM 的概率,它们包括持续的病毒(MHV、LCMV)感染,分枝杆菌感染,细菌抗原,结核分枝杆菌抗原 HSP65,大肠埃希菌定居因子 CFA 等,因此在新生儿阶段用一些辅助的药物如细菌的提取物可以预防 1 型糖尿病并且由此引起的免疫细胞组成发生改变可以持续到成年。

在固有免疫方面,革兰阴性菌细胞壁的主要结构脂多糖(lipopolysaccharide,LPS)具有内毒素的毒性,可以激活机体固有免疫系统,刺激炎症反应。肠道微生物失调时 LPS 经受损肠黏膜吸收入血,LPS 与血中的 LPS 结合蛋白结合,在外周组织骨骼肌和脂肪中与 CD14 和 Toll 样受体 4 结合,在脂肪组织引起巨噬细胞聚集,导致炎症因子释放。另外,哈佛大学医学院的研究人员跟踪了北欧的 222 个新生儿,观察他们肠道微生物从出生到 3 岁所发生的变化。他们发现在来自对自身免疫性疾病易感国家的儿童体内,微生物群中的拟杆菌属可以产生一种具有免疫抑制作用的 LPS,其具有与大肠埃希菌不同的 4~5 个酰基脂质 A 的结构,并能抑制固有免疫信号转导和内毒素耐受。这种免疫抑制特性可以通过影响早期的免疫教育(immune education)而导致 1 型糖尿病的形成。因此 T1DM 的发病机制可能与肠壁通透性增加诱发局部和全身炎症反应存在因果关系。

因此,从本质上来讲,肠道微生物的改变是引发 T1DM 的诱因,肠道黏膜通透性的改变是异常肠道微生物与肠道内免疫系统接触的途径,而肠道内免疫应答的改变则是导致 T1DM 的直接原因。

(二)肠道微生物引起 2 型糖尿病的机制

T2DM 是一种复杂的代谢紊乱性疾病,直接病因是胰岛素分泌相对不足或机体产生了胰岛素抵抗机制。胰岛素的抵抗往往与肥胖有关,除了遗传、环境、饮食等因素影响 T2DM 的发展,肠道微生物同样也起到了至关重要的作用,肠道微生物的改变可以引起各种物质合成代谢的改变,并引起一系列相关的炎症反应。

1. 葡萄糖的调节　2 型糖尿病患者对葡萄糖吸收普遍增加,至少可以通过以下三个机制进行解释:

(1)研究表明双歧杆菌在极大程度上和葡萄糖耐受水平呈正相关,这提示肠双歧杆菌增多使肠道吸收单糖增加,进而导致了胰岛素的抵抗。

(2)肠道微生物对宿主不能自身消化的部分进行代谢,生成短链脂肪酸(SCFA),这些短链脂肪酸中,最丰富的是乙酸、丙酸和丁酸。2 型糖尿病患者肠道微生物构成的改变会影响短链脂肪酸受体的表达进而影响到宿主饥饿和饱食周期,从而提高宿主从食物中吸收葡萄糖等营养物质的能力。

(3)肠道微生物还可以降低磷酸腺苷活化蛋白激酶(AMPK)的活性,抑制周缘组织的葡萄糖摄取。

2. 脂质的调节 2 型糖尿病对脂质的调节主要体现为诱导脂肪合成与沉积和减少脂肪消耗,即从来源和去路两个方面使患者体内脂质堆积。

(1)诱导脂肪合成:Bäckhed 等在研究中还发现肠道微生物能够分解膳食中的植物多糖,将宿主难以消化的物质转变为易被吸收的单糖和短链脂肪酸,再通过进一步影响转录因子 ChREBP(糖类应答元件结合蛋白)和 SREBP-1(固醇调节元件结合蛋白 -1)的表达,使肝细胞 mRNAs 编码的两种酶即乙酰辅酶 A 羧化酶(Acc)及脂肪酸合成酶(Fas)数量增加,从而诱导肝脏中脂肪的合成。

(2)减少脂肪消耗

1)肠道微生物紊乱:引起肠上皮细胞产生的禁食诱导脂肪细胞因子(Fiaf)的表达下调,Fiaf 可抑制脂蛋白脂酶,从而阻断脂肪酸三酰甘油吸收到组织和上调脂肪酸氧化,解偶联蛋白解离,使脂肪储存量减少。此外,磷酸腺苷活化蛋白激酶(AMPK)活性的降低同样可以减少脂肪的消耗并促进肝脏对脂肪酸、胆固醇和甘油三酯的合成。Anthony 和 Mrozinska 在新近的研究中都提到虽然单独某种肠道细菌对 2 型糖尿病的发生起到决定性的作用,但是有研究表明 *Akkermansia muciniphila* 的增加会减少脂肪组织中的感染情况,增强胰岛素信号转导。

2)胆汁酸减少:肠道微生物紊乱,影响 2 型糖尿病患者的胆汁酸合成并促进胆汁酸代谢。胆汁酸减少,促进肥胖和胰岛素抵抗的发生。原理:胆汁酸与细胞表面的胆汁酸受体和 G 蛋白偶联受体(GGPCRs)结合可激活细胞核受体——法尼酯衍生物 X 受体(FXR),进而提高环磷酸腺苷(cAMP)水平,促进褐色脂肪组织消耗,从而阻止肥胖和胰岛素抵抗。此外,法尼酯衍生物 X 受体(FXR)是一种胆汁酸受体,它通过抑制胆汁酸合成的关键酶 CYP7A1 参与胆固醇代谢调节;同时还可促进清除血浆甘油三酯(TG)、抑制机低密度脂蛋白(VLDL)的形成、下调糖代谢过程中的酶如磷酸烯醇式丙酮酸羧激酶(PEPCK)、葡萄糖 -6- 磷酸酶(G-6-Pase)等酶来抑制葡萄糖的生成。有研究表明,相较于由于饮食引起糖尿病的小鼠模型,FXR 的表达在不是由于饮食引起糖尿病的小鼠模型中更高。不同研究又表明 FXR 的激活可以降低血中胆固醇、甘油三酯的水平,提高机体对胰岛素的敏感性。FXR 基因敲除小鼠可表现为肝脏和血浆中胆固醇和甘油三酯升高。因此若 FXR 的调节功能发生紊乱,如 FXR 的过度激活或拮抗都会造成体内胆固醇、甘油三酯、葡萄糖的代谢紊乱,从而促进 T2DM 的发病、进展。

Qin 等人归纳了部分肠道微生物和其代谢产物与 T2DM 发病的关系,如图 16-1 所示(见文末彩图)。

(3)炎症反应:2 型糖尿病是以慢性低水平的炎症状态为特征的代谢性疾病,而肠道微生物衍生的脂多糖是参与炎症和代谢性疾病的发生和发展的重要因素。脂多糖(LPS)作为革兰阴性菌外膜的重要组成成分,可刺激机体大量产生细胞因子,引发全身炎症反应,继而产生胰岛素抵抗。人体在正常状态下,血中脂多糖的含量主要是由于革兰阴性菌的细胞壁破裂产生的。肠道微生物紊乱,革兰阴性菌增多时,机体会产生胰岛素抵抗。肠道微生物的改变和大量脂肪饮食可以使肠壁的通透性,使得血液中内毒素水平升高。脂多糖与血中脂多糖结合蛋白结合后,在骨骼肌和脂肪等外周组织结合 CD14 和 TLR-4 从而引起巨噬细胞聚集,促进炎性因子释放,引起胰岛素受体底物异常磷酸化,导致胰岛素抵抗的发生。2 型糖尿病的并发症糖尿病肾病的发病机制也与肠道微生物组有直接关系

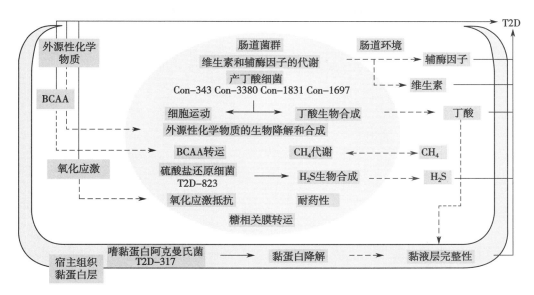

图 16-1　部分肠道微生物和其代谢产物与 T2DM 发病的关系

红色、蓝色的物质和生化过程分别表示该因素会增加、降低 T2DM 患者肠道
微生物的功能,黑色表示不确定是否 T2DM 患者肠道微生物的功能有关

（图 16-2）。因高脂饮食而造成的双歧杆菌属（*Bifidobacterium spp.*）减少和紧密连接蛋白小带 ZO-1 和闭合蛋白表达减少与肝门血浆 LPS 浓度呈负相关。LPS 可以通过 TLR-2/TLR-4 相关通路引发炎症反应。TLR-2 和 TLR-4 通过介导激活核转录因子 κB（NF-κB）使得分泌 TNF-α、IL-1、IL-6 等促炎细胞因子。此外,糖类和钾离子含量较多的食物可被发酵为短链的脂肪酸,而肠道内正常的微生物以此为主要营养成分。然而糖尿病肾病患者一般被限制摄入这类食物,这会导致肠道黏膜的通透性,导致 LPS 漏入门脉血液循环。由此引起的炎症反应和短链脂肪酸浓度的降低在糖尿病肾病的病情进展中起到了核心的作用。短链脂肪酸可以激活在肠道上皮的细胞上的 G 蛋白偶联受体 GPR41 和 GPR43。GPR41 的激活可以导致 YY 肽的释放,从而增加肠道吸收速率并增加饱腹感。GLP1 是类葡萄糖样肽,可以避免糖尿病肾病所导致的形态学病变。而 GPR43 的激活减轻了感染并促进了 GLP1 的释放。

Kelly 等发现肠道厌氧菌可以调控人体过氧化物酶体增生物激活受体 γ（PPAR-γ）的转运与活性,与 T2DM 存在密切关系。Cipolletta 等认为内脏脂肪组织（VAT）中调节性 T 细胞（Treg 细胞）中有一个独特类群——Foxp3$^+$CD4$^+$Treg 参与控制脂肪组织的炎症状态,而 PPAR-γ 正是由 Treg 细胞所表达,它是脂肪细胞分化的一个主要的调节因子,可以协调内脏脂肪组织调节性 T 细胞的累积、表型和功能从而缓解机体的炎症水平及提高对胰岛素的敏感性。因此,肠道微生物的平衡在一定程度上可以降低血糖水平,提高组织对糖的利用,降低炎症水平,促进脂肪的代谢,提高对胰岛素的敏感性进而降低 2 型糖尿病发病的概率。

（4）激素水平调节:短链脂肪酸（SCFA）可刺激消化道黏膜壁上的 L 细胞分泌脑肠肽,通过 L 细胞表面的 G 蛋白偶联受体 Gpr3 和 Gr41 发挥功能。糖尿病患者血浆中脑肠肽水平较低。

1）胃肠激肽（PYY）:能作用于摄食中枢,减少饥饿感,增加饱腹感,有效抑制病理性过多食物的摄入,从而达到对肥胖的控制与防治糖尿病的目的。

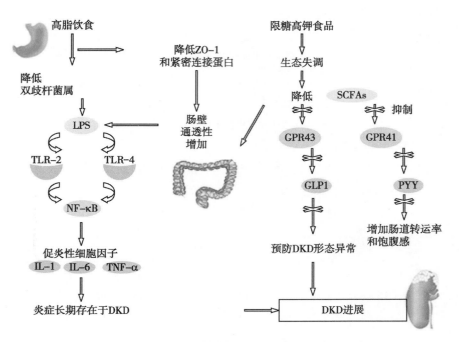

图 16-2 高脂、低糖、高钾饮食与糖尿病肾病发病、进展的关系

2）胰高血糖素样肽 –1（GLP-1）：可抑制胃排空,减少肠蠕动控制食欲,促进胰岛 β 细胞再生和修复以及增加其细胞数量,改善 2 型糖尿病血糖水平。

3）胰高血糖素样肽 –2（GLP-2）：可以增降低内毒素血症、细胞因子、氧化应激对全身的影响。

四、肠道微生物组与糖尿病的治疗

目前临床上以肠道微生物为靶点治疗糖尿病的方法大多数还停留在研究阶段,主要有以下几种。

（一）益生菌调节

截至目前,多数研究表明,健康人群的肠道微生物组多含双歧杆菌、乳酸杆菌等益生菌,它们抑制革兰阴性菌生长而促进革兰阳性菌和厌氧菌生长,从而提高细胞活性,通过促进 IgA 分泌而增强宿主机体细胞免疫,对于已发病的人群,可以延缓糖尿病的发展。对于糖尿病发病危险人群,可以起到预防糖尿病的作用,尤其针对 T1DM。

1. 粪便微生物疗法 粪便微生物疗法（faecal microbial therapy, FMT）又称粪便移植,是一种安全、有效的方法,主要用于治疗艰难梭状芽孢杆菌。但是艰难梭状芽孢杆菌感染和 T1DM 的发病机制存在差异,所以 FMT 是否可以治疗 T1DM 目前还在研究当中。

2. 人工培育肠道微生物 人工培育出的肠道微生物拥有优良的代谢产物和遗传基因,例如,利用这种手段用于治疗艰难梭状芽孢杆菌。根据目前的研究结果,可以人工培育出益生菌,对 T1DM 高风险发病人群进行预防性治疗。但是这种方法的治疗效率很低,目前无法进行广泛的临床应用。

3. 肠道微生物制剂 大量的关于 2 型糖尿病的研究发现,当给予患者适当富含益生菌的肠道微生物制剂后,肠道微生物代谢增强,患者体内胰岛素抵抗程度降低,葡萄糖耐受量增多,系统性炎症反应减轻。同时动物实验表明,在接收正常、平衡的微生物制剂后,动物的葡萄糖摄入水平增高,胰岛素的敏感性也相对提高,葡萄糖代谢增加。Yamano 等通过动物实验发现乳酸菌 La1 可能通过抑制肾上腺交感神经,刺激胃迷走神经的方式,减少肾上腺素分泌来降低血糖。

4. 增强肠道黏膜屏障　Cani PD 等人研究发现,肠道中的双歧杆菌可以降低肠道黏膜的通透性,降低肠道发生黏膜免疫引起自身免疫的风险。同时,通过增加益生菌促进肠道微生物的平衡,还可以增加内源性胰高血糖素样肽 –2(glucagon-like peptide–2, GLP–2),进一步加强肠道黏膜的屏障作用,从而改善机体代谢紊乱和糖尿病,降低炎症水平。

（二）抗生素调节

有研究表明,糖尿病的发病与肠道微生物的炎症水平有关,炎症水平升高可以降低机体糖耐受能力。Membrez 等人对食物诱导的肥胖型小鼠(DIO)注射诺氟沙星和氨苄西林,发现这两种抗生素可以调节胰岛 α 细胞膜上的 γ– 氨基丁酸 A 型受体(GABAA)活性,以此减少胰高血糖素分泌,降低血糖,进一步改善糖尿病。

（三）免疫调节剂

目前,国外有临床研究发现,感染寄生虫能够显著降低 1 型糖尿病的发病率。这种免疫调节剂可以很好地预防 T1DM,从而降低 T1DM 高风险人群的发病可能。例如,给予含有 T1DM 遗传和免疫标记风险的人群口服 CD3 单克隆抗体,降低 T1DM 的发病率。

（四）PPARS 激动剂

PPARS 是一种因过氧化物酶增殖而被激活的受体。这种受体在调节脂质代谢、胰岛素敏感性、炎症反应、细胞生长和分化中起到重要作用。同时研究发现,非脂肪组织细胞中的甘油三酯可以提高胰岛素敏感性。于是近年来,PPARα 激动剂如非诺贝特等贝丁酸类药物已被用于降脂,PPARγ 的配体如罗格列酮等噻唑烷二酮类药物被用于治疗 2 型糖尿病。而 PPARβ/δ 则可能通过脂肪酸氧化的途径改善脂质代谢和胰岛素敏感性,在糖尿病治疗方面很有潜力。

（五）FXR 激动剂或拮抗剂

越来越多的研究表明,机体内部胆汁酸的合成、转运和吸收与 2 型糖尿发病有着密切的关系。FXR 作为一种新型的治疗心血管疾病和慢性代谢疾病的靶点,其激动剂和拮抗剂可以干预这一过程,改善糖尿病。有研究显示,高胆固醇饮食鼠在注射一种 FXR 天然高效拮抗剂 guggul 后,胆固醇水平显著降低,而 FXR 缺陷的鼠却没有这一改变。研究还表明,当 FXR 活化后,VLDL 和 LDL 数量明显降低,HDL 数量则显著提升,这就表明 FXR 的拮抗剂和激动剂均有治疗高胆固醇的作用,激动剂的作用甚至优于拮抗剂。

五、展望

确定糖尿病的发病机制和防治措施一直是很有挑战的难题,大量的研究都表明肠道微生物组与糖尿病发病密不可分,但是肠道微生物组究竟是如何影响糖尿病发病还无法详细阐明。目前大多数通过平衡肠道微生物来治疗糖尿病的手段也都停留在试验阶段,而且大多数为注射制剂。但是,随着肠道微生物组与糖尿病关系的研究不断深入,相信通过调节肠道微生物治疗糖尿病的技术会越来越成熟,关于糖尿病治疗的研究会得到更大的成果,糖尿病患者的病情将得到很大的改善。

（张雪彤　赖伊杰　刘圣均　冯蜀欢）

参 考 文 献

［1］Qin J, Li R, Raes J, et al. A human gut microbial gene catalogue established by metagenomic sequencing. Nature, 2010, 464（7285）: 59–65.

［2］Evans JM, Morris LS, Marchesi JR., The gut microbiome: the role of a virtual organ in the endocrinology of the host. J Endocrinol, 2013, 218（3）: R37–47.

［3］Brown CT1, Davis-Richardson AG, Giongo A, et al. Gut microbiome metagenomics analysis suggests a functional model for the development of autoimmunity for type 1 diabetes. PLoS One, 2011, 6（10）: e25792.

［4］Giongo A, Gano KA, Crabb DB, et al. Toward defining the autoimmune microbiome for type 1 diabetes. ISME J, 2011, 5（1）: 82–91.

［5］Larsen N, Vogensen FK, van den Berg FW, et al. Gut microbiota in human adults with type 2 diabetes differs from non-diabetic adults. PLoS One, 2010, 5（2）: e9085.

［6］Komaroff AL. The Microbiome and Risk for Obesity and Diabetes. JAMA, 2017, 317（4）: 355–356.

［7］江美玲. 2 型糖尿病及其前期状态人群肠道菌群特征分析. 硕士, 南方医科大学, 2013.

［8］Gill SR, Pop M, Deboy RT, et al. Metagenomic analysis of the human distal gut microbiome. Science, 2006, 312（5778）: 1355–9.

［9］Chen Z, Zhu S, Xu G. Targeting gut microbiota: a potential promising therapy for diabetic kidney disease. Am J Transl Res, 2016, 8（10）: 4009–4016.

［10］Zhang X, Fang Z, Zhang C, et al. Effects of Acarbose on the Gut Microbiota of Prediabetic Patients: A Randomized, Double-blind, Controlled Crossover Trial. Diabetes Ther, 2017.

［11］Karlsson FH, Tremaroli V, Nookaew I, et al. Gut metagenome in European women with normal, impaired and diabetic glucose control. Nature, 2013, 498（7452）: 99–103.

［12］Pedersen C, Gallagher E, Horton F, et al. Host-microbiome interactions in human type 2 diabetes following prebiotic fibre（galacto-oligosaccharide）intake. Br J Nutr, 2016, 116（11）: 1869–1877.

［13］Qin J, Li Y, Cai Z, et al. A metagenome-wide association study of gut microbiota in type 2 diabetes. Nature, Oct 4, 2012, 490（7418）: 55–60.

［14］Vaarala O, Atkinson MA, Neu J, et al. The "perfect storm" for type 1 diabetes-the complex interplay between intestinal microbiota, gut permeability, and mucosal immunity. Diabetes, 2008, 57（10）: 2555–2562.

［15］Knip M, Siljander H. The role of the intestinal microbiota in type 1 diabetes mellitus. Nat Rev Endocrinol, 2016, 12（3）: 154–167.

［16］Brown CT, Davis-Richardson AG, Giongo A, et al. Gut Microbiome Metagenomics Analysis Suggests a Functional Model for the Development of Autoimmunity for Type 1 Diabetes. PLoS One, 2011, 6（10）: e25792.

［17］Smith PM, Howitt MR, Panikov N, et al. The Microbial Metabolites, Short-Chain Fatty Acids, Regulate Colonic T-reg Cell Homeostasis. Science, 2013, 341（6145）: 569–573.

［18］ Knip M, Veijola R, Virtanen SM, et al. Environmental triggers and determinants of type 1 diabetes. Diabetes, 2005, 54 Suppl 2: S125–136.

［19］ Hu Y, Wong FS, Wen L. Antibiotics, gut microbiota, environment in early life and type 1 diabetes. Pharmacol Res, 2017, 119: 219–226.

［20］ Scott FW, Pound LD, Patrick C, et al. Where genes meet environment-integrating the role of gut luminal contents, immunity and pancreas in type 1 diabetes. Transl Res, 2017, 179: 183–198.

［21］ Needell JC, Zipris D. The Role of the Intestinal Microbiome in Type 1 Diabetes Pathogenesis. Curr Diab Rep, 2016, 16（10）: 89.

［22］ Neu J, Reverte CM, Mackey AD, et al. Changes in intestinal morphology and permeability in the BioBreeding rat before the onset of type 1 diabetes. Journal of Pediatric Gastroenterology and Nutrition, 2005, 40（5）: 589–595.

［23］ Hague A, Butt AJ, Paraskeva C. The role of butyrate in human colonic epithelial cells: an energy source or inducer of differentiation and apoptosis?. Proc Nutr Soc, 1996, 55（3）: 937–943.

［24］ Peng L, Li ZR, Green RS, et al. Butyrate enhances the intestinal barrier by facilitating tight junction assembly via activation of AMP-activated protein kinase in Caco–2 cell monolayers. J Nutr, 2009, 139（9）: 1619–1625.

［25］ Tai NW, Wong FS, Wen L. The role of gut microbiota in the development of type 1, type 2 diabetes mellitus and obesity. Reviews in Endocrine & Metabolic Disorders, 2015, 16（1）: 55–65.

［26］ Cahenzli J, Koller Y, Wyss M, et al. Intestinal microbial diversity during early-life colonization shapes long-term IgE levels. Cell Host Microbe, 2013, 14（5）: 559–570.

［27］ Cebula A, Seweryn M, Rempala GA, et al. Thymus-derived regulatory T cells contribute to tolerance to commensal microbiota. Nature, 2013, 497（7448）: 258–262.

［28］ Roediger WE, Moore J, Babidge W. Colonic sulfide in pathogenesis and treatment of ulcerative colitis. Dig Dis Sci, 1997, 42（8）: 1571–1579.

［29］ Westerholm-Ormio M, Vaarala O, Pihkala P, et al. Immunologic activity in the small intestinal mucosa of pediatric patients with type 1 diabetes. Diabetes, 2003, 52（9）: 2287–2295.

［30］ Frank DN, St Amand AL, Feldman RA, et al. Molecular-phylogenetic characterization of microbial community imbalances in human inflammatory bowel diseases. Proc Natl Acad Sci U S A, 2007, 104（34）: 13780–13785.

［31］ Gjymishka A, Coman RM, Brusko TM, et al. Influence of host immunoregulatory genes, ER stress and gut microbiota on the shared pathogenesis of inflammatory bowel disease and Type 1 diabetes. Immunotherapy, 2013, 5（12）: 1357–1366.

［32］ Grunnet LG, Mandrup-Poulsen T. Cytokines and Type 1 Diabetes: A Numbers Game. Diabetes, 2011, 60（3）: 697–699.

［33］ Kostic AD, Gevers D, Siljander H, et al. The dynamics of the human infant gut microbiome in development and in progression toward type 1 diabetes. Cell Host Microbe, 2015, 17（2）: 260–273.

［34］Wehkamp J, Schmid M, Fellermann K, et al. Defensin deficiency, intestinal microbes, and the clinical phenotypes of Crohn's disease. Journal of Leukocyte Biology, 2005, 77（4）: 460-465.

［35］Wen L, Ley RE, Volchkov PY, et al. Innate immunity and intestinal microbiota in the development of Type 1 diabetes. Nature, 2008, 455（7216）: 1109-1113.

［36］King C, Sarvetnick N. The incidence of type-1 diabetes in NOD mice is modulated by restricted flora not germ-free conditions. 2011, 6（2）: e17049.

［37］Vatanen T, Kostic AD, d'Hennezel E, et al. Variation in Microbiome LPS Immunogenicity Contributes to Autoimmunity in Humans（vol 165, pg 842, 2016）. Cell, 2016, 165（6）: 1551-1551.

［38］Vaarala O. Is the origin of type 1 diabetes in the gut?. Immunology and Cell Biology, 2012, 90（3）: 271-276.

［39］Awdeh ZL, Yunis EJ, Audeh MJ, et al. A genetic explanation for the rising incidence of type 1 diabetes, a polygenic disease. Journal of Autoimmunity, 2006, 27（3）: 174-181.

［40］Membrez M, Blancher F, Jaquet M, et al. Gut microbiota modulation with norfloxacin and ampicillin enhances glucose tolerance in mice. Faseb Journal, 2008, 22（7）: 2416-2426.

［41］Backhed F, Manchester JK, Semenkovich CF, et al. Mechanisms underlying the resistance to diet-induced obesity in germ-free mice. Proceedings of the National Academy of Sciences of the United States of America, 2007, 104（3）: 979-984.

［42］Backhed F, Ding H, Wang T, et al. The gut microbiota as an environmental factor that regulates fat storage. Proceedings of the National Academy of Sciences of the United States of America, 2004, 101（44）: 15718-15723.

［43］葛斌, 谢梅林, 顾振纶, 等. AMPK 作为治疗 2 型糖尿病新靶点的研究进展. 中国药理学通报, 2008, 5: 580-583.

［44］Komaroff AL. The Microbiome and Risk for Obesity and Diabetes. Jama-Journal of the American Medical Association, 2017, 317（4）: 355-356.

［45］Mrozinska S, Radkowski P, Gosiewski T, et al. Qualitative Parameters of the Colonic Flora in Patients with HNF1A-MODY Are Different from Those Observed in Type 2 Diabetes Mellitus. Journal of Diabetes Research, 2016, 2016: 3876764.

［46］李烁, 张志文, 管又飞. 胆汁酸受体 FXR 的研究进展. 生理科学进展, 2003, 4: 314-318.

［47］Zhang Y, Lee FY, Barrera G, et al. Activation of the nuclear receptor FXR improves hyperglycemia and hyperlipidemia in diabetic mice. Proc Natl Acad Sci U S A, 2006, 103（4）: 1006-1011.

［48］Cani PD, Possemiers S, Van de Wiele T, et al. Changes in gut microbiota control inflammation in obese mice through a mechanism involving GLP-2-driven improvement of gut permeability. Gut, 2009, 58（8）: 1091-1103.

［49］Cani PD, Amar J, Iglesias MA, et al. Metabolic endotoxemia initiates obesity and insulin resistance. Diabetes, 2007, 56（7）: 1761-1772.

［50］Oresic M, Simell S, Sysi-Aho M, et al. Dysregulation of lipid and amino acid metabolism precedes islet autoimmunity in children who later progress to type 1 diabetes. J Exp Med,

2008, 205（13）: 2975–2984.

［51］Cipolletta D, Cohen P, Spiegelman BM, et al. Appearance and disappearance of the mRNA signature characteristic of T-reg cells in visceral adipose tissue: Age, diet, and PPAR gamma effects. Proceedings of the National Academy of Sciences of the United States of America, 2015, 112（2）: 482–487.

［52］de LeBlanc AD, Castillo NA, Perdigon G. Anti-infective mechanisms induced by a probiotic Lactobacillus strain against Salmonella enterica serovar Typhimurium infection. International Journal of Food Microbiology, 2010, 138（3）: 223–231.

［53］Perdigon G, Alvarez S, Rachid M, et al. Immune system stimulation by probiotics. J Dairy Sci, 1995, 78（7）: 1597–1606.

［54］Petrof EO, Claud EC, Gloor GB, et al. Microbial ecosystems therapeutics: a new paradigm in medicine?. Benef Microbes, 2013, 4（1）: 53–65.

［55］Yadav H, Jain S, Sinha PR. Antidiabetic effect of probiotic dahi containing Lactobacillus acidophilus and Lactobacillus casei in high fructose fed rats. 2007, 23（1）: 62–68.

［56］Philippe D, Favre L, Foata F, et al. Bifidobacterium lactis attenuates onset of inflammation in a murine model of colitis. World J Gastroenterol, 2011, 17（4）: 459–469.

［57］向旭, 朱海杭. 糖尿病腹泻的发病机制及治疗. 国际内分泌代谢杂志, 2013, 33（2）: 92–95.

［58］Yamano T, Tanida M, Niijima A, et al. Effects of the probiotic strain Lactobacillus johnsonii strain La1 on autonomic nerves and blood glucose in rats. Life Sciences, 2006, 79（20）: 1963–1967.

［59］Cani PD, Delzenne NM. Interplay between obesity and associated metabolic disorders: new insights into the gut microbiota. Current Opinion in Pharmacology, 2009, 9（6）: 737–743.

［60］Cooke A, Tonks P, Jones FM, et al. Infection with Schistosoma mansoni prevents insulin dependent diabetes mellitus in non-obese diabetic mice. Parasite Immunol, 1999, 21（4）: 169–76.

［61］Ishikawa H, Ochi H, Chen ML, et al. Inhibition of autoimmune diabetes by oral administration of anti-CD3 monoclonal antibody. Diabetes, 2007, 56（8）: 2103–2109.

［62］Herold KC, Gitelman SE, Ehlers MR, et al. Teplizumab（Anti-CD3 mAb）Treatment Preserves C-Peptide Responses in Patients With New-Onset Type 1 Diabetes in a Randomized Controlled Trial Metabolic and Immunologic Features at Baseline Identify a Subgroup of Responders. Diabetes, 2013, 62（11）: 3766–3774.

［63］张晓燕, 陈丽红, 管又飞. PPAR 家族及其与代谢综合征的关系. 生理科学进展, 2005, 1: 6–12.

［64］Chou CJ, Haluzik M, Gregory C, et al. WY14, 643, a peroxisome proliferator-activated receptor alpha（PPARalpha）agonist, improves hepatic and muscle steatosis and reverses insulin resistance in lipoatrophic A-ZIP/F-1 mice. J Biol Chem, 2002, 277（27）: 24484–24489.

第 17 章 消化道微生物组与肾功能衰竭

慢性肾病（chronic kidney disease，CKD），是指各种原因造成的慢性进行性肾实质损害，致使肾脏结构和功能障碍（肾脏损害病史大于 3 个月），肾脏明显萎缩，不能维持其基本功能，临床出现以代谢产物潴留，水、电解质、酸碱平衡失调，全身各系统受累为主要表现的临床综合征，也称为尿毒症。

CKD 的常见病因包括慢性肾小球肾炎、糖尿病肾病、慢性间质性肾小管病变（慢性肾盂肾炎、慢性尿酸性肾病、梗阻性肾病、药物性肾病等）、高血压肾损害、其他（缺血性、遗传性、紫癜性、狼疮性、痛风性肾病等）等。在发达国家，糖尿病肾病、高血压肾小动脉硬化已成为慢性肾病的主要原因；我国的首位病因为慢性肾小球肾炎（约 51%）。CKD 的易患因素主要有：年龄（如老年）、CKD 家族史（包括遗传性和非遗传性肾病）、糖尿病、高血压、肥胖 – 代谢综合征、高蛋白饮食、高脂血症、高尿酸血症、自身免疫性疾病、泌尿系统感染或全身感染、肝炎病毒（如乙型或丙型肝炎病毒）感染、泌尿系统结石、尿道梗阻、泌尿系统或全身肿瘤、应用肾毒性药物史、心血管病、贫血、吸烟、出生时低体重等。其他危险因素有环境污染、经济水平低、医保水平低、教育水平低等。CKD 是一个全球性的健康问题，在不同的国家，有 6%~10% 的成年人患有在不同期的 CKD，且其发病率正逐年上升。我国 CKD 的患病率为 10.8%。

根据评估的肾小球滤过率（glomerular filtration rate，eGFR）下降情况，目前临床上将 CKD 分为 5 期。在 CKD 的不同阶段，其临床表现也各不相同。在 CKD3 期之前，患者可以无任何症状，或仅有乏力、腰酸、夜尿增多等轻度不适；少数患者可有食欲减退、代谢性酸中毒及轻度贫血。CKD3 期以后，上述症状更趋明显，进入肾衰竭期以后则进一步加重，有时可出现高血压、心力衰竭、严重高钾血症、酸碱平衡紊乱、消化道症状、贫血、矿物质骨代谢异常、甲状旁腺功能亢进和中枢神经系统障碍等，甚至会有生命危险。由于 CKD 为不可逆的进行性病变，随着病程的发展，常伴有心血管疾病、矿物质及骨代谢紊乱、认知功能下降、贫血、早死等严重的并发症。尽管晚期 CKD 患者可采用透析疗法治疗，但除费用昂贵外，患者的预后仍很差，严重影响其生活质量。因此，早期防治 CKD 以延缓其进展是提高患者生存时间与生活质量的关键。

近十多年来，肠道菌群的研究非常迅速。肠道菌群在维持人体健康方面有着不可或缺的作用。在成人肠道中，微生物数量可达 10^{12}~10^{14} 个，细菌的种类达 1000 多种。肠道菌群在宿主体内执行着非常重要的生理功能，如抵御病原的侵袭、对人体自身不可消化的多糖降解作用、促进免疫系统的成熟和肠道黏膜组织的发育等。研究表明，正常人肠道菌群主要有三大门类细菌：厚壁菌门、放线菌门、拟杆菌门。虽然受肠道环境影响，但正常情况下，各优势菌群保持相对平衡与稳定，维持宿主的正常代谢与功能。一旦这种平衡受到破坏，就可能引发宿主的许多相关疾病。大量研究表明，肠道菌群结构与功能的改变与肥胖、糖尿病等代谢系统疾病、肠道疾病、精神疾病、肝病、心血管系统疾病、免疫系统疾病等均有密切的关系。而与慢性肾病的关系，也越来越受到重视。慢性肾病可导致结肠微生物组及结肠黏膜的结构与功能显著变化（失调）。反过来，这些变化可能又有助于 CKD 的发生与发展。为此，有人提出了 CKD- 结肠轴的概念,以说明 CKD 与结肠微生物组的关系。

肠道微生物组与宿主是相互依存的。宿主可为肠道细菌提供营养及相应的生存环境,使其保持相对的稳定状态。当宿主的环境发生改变后,微生物组的结构与功能亦会随之改变。而这种改变反过来又可作用于宿主,使之产生相应的病理生理改变。

正常情况下,食物残渣在结肠被进一步分解。饮食中的可消化的成分,包括植物多糖、抗性淀粉和蛋白质、脂肪等,到达结肠后被不同类别的常驻细菌进行连续降解的。这个过程的第一步是类杆菌分泌多糖降解酶将复杂的碳水化合物转化成单糖和寡糖。这些单糖和寡糖随后被其他细菌初步发酵的,产生氢气、二氧化碳、乙醇和短链脂肪酸如乙酸、丁酸、丙酸、乳酸。肠道微生物组产生的短链脂肪酸作为结肠的主要能量来源。其他细菌使用短链脂肪酸作为底物进行二次发酵反应。含蛋白类食物在一些腐败菌的作用下,对氨基酸进行脱氨和脱羧,使含硫氨基酸(蛋氨酸和半胱氨酸)释放硫化氢,芳香族氨基酸(酪氨酸、苯丙氨酸和色氨酸)脱氨产生氨和短链脂肪酸或酚类化合物(吲哚和对甲酚)。氨基酸脱羧的结果产生不同的胺,作为形成亚硝胺的前体。其中大多数产物对人体是有害的。NH_3 被吸收至肝脏,与 CO_2 结合生成尿素,经肾脏随尿液排出。其余代谢产物则直接通过粪便排出。

在 CKD 患者中,随着病情的发展,肾脏的排泄功能不断降低,体液中诸如尿素氮、草酸、对甲酚、硫醇等代谢产物不断升高。伴随着血尿素氮浓度不断升高,大量的尿素也随之涌入肠道。肠道内的尿素被微生物产生的脲酶水解,生成氨(NH_3)。氨进而转化为氢氧化铵(NH_4OH),引起管腔液的 pH 升高。同时,为防止高钾血症和液体超负荷,患者多进行饮食限制,蔬菜、水果类食品摄入明显降低,使食物中的膳食纤维摄入减少;此外,由于血液中毒性代谢产物的蓄积,免疫功能底下,患者容易发生各类感染。为控制感染,降低血液中尿素氮等有毒代谢产物的浓度,患者多使用抗生素及各种吸附剂。凡此种种,均极大地改变了肠道的生物化学和生物物理环境,使菌群遭受严重的影响。

宿主肠道生物化学和生物物理环境的改变,势必会使与宿主共生的肠道微生物组的结构和功能受到严重的影响。有研究表明,终末期肾脏疾病(ESRD)组与健康对照组之间,有200 个以上的细菌的操作分类单元(OTU)的丰度差异极显著。在 ESRD 组中,获山菌科、纤维素单胞菌科(Cellulomonadaceae)、皮杆菌科(Dermabacteraceae)、微球菌科、过氧化氢酶杆菌科(Catabacteriaceae)、梭菌科、粪杆菌科(Coprobacillaceae)、多囊菌科、交替单胞菌科(Alteromonadaceae)、肠杆菌科、甲基球菌科、杆状嗜盐单胞菌科、莫拉菌科、假单胞菌科、硫发菌科、黄单胞菌科和疣微菌科等的 OTUs 显著增加;而普雷沃菌科、乳杆菌科和产碱杆菌科的 OTUs 明显减少。为了排除共患疾病、饮食限制、药物治疗及个体差异对尿毒症本身的影响,该研究又采用 5/6 肾切除大鼠慢性肾衰模型的肠道微生物组进行了研究。结果发现,与对照组相比,CKD 组大鼠在 175 个细菌 OUT 水平丰度有显著差异,从而证实尿毒症本身对肠道微生物群的组成确有影响。微生物基因组研究结果表明,在 ESRD 患者中占主导地位的 19 个科的细菌中,有 12 个科产生脲酶(交替单胞菌科、纤维素单胞菌科、梭菌科、皮杆菌科、肠杆菌科、杆状盐单胞菌科、甲基球菌科、微球菌科、莫拉菌科、多囊菌科、假单胞菌和黄单胞菌科),5 个科的细菌可产生尿酸酶(纤维素单胞菌科、皮杆菌科、微球菌、多囊菌科和黄单胞菌科),3 个科的细菌可产生吲哚和对甲酚酶(即产色氨酸酶菌科:梭菌科、肠杆菌科细菌和疣微菌科),2 个菌科产酪氨酸脱氨酶(梭菌科和肠杆菌)。4 个在 ESRD 患者中降低的细菌科中,有 2 个科为产生短链脂肪酸(丁酸盐)形成酶细菌(乳杆菌科和普雷沃菌科)。上述研究结果表明,终末期肾脏疾病患者中具有尿素酶、尿酸酶和对甲酚及吲哚形成酶的细菌科扩张,而具有短链脂肪酸形成的酶的细菌科减少。

第一节 肠道微生物组对慢性肾病进展的影响

在晚期 CKD 患者中,由于肠道生化及生理环境等因素造成的肠道细菌组结构及功能的改变反过来又对肾病的进展起到一定的促进作用。Aronov 等比较了结肠切除和结肠完整的 ESRD 患者及健康对照组血浆中来源于结肠的一些已知的尿毒症毒素包括硫酸吲哚酚和甲酚硫酸等的水平,发现有超过 30 种的尿毒症毒素物质在结肠完整的 ESRD 患者血浆中检出,而在结肠切除组患者中这些物质没有或水平低得多。几乎所有代表尿毒症溶质的化合物在 ESRD 患者的血浆都显著高于相应的健康对照组。说明结肠微生物组是众多尿毒症毒性物质的主要来源。

在 CKD 及其相关并发症的发展进程中,尿素氮是衡量患者肾脏滤过功能的一个重要的临床指标。尿素是人体蛋白质代谢的主要终末产物。氨基酸在分解过程中脱氨基产生 NH_3 和 CO_2,两者在肝脏中合成尿素,每克蛋白质代谢产生尿素 0.3g。尿素通常由肾脏通过尿液排出体外。在肾功能损害早期,血尿素氮可在正常范围。当肾小球滤过率下降到正常的 50% 以下时,血尿素氮的浓度则迅速升高。尿素的另一来源是含蛋白质的食物残渣及未被吸收的氨基酸在结肠内在肠道腐败菌的作用下,分解为 NH_3 及其他代谢产物,NH_3 经肠黏膜上皮细胞吸收入血,经门静脉回流至肝脏,重新合成尿素。而 CKD 进入中、晚期后,由于血液中的尿素浓度上升导致大量尿素直接渗透进入肠道,在细菌所产生的尿素酶的作用下,分解为 NH_3 重新回流至肝脏合成尿素。因此,在 CKD 的中晚期,肠道菌群对病情的发展起着非常重要的作用。

在 ESRD 患者中,由于肠道尿素水平的升高,产生尿素酶的细菌的种类和数量也随之大量增加。细菌产生的大量尿素酶,一方面可大量分解涌入肠道的尿素,另一方面可大量分解食物残渣中蛋白类物质的分解产物尿素,形成大量的 NH_3。NH_3 可转化为 NH_4OH,使肠道中的 pH 升高,使 NH_3 更易于被肠道上皮细胞吸收入血回流至肝脏。NH_3 被迅速吸收至肝脏,进而可合成更多的尿素,使血液尿素氮的浓度进一步升高,由此形成一种恶性的"肝 – 肠循环"(图 17–1,见文末彩图)。

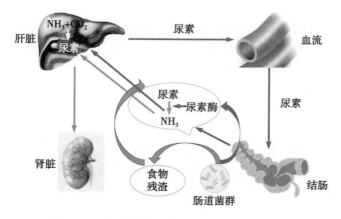

图 17–1 肠道菌群产生的尿素"肠 – 肝循环"

——▶ :正常代谢途径; ——▶ :CKD 患者尿素的"肠 – 肝循环"

除了有毒的代谢产物,肠道菌群的结构成分也可在尿毒症患者及动物模型的血液中出现。如革兰阴性细菌细胞壁的成分组成脂多糖(LPS),肠源性细菌 DNA 等。这些物质可刺激机体免疫系统产生一系列的炎症反应,从而加重 CKD 患者的进程。此外,CKD 患者由于肠道菌群失调所致的大量有用物质减少,如短链脂肪酸等,亦对 CKD 的进展起一定的促进作用。

第二节　肠道微生物组影响慢性肾病进展的机制

慢性肾病患者可发生明显的肠道微生物组结构及功能的改变,而肠道微生物组的改变又可进一步促进慢性肾病的发展。在这个过程中,肠道微生物组的作用可通过以下几个方面对疾病产生影响:

一、肠道微生物组产生的尿毒症毒素的毒性作用

在 CKD 患者中,源于有害细菌饮食和环境的影响产生的毒素,可以在整个疾病过程中造成严重的肠上皮细胞的屏障功能的损害。肠道微生物组失调可由于抗生素的使用、不合理的饮食习惯、免疫功能低下和病原感染而发生。在与糖类分解(即那些主要发酵碳水化合物)或蛋白类分解(即那些主要利用蛋白质)的细菌作用过程中,肠上皮细胞暴露于一系列潜在的可诱发尿毒症的有毒分子中。尿毒症毒素前体物质,如苯丙氨酸、酪氨酸和色氨酸可生成对甲酚、苯酚、吲哚等,由肠道菌群发酵氨基酸产生。这些前体物通过结合肠壁到达肝脏,在肝脏循环中产生尿毒症毒素硫酸对甲酚、对甲酚葡萄糖醛酸、硫酸苯、苯基葡萄糖醛酸、硫酸吲哚酚、吲哚酚葡萄糖醛酸等。这些生物学活性分子可诱导促炎反应,并导致血管内皮功能障碍。如果肠道功能失调和炎症相继发生并维持,即可触发慢性肾病和终末期肾脏疾病(ESRD),从而导致这些分子在全身扩散,增加尿毒症毒素对肾脏负载。肠道的促炎症反应、功能失调与循环的尿毒症毒素之间是关联的;这种关联表明肠道功能失调与肾病是相关的,特别是与 CKD 的发展相关。

二、破坏肠上皮细胞屏障结构

正常情况下,完整的肠上皮细胞作为一种屏障,抵抗微生物及其有害产物和其他有害物质进入内部环境。胃肠道屏障的结构由肠上皮细胞的顶膜和封闭相邻上皮细胞间隙的顶端连接复合体构成。在上皮细胞的顶膜调节溶质的被动和主动跨膜转运的同时,顶端连接复合体则调节溶质和水的细胞间转运,并作为屏障抵抗肠腔内容物的细胞间渗透。顶端连接复合体由紧密连接构成。肠上皮紧密连接在防止微生物和有害物质,如微生物毒素、抗原、消化酶和降解食物等,进入亚黏膜组织和内部环境方面起重要作用。

在慢性肾病晚期,肠上皮细胞屏障结构破坏是由于肠道微生物组结构及功能改变所引起的病理改变。由于大量的尿素涌入肠道,使肠道中产尿素酶的细菌大量生长,分解尿素产生氨和氢氧化铵。氢氧化铵所造成的肠道 pH 升高,不但使氨容易回流至肝脏生成新的尿素,而且对肠黏膜上皮可产生明显的损伤。因此,尿素来源的氨和氢氧化铵在慢性肾病引起的肠上皮细胞屏障结构和功能破坏机制中起着核心作用。由于紧密连接是上皮屏障的重要组分,所以紧密连接的破坏是上皮屏障功能损伤的关键所在。上皮屏障的破坏导致肠黏膜

通透性增强,使肠道微生物、内毒素及其他毒性代谢产物大量外溢。有证据表明,尿毒症患者在无临床感染的情况下存在内毒素血症,其最有可能的来源是胃肠道;CKD患者和动物的肠道通透性增加,大分子量的聚乙烯二醇类物质可通过;在尿毒症大鼠的肠壁和肠系膜淋巴结可检测到肠道细菌及其DNA片段,而正常大鼠则不能检出,在血液透析治疗和未治疗的终末期肾病患者血液中可检测到肠源性微生物DNA;在维持血液透析的终末期尿毒症患者中,组织学证据表明慢性炎症贯穿整个胃肠道,即食管炎、胃炎、十二指肠炎、小肠炎和结肠炎。凡此种种,均可引起局部及全身炎症。炎症导致进一步的上皮屏障的破坏,形成一个恶性循环。

三、系统性炎症反应

在CKD患者中,由于各种原因造成的肠道微生物组结构及功能失调、尿毒症毒素增加,均可导致肠上皮细胞屏障结构及功能的破坏。上皮屏障的损伤又可使肠黏膜通透性增加,使微生物及其代谢产物大量外溢,引起一系列的炎性反应。特别是细菌的脂多糖(LPS)成分,更是在CKD炎性反应中起着关键的作用。

LPS是革兰阴性菌细胞壁的特有组分。当细菌死亡崩解后由菌体释出。CKD患者由于肠道微生物组结构失调,致使革兰阴性菌过度生长,死亡后释出大量LPS并通过通透性增加的肠壁进入血流。LPS可与内皮细胞、单核细胞和巨噬细胞的Toll样受体4(TLR-4)结合,通过激活NF-κB和AP-1并产生炎性细胞因子、趋化因子、黏附分子和活性氧产物、卤素和氮,引起氧化应激和炎症。CKD患者通常伴有内毒素血症,严重者可出现强烈的全身系统性炎症反应。这些炎症反应又可加重肠黏膜屏障本身的炎性损伤,进一步促进细菌和内毒素的移位,形成恶性循环。长期的菌群失调引发持续的系统性炎症状态,持久的系统性炎症状态可促进CKD患者病程的发展。由此可见,持久的系统性炎症状态是使CKD进展的独立因素之一。

此外,系统性炎症反应还可诱发许多其他相关疾病,如心血管疾病、糖尿病、贫血、恶病质等。这些并发症又可促进CKD的发展与恶化,形成一种恶性循环。

第三节　改善肠道微生物组延缓慢性肾病进展的策略和手段

慢性肾病是肾脏一种慢性进行性的器质性病变。其进展与肠道微生物组的结构及功能改变有密切的关系。因此,改善肠道微生物组就成为延缓CKD进展的一种新思路。人们首先尝试使用益生菌及粪便移植等方法改善肠道微生物组失调,但结果报道不一,有些不尽如人意。由于CKD患者肠道微生物组的改变是其肠道生理及生化环境改变所致,所补充的益生菌不能在一个不适宜的环境中正常生长,所以不能取得较好的效果。因此,改善CKD患者肠道微生物组应该考虑从改善肠道理化环境和调整肠道微生物组结构两个方面进行。

一、改善肠道微生物组的生理及生化环境

由于CKD本身造成的肠道生态环境的改变是肠道微生物组结构改变的重要原因,因

此,若要改变微生物组的结构,首先要改变肠道的生理及生化环境,使肠道微生物有一个适宜的生存环境。可采用调整饮食结构,减少有害细菌数量、抑制尿素酶的活性,减少氨的生成及回流入肝脏、促进尿毒症毒素的排泄等方法。

1. 高纤维饮食 当机体摄入含蛋白类较高的食物时,在肠道一些腐败菌的作用下,对氨基酸进行脱氨和脱羧,产生一些毒性代谢产物,如吲哚、对甲酚和氨等。这些物质不但对肠道黏膜上皮屏障功能有明显的破坏作用,而且还使肠道内 pH 升高,改变肠道的生理及生化环境,不利于一些正常菌群的生长,从而导致肠道微生物组结构与功能的改变,形成一种恶性循环。而高纤维类食物则可阻止这个恶性循环。水果和蔬菜等高纤维类食物是肠道微生物的主要底物来源。这些细菌将膳食纤维转化为短链脂肪酸。而短链脂肪酸是结肠上皮细胞和调节性 T 淋巴细胞的必需营养素。有研究表明,给腺嘌呤诱导的 CKD 大鼠添加支链淀粉(低纤维饮食)或高发酵纤维(直链玉米抗性淀粉)3 周,饲喂低纤维饮食的慢性肾病大鼠肌酐清除率降低,间质纤维化,炎症,肾小管损伤,肠上皮细胞紧密连接破坏,上调炎症、氧化和纤维化途径及 Nrf2 通路功能障碍。食用高纤维饮食组的结肠上皮细胞紧密连接、氧化应激、炎症和肾功能不全的严重程度、病理性病变显著减弱。因此,高纤维膳食对 CKD 进展具有的潜在影响。

2. 降低肠道内尿素的分解 在 CKD 晚期,由于肾脏排泄功能的不断下降,体液中大量尿素不可避免地涌入肠道,使肠道中产生尿素酶的细菌大量生长,并产生大量尿素酶以分解肠道中的尿素。这一方面造成肠道理化环境的改变,使肠道中的氨大量增加,pH 明显升高,并由此产生对从肠道黏膜上皮屏障结构的破坏;另一方面,大量的氨又可经门静脉回流入肝脏,重新合成尿素入血,形成氨的"肠 - 肝循环"。如果采用一些方法,如尿素酶抑制剂等,抑制尿素酶的活性,降低肠道氨的浓度,进而减少肝脏的回流,不但可有效地改善肠道的理化环境,还可阻断尿素的"肠 - 肝循环",从而降低血液中的尿素浓度。

3. 促进尿毒症毒性代谢产物的排泄 由于 CKD 患者肠道微生物组结构与功能的改变,产生大量的尿毒症毒素,如吲哚、对甲酚、尿素等。这些代谢产物不但使肠道的理化环境进一步恶化,而且对肠道黏膜上皮屏障结构具有直接的破坏作用,进而造成全身系统性炎症损伤。这是肠道微生物组失调引起的包括慢性肾病在内的许多疾病发生、发展的病理学基础。如果采用吸附剂(如活性炭、AST-120 等)、缓泻剂等方法,促进尿毒症毒素的排出,降低其在肠道内的浓度,对改善肠道微生物组生物物理及生物化学环境、延缓 CKD 的发展将有一定的作用。

二、改善肠道微生物组的结构与功能

改善肠道微生物组的结构,一方面是要抑制一些有害细菌的数量;另一方面是补充一些有益的细菌,使肠道微生态处于相对平衡状态。上述改善肠道理化环境的措施,可对有害细菌的生长产生一定的抑制作用。在此基础上,补充肠道有益细菌可考虑以下一些方法。

1. 补充益生菌 益生菌是一类对宿主有益的活性微生物,是定植于人体肠道、生殖系统内,能产生确切健康功效从而改善宿主微生态平衡、发挥有益作用的活性有益微生物的总称。益生菌具有维持菌群平衡、提高机体免疫力、修复肠道黏膜损伤、提供营养、协助体内新陈代谢等多种作用。因此,补充肠道益生菌将对延缓 CKD 病程的发展有一定的作用。

由于 CKD 患者肠道理化环境的改变不利于益生菌的生存,因此,单纯使用益生菌可能并不能取得满意的效果,必须与改善肠道环境相结合,使之能够发挥一定的效用。

2. 补充益生元　益生元为来自于膳食的营养补充剂,是通常不被宿主消化的食品成分(例如,菊糖、不易消化的植物寡糖等)。益生元可选择性地刺激一些有益细菌生长,从而抑制其他有害菌的生长。一般来说,益生元在通过上消化道时,大部分不被消化,到达肠道后被肠道菌群所发酵,产生一些有利于益生菌生长的物质,有利于益生菌存活与生长。因此,在补充益生菌的同时补充益生元,即所谓的合生元,对改善 CKD 患者肠道微生物组结构与功能,进而延缓病程的进展,将会起到更好的作用。

(徐纪茹)

参 考 文 献

[1] Zhang L, Wang F, Wang L, et al. Prevalence of chronic kidney disease in China: a cross-sectional survey. Lancet, 2012, 379（9818）: 815–822. doi: 10. 1016/S0140–6736（12）60033–6.

[2] Jha V, Garcia-Garcia G, Iseki K, et al. Chronic kidney disease: global dimension and perspectives. Lancet, 2013, 382: 260–272.

[3] Gansevoort RT, Correa-Rotter R, Hemmelgam B, et al. Chronic kidney disease and cardiovascular risk: epidemiology, mechanism and prevention. Lancet, 2013, 382: 339–352.

[4] Ritter CS, Slatopolsky E. Phosphate Toxicity in CKD: The Killer among Us. Clin J Am Soc Nephrol, 2016, 11（6）: 1088–1100.

[5] Kutuby F, Wang S, Desai C, Lerma EV. Anemia of chronic kidney disease. Dis Mon, 2015, 61（10）: 421–424.

[6] Ohno Y, Kanno Y, Takenaka T. Central blood pressure and chronic kidney disease. World J Nephrol, 2016, 5（1）: 90–100.

[7] Pahl MV, Vaziri ND. The Chronic Kidney Disease-Colonic Axis. Semin Dial. 2015, 28（5）: 459–463. doi: 10. 1111/sdi. 12381.

[8] Vaziri ND, Zhao YY, Pahl MV. Altered intestinal microbial flora and impaired epithelial barrier structure and function in CKD: the nature, mechanisms, consequences and potential treatment. Nephrol Dial Transplant, 2015, 31（5）: 737–746.

[9] Neish AS. Microbes in gastrointestinal health and disease. Gastroenterology, 2009, 136（1）: 65–80.

[10] Backhed F, Ding H, Wang T, et al. The gut microbiota as an environmental factor that regulates fat storage . Proceedings of the National Academy of Sciences of the United States of America, 2004, 101（44）: 15718–15723.

[11] Cani PD, Delzenne NM. The Role of the Gut Microbiota in Energy Metabolism and Metabolic Disease . Current Pharmaceutical Design, 2009, 15（11）: 1546–1558.

[12] Phillips ML. Gut Reaction Environmental Effects on the Human Microbiota . Environmental Health Perspectives, 2009, 117（5）: A198–A205.

[13] Bass NM, Mullen KD, Sanyal A. Rifaximin treatment in hepatic encephalopathy. N Engl J Med, 2010, 362: 1071–1081

［14］Ranganathan N, Ranganathan P, Friedman EA, et al. Pilot study of probiotic dietary supplementation for promoting healthy kidney function in patients with chronic kidney disease. Advances in Therapy, 2010, 27（9）: 634–647

［15］Miranda Alatriste PV, Urbina AR, Gomez Espinosa CO, et al. Effect of probiotics on human blood urea levels in patients with chronic renal failure. Nutr Hosp, 2014, 29: 582–590

［16］Vaziri ND, Yuan J, Khazaeli M, et al. Oral activated charcoal adsorbent（AST–120）ameliorates CKD-induced intestinal epithelial barrier disruption and systemic inflammation. Am J Nephrol, 2013, 37: 518–525

［17］Vaziri ND, Wong J, Pahl M, et al. Chronic kidney disease alters intestinal microbial flora. Kidney Int, 2013, 83（2）: 308–315.

［18］Wong J, Piceno YM, Desantis TZ, et al. Expansion of urease-and uricase-containing, indole- and p-cresol-forming and contraction of short-chain fatty acid-producing intestinal microbiota in ESRD. Am J Nephrol, 2014, 39（3）: 230–237.

［19］Aronov PA, Luo FJ, Plummer NS, et al. Colonic contribution to uremic solutes. J Am Soc Nephrol, 2011, 22（9）: 1769–1776. doi: 10. 1681/ASN. 2010121220.

［20］Guida B, GerGuida B, Germanò R, et al. Effect of short-term synbiotic treatment on plasma p-cresol levels in patients with chronic renal failure: A randomized clinical trial. Nutr Metab Cardiovasc Dis, 2014, 24（9）: 1043–1049.

［21］Mafra D, Barros AF, Fouque D. Dietary protein metabolism by gut microbiota and its consequences for chronic kidney disease patients. Future Microbiol, 2013, 8（10）: 1317–1323.

［22］Vitetta L, Linnane AW, Gobe GC. From the Gastrointestinal Tract（GIT）to the Kidneys: Live Bacterial Cultures（Probiotics）Mediating Reductions of Uremic Toxin Levels via Free Radical Signaling Toxins（Basel）, 2013, 5（11）: 2042–2057.

［23］Yoshifuji A, Wakino S, Irie J, et al. Gut Lactobacillus protects against the progression of renal damage by modulating the gut environment in rats. Nephrol Dial Transplant. 2016, 31（3）: 401–412.

［24］Guida B, Germanò R, Trio R, et al. Effect of short-term synbiotic treatment on plasma p-cresol levels in patients with chronic renal failure: A randomized clinical trial. Nutr Metab Cardiovasc Dis, 2014, 24（9）: 1043–1049.

［25］Poesen R, Evenepoel P, de Loor H, et al. The Influence of Prebiotic Arabinoxylan Oligosaccharides on Microbiota Derived Uremic Retention Solutes in Patients with Chronic Kidney Disease: A Randomized Controlled Trial. PLoS One, 2016, 11（4）: e0153893. doi: 10. 1371/journal. pone. 0153893.

［26］Poesen R, Evenepoel P, de Loor H, et al. The influence of renal transplantation on retained microbial-human co-metabolites. Nephrol Dial Transplant, 2016, 31（10）: 1721–1729.

［27］Poesen R, Windey K, Neven E, et al. The Influence of CKD on Colonic Microbial Metabolism. J Am Soc Nephrol, 2016, 27（5）: 1389–1399. doi: 10. 1681/ASN. 2015030279.

［28］Sabatino A, Regolisti G, Brusasco I, et al. Alterations of intestinal barrier and microbiota in chronic kidney disease. Nephrol Dial Transplant, 2015, 30（6）: 924–933.

[29] Vaziri ND, Liu S, Lau WL, et al. High amylose resistant starch diet ameliorates oxidative stress, inflammation, and progression of chronic kidney disease. PLoS One, 2014, 9: e114881

[30] Sirich TL, Plummer NS, Gardner CD, et al. Effect of increasing dietary fiber on plasma levels of colon-derived solutes in hemodialysis patients. Clin J Am Soc Nephrol, 2014, 9: 1603–1610

第 18 章 消化道微生物组与心血管疾病

心血管疾病(cardiovascular disease, CVD),又称为循环系统疾病,是指发生在心脏、血管等循环系统的一系列急性和慢性疾病,如高血压、动脉粥样硬化、冠心病、心律失常、血栓形成等。心血管疾病是目前造成人类死亡的主要疾病之一。据世界卫生组织统计,欧洲每年死于心血管疾病的人数超过 340 万,占所有死亡人数的 48%。据中国心血管疾病中心报告,中国心血管病危险因素流行趋势明显,导致了心血管病的发病人数持续增加。今后 10 年心血管病患病人数仍将快速增长。2014 年我国居民死因构成显示,城市和农村的心血管疾病(CVD)病死率均超过 40%,平均为 43%,居疾病死亡构成首位。目前,我国每年因 CVD 死亡人数约 370 万,农村居民 CVD 病死率超过城市居民(44.6% 与 42.51%)。心血管病的疾病负担日渐加重,已成为重大的公共卫生问题。

由于心血管疾病为循环系统中一系列的相关疾病,故病种繁多,临床表现各异,诊断治疗相对复杂。常见的症状包括:头晕、心悸、气短、端坐呼吸、夜间阵发性呼吸困难、胸骨后的压迫性或紧缩性疼痛、胸闷不适、水肿、发绀等。

心血管疾病的危险因素包括高血压、血液黏稠、吸烟、血脂异常、糖尿病、超重 / 肥胖、体力活动不足、不合理膳食等。近年来,随着肠道微生物组的研究不断深入,越来越多的研究结果表明,心血管疾病的发生、发展与肠道菌群有着密切的联系,探索心血管疾病与肠道微生物之间的关系已成为国际学术界关注的热点。

第一节　心血管疾病患者肠道微生物组结构与功能的改变

近十多年来,高通量测序技术的快速发展,为肠道微生物组的研究提供了良好的平台。虽然对 CAD 患者肠道微生物组的研究较许多其他疾病尚有差距,但现有的研究表明,肠道微生物组的改变与 CAD 有一定的相关性。

Emoto 等采用 RFLP(Restriction Fragment Length Polymorphism,限制性内切酶片段长度多态性)方法对 39 例冠心病患者和年龄、性别与之相匹配的 30 名有冠心病危险因素但无冠心病的对照组及 50 例无冠心病危险因素健康志愿者的粪便样品中的菌群结构进行了研究。结果表明,虽然不能完全排除某些药物影响肠道菌群类型的可能性,CAD 患者肠道菌群仍具有一些特征性的改变。与其他两组相比,CAD 患者肠道中乳杆菌目的细菌明显增加,而拟杆菌门的细菌明显减少。

在另一项研究中,Karlsson 等采用鸟枪测序法,对 12 例有症状动脉粥样硬化患者和 13 例正常对照者粪便中肠道菌群宏基因组的结构及功能进行了分析,研究结果表明,在有症状的动脉粥样硬化,即颈动脉中狭窄的动脉粥样硬化斑块导致脑血管疾病的患者中,柯林斯菌属(Collinsella)增多,并在患者的肠道中观察到丰富的肠型瘤胃球菌属;而在健康对照组中罗氏菌属(Roseburia)和真细菌增多。对宏基因组功能的进一步研究表明,患者肠道宏基因组编码肽聚糖合成的基因增加,而编码八氢番茄红素脱氢酶的基因减少;患者血清中 β- 胡萝卜素水平也降低。上述结果表明,由肠道宏基因组所致的肽聚糖产物的增加可能通过启动先天免疫系统,增强中性粒细胞的功能导致有症状的动脉粥样硬化。有证据表明,炎症可作为动脉粥样硬化发病的一个重要因素。

第二节 肠道微生物组对心血管疾病的作用机制

肠道菌群作为人体的一个"器官",参与、调节宿主的各项代谢,刺激免疫系统的发育,构成人体肠道的生物学屏障。对机体维持正常的生理功能起着非常重要的作用。大量研究表明,肠道菌群结构紊乱不仅与消化系统、内分泌系统、肿瘤等疾病相关,而且与心血管疾病的发生相关。肠道菌群可能通过参与调解宿主胆固醇代谢、氧化应激和炎症导致动脉粥样硬化发生,从而促进心血管疾病的发生、发展。

一、肠道菌群与胆固醇代谢

胆固醇是体内最丰富的固醇类化合物,它既作为细胞生物膜的构成成分,又是类固醇类激素、胆汁酸及维生素 D 的前体物质。因此对于大多数组织来说,保证胆固醇的供给,维持其代谢平衡是十分重要的。机体内胆固醇来源于食物及生物合成。成年人除脑组织外各种组织都能合成胆固醇,其中肝脏和肠黏膜是合成的主要场所。体内胆固醇 70%~80% 由肝脏合成,10% 由小肠合成。胆固醇在肝脏氧化生成胆汁酸,随胆汁排出,每日排出量约占胆固醇合成量的 40%。在小肠下段,大部分胆汁酸又通过肝循环重吸收入肝构成胆汁的肝肠循环;小部分胆汁酸经肠道细菌作用后排出体外。肝脏也能将胆固醇直接排入肠内,或者通过肠黏膜脱落而排入肠腔;胆固醇还可被肠道细菌还原为粪固醇后排出体外。胆固醇代谢失调能给机体带来不良影响。Stepankova 等研究发现,肠道无菌 APOE 基因敲除[ApoE(-/-)]小鼠,其血总胆固醇水平显著高于灌服肠道共生菌后的 ApoE(-/-)小鼠;而且前者比后者更易形成动脉粥样硬化(atherosclerosis, AS)。血浆胆固醇含量增高是引起动脉粥样硬化的主要因素,动脉粥样硬化斑块中含有大量胆固醇,是胆固醇在血管壁中堆积的结果,由此可引起一系列心血管疾病。

胆汁酸是胆固醇在肝脏的代谢产物,胆汁促进脂肪酸的吸收、排泄及溶解,同时胆红素是强有力的生理性抗氧化剂,进入肠道的初级胆汁酸由肠道的细菌酶催化胆汁酸的去结合反应生成次级胆汁酸,且体内 10% 的胆固醇由小肠合成。肠道菌群不仅能调节能量代谢途径中的某一环节,还可以通过改变菌群结构或调节宿主脂代谢相关蛋白酶来影响宿主能量平衡。研究发现,小鼠肠道菌群通过降低一种天然的 FXR 拮抗剂——牛磺 β 鼠胆酸水平调控小肠中 FXR 受体,减少胆汁酸的合成,从而血清胆固醇水平升高,促进动脉粥样硬化产生,导致心血管疾病的发生、发展。肠道菌群结构失衡可以促进动脉硬化的发生,但益生菌同时对心血管存在保护作用。双歧杆菌等微生物通过由 bsh 基因编码的胞内酶——胆盐水解酶(BSH)水解氨基化合物,使胆盐去结合的作用,阻断肠－肝循环,可以降低血清胆固醇。

二、肠道菌群与磷脂酰胆碱代谢

磷脂酰胆碱又称为卵磷脂,是人体组织中含量最高的膦脂,是构成神经组织的重要成分。卵磷脂集中存在于脑及神经系统,同时还存在于血液循环系统、免疫系统及心、肝、肺、肾等重要器官中。卵磷脂是磷脂家族中的重要成员之一,而大脑是含磷脂最多的器官。卵磷脂还可以修复受损伤的脑细胞,促进动脉硬化块消失,从而可有效地预防和改善老年痴呆症。卵磷脂多存在于蛋黄、大豆、鱼头、鳗鱼、动物肝脏、蘑菇、山药、芝麻、黑木耳、红花籽油、玉米油、瓜子、谷类等食物中,其中又以属蛋黄、大豆和动物肝脏的含量最高。磷脂酰胆碱是胆碱的主要食物来源,是一种半必需营养物质。胆碱具有不同的代谢作用,从脂质代谢及细胞膜结构的重要参与其作为神经递质乙酰胆碱的合成前体的作用。胆碱及其代谢产物,如甜菜碱,也可以作为一种有特定氨基酸代谢所需的适当甲基源,如半胱氨酸和蛋氨酸。

最近的许多研究表明,来源于食物的磷脂酰胆碱在代谢过程中产生的三甲胺 N- 氧化物(TMAO),已成为心血管疾病发病的一个关键因素。食物中的磷脂酰胆碱水解后生成胆碱,胆碱在肠道菌群作用下生成三甲胺(TMA),随后在肝脏被黄素单氧化酶(FMO3)氧化生成氧化 TMA(TMAO)。磷脂酰胆碱丰富的饮食通过改变胆汁酸的成分调节肠道菌群,从而通过诱导 FMO3 表达增加全身的 TMAO 水平。对小鼠的研究发现,TMAO 系统性高水平通过增加巨噬细胞特异性胆固醇的积累和泡沫细胞的形成,减少胆固醇的逆向转运促进动脉粥样硬化的发展。此外,TMAO 通过增加血小板细胞内钙离子的释放,从而增加血小板较强的刺激依赖活性,促进血栓形成。在人类 TMAO 水平升高预示心血管疾病和主要的心脏问题如心肌梗死和脑卒中的风险增加。因此,TMAO 作为重要的标志物将特定的膳食营养、肠道菌群、动脉粥样硬化和血栓形成的风险之间的关系联系起来。高 TMAO 水平亦与 HF 和慢性肾病(CKD)患者预后差有关。

三、肠道菌群与炎症

炎症反应是许多疾病,如心血管疾病、糖尿病、贫血、恶病质、慢性肾病等疾病发生、发展的病理基础。对于心血管疾病来说,其炎症可由细菌感染、脂多糖(LPS)释放及 TMAO 等代谢产物引起。

1. 细菌感染 有证据表明,动脉粥样硬化斑块的发展可能与远处感染或血管壁细胞直接感染有关。通过对动脉粥样硬化斑 16SrDNA 扩增、测序,可在斑块中检测到细菌的 DNA。在动脉粥样硬化斑块中观察到的细菌主要来源于口腔和肠道。在动脉粥样硬化斑块中检测到的口腔细菌包括牙龈卟啉单胞菌、伴放线放线杆菌等;而对 13 名健康人和 12 名有症状的动脉粥样硬化患者粪便样本肠道菌群检测发现,有症状的动脉粥样硬化患者肠道柯林斯菌属增多,而健康对照组的肠道真细菌和罗氏菌属丰富。在患者中,微生物位置的改变也增加了大量的基因参与炎症过程导致有害的炎症反应,加重或触发斑块破裂斑块的发展。感染可以通过两个主要机制影响动脉粥样硬化的发展:直接感染可导致血管壁的损伤及发展;远离动脉粥样硬化斑块的间接感染可激活免疫系统,从而增加了全身的炎症状态。

2. LPS 释放 任何原因造成的肠道微生物组结构失调均会伴有 LPS 释放增多的可能。由于肠道中以革兰阴性菌为主,所以,当菌群失衡后,细菌死亡后释放的 LPS 也就会相应增多。LPS 可被 TLR-4 特异性的识别并介导炎症反应。研究表明,高脂肪摄入与血 LPS 水平呈正相关,高脂饮食可增加肠道黏膜通透性,肠道 LPS 增多,血 LPS 水平升高。脂肪组织产生肿瘤坏死因子(TNF)-α、白细胞介素(IL)-6、分解脂联素 mRNA、诱导胰岛素抵抗、减少内皮细胞产生一氧化氮、增加氧自由基的生成、产生内皮功能障碍,从而促进动脉粥样硬化等心血管疾病的发生。

3. 代谢产物作用(TMAO)肠道微生物可产生多种与心血管疾病相关的代谢产物,如硫酸对甲酚、硫酸吲哚酚、三甲胺 N- 氧化物(TMAO)和短链脂肪酸(SCFA)等。目前,在这些代谢产物中,最为突出的是磷脂酰胆碱代谢过程中产生的 TMAO。这种来自特定的膳食营养素的肠道物微生物代谢产物,已成为心血管疾病发病的一个关键因素。最近的研究表明,TMAO急性给药可激活丝裂原活化蛋白激酶,细胞外信号调节激酶,与核转录因子 –κB 在内皮细胞和血管平滑肌细胞信号级联,促进体内白细胞内皮细胞黏附。越来越多的数据表明TMAO引发血管炎症、损伤、血栓形成和纤维化过程,可能促进心血管疾病的发展。TMAO可使腹腔巨噬细胞 CD36、SR–A1 的 mRNA 和表面蛋白水平显著提高,巨噬细胞来源的泡沫细胞是动脉粥样硬化斑块脂质条纹期的标志,从而促进动脉粥样硬化发生,增加心血管疾病发病的风险。

第三节　改善肠道微生物组延缓心血管疾病进展的策略和手段

心血管疾病是由多因素引起的全身系统性疾病,其临床表现、发病机制及相应的治疗都非常复杂。目前的研究表明,肠道微生物组的改变与心血管疾病的发生、发展均有一定的关系。因此,从改善肠道微生物组的角度探讨 CKD 的治疗为临床提供了一个新的思路。由于肠道微生物组不但结构改变与心血管疾病的发生发展相关,而且还参与膳食营养物质的代谢,通过一些代谢产物影响疾病的发生、发展,因此,在改善肠道微生物组方面,可考虑采用调整肠道微生物组结构、改变膳食结构及抑制有害代谢产物等方法。

一、调整肠道微生物组的结构

对于 CAD 来说,改善肠道微生物组的结构的方法主要是补充一些有益的细菌及有助于益生菌生长的物质(益生元)、菌群移植等,使肠道微生态处于相对平衡状态。

补充益生菌及益生元是对许多与菌群功能失调相关的疾病改变肠道菌群结构与功能的基本方法(详见第 17 章)。通过给与益生菌,可改善失调的菌群结构;而补充益生元则有助于益生菌的生长,使菌群结构处于相对稳定的状态。这样将对延缓 CAD 病程的发展起到一定的作用。

此外,菌群移植方法在改善 CAD 患者肠道菌群结构方面也有较好的效果。有资料表明,动脉粥样硬化的易感性可能通过肠道菌群移植传播。因此,可将肠道微生物作为一种新的治疗目标,调节动脉粥样硬化易感性。如筛选一些对动脉粥样硬化等心血管疾病有抑制作用的菌群,将其移植至高危人群体内,以减缓相关疾病的发生、发展。

二、改变膳食结构

新近的研究表明,肠道菌群依赖性膳食磷脂酰胆碱代谢与心血管病发病之间有重要的关系。其中三甲胺 N– 氧化物(TMAO)是一种重要的中介物质。由于 TMAO 与膳食有密切的关系,因此,改变膳食结构可降低作为该有害物质来源的底物,从而降低其对心血管系统的危害,减缓疾病的发生发展。

三、抑制有害代谢产物

由于 TMAO 来源于三甲胺(TMA),而 TMA 是食物中的胆碱类物质在某些特定细菌所产生的酶的作用下水解生成,因此,采用一些相应的抑制剂特异性靶向非致死性抑制肠道细菌,降低 TMA 产物从而减少 TMAO 的浓度,可作为心血管疾病的一个潜在治疗方法。

此外,还可采用一些吸附剂以降低肠道 TMAO 的水平,亦可作为心血管疾病治疗的一个备选方案。

(徐纪茹)

参 考 文 献

[1] 国家心血管病中心. 中国心血管病报告 2015. 北京:中国大百科全书出版社, 2016.

[2] Fennema D, Phillips IR, Shephard EA. Trimethylamine and Trimethylamine N-Oxide, a Flavin-Containing Monooxygenase 3 (FMO3)-Mediated Host-Microbiome Metabolic Axis Implicated in Health and Disease. Drug Metab Dispos, 2016, 44 (11): 1839–1850.

[3] Tang WH, Hazen SL. Microbiome, trimethylamine N-oxide, and cardiometabolic disease. Transl Res, 2017, 179: 108–115. doi: 10. 1016/j. trsl. 2016. 07. 007. Review.

[4] Tilg H. A Gut Feeling about Thrombosis. N Engl J Med, 2016, 374 (25): 2494–2496. doi: 10. 1056/NEJMcibr1604458.

[5] Zhu W, Gregory JC, Org E, et al. Gut Microbial Metabolite TMAO Enhances Platelet Hyperreactivity and Thrombosis Risk. Cell, 2016, 165 (1): 111–124. doi: 10. 1016/j. cell. 2016. 02. 011.

[6] Nagatomo Y, Tang WH. Intersections Between Microbiome and Heart Failure: Revisiting the Gut Hypothesis. J Card Fail, 2015, 21 (12): 973–980. doi: 10. 1016/j. cardfail. 2015. 09. 017. Review.

[7] Jonsson AL, Bäckhed F. Role of gut microbiota in atherosclerosis. Nat Rev Cardiol, 2017, 14 (2): 79–87. doi: 10. 1038/nrcardio. 2016. 183.

[8] Zhu W, Gregory JC, Org E, et al. Gut Microbial Metabolite TMAO Enhances Platelet Hyperreactivity and Thrombosis Risk. Cell, 2016, 165 (1): 111–124. doi: 10. 1016/j. cell. 2016. 02. 011. Epub 2016 Mar 10.

[9] Gregory JC, Buffa JA, Org E, et al. Transmission of atherosclerosis susceptibility with gut microbial transplantation. J Biol Chem, 2015, 290 (9): 5647–5660. doi: 10. 1074/jbc. M114. 618249.

[10] Wang Z, Roberts AB, Buffa JA, et al. Non-lethal Inhibition of Gut Microbial Trimethylamine Production for the Treatment of Atherosclerosis. Cell, 2015, 163 (7): 1585–1595. doi: 10. 1016/j. cell. 2015. 11. 055.

[11] Tang WH, Wang Z, Levison BS, et al. Intestinal microbial metabolism of phosphatidylcholine and cardiovascular risk. N Engl J Med, 2013, 368 (17): 1575–1584. doi: 10. 1056/ NEJMoa1109400.

[12] Wang Z, Klipfell E, Bennett BJ, et al. Gut flora metabolism of phosphatidylcholine promotes cardiovascular disease. Nature, 2011, 472 (7341): 57–63. doi: 10. 1038/nature09922.

[13] Emoto T, Yamashita T, Sasaki N, et al. Analysis of Gut Microbiota in Coronary Artery Disease Patients: a Possible Link between Gut Microbiota and Coronary Artery Disease. J Atheroscler Thromb, 2016, 23 (8): 908–921. doi: 10. 5551/jat. 32672.

[14] Seldin MM, Meng Y, Qi H, et al. Trimethylamine N-Oxide Promotes Vascular Inflammation

Through Signaling of Mitogen-Activated Protein Kinase and Nuclear Factor-κB. J Am Heart Assoc, 2016, 5（2）. pii: e002767. doi: 10. 1161/JAHA. 115. 002767.

［15］Afsar B, Vaziri ND, Aslan G, et al. Gut hormones and gut microbiota: implications for kidney function and hypertension. J Am Soc Hypertens, 2016, 10（12）: 954–961. doi: 10.1016/j. jash. 2016. 10.007. Review.

［16］Koopen AM, Groen AK, Nieuwdorp M. Human microbiome as therapeutic intervention target to reduce cardiovascular disease risk. Curr Opin Lipidol, 2016, 27（6）: 615–622.

［17］Pevsner-Fischer M, Blacher E, Tatirovsky E, et al. The gut microbiome and hypertension. Curr Opin Nephrol Hypertens, 2017, 26（1）: 1–8.

［18］Wilson A, McLean C, Kim RB. Trimethylamine-N-oxide: a link between the gut microbiome, bile acid metabolism, and atherosclerosis. Curr Opin Lipidol, 2016, 27（2）: 148–154. doi: 10. 1097/MOL. 0000000000000274. Review.

［19］Singh V, Yeoh BS, Vijay-Kumar M. Gut microbiome as a novel cardiovascular therapeutic target. Curr Opin Pharmacol, 2016, 27: 8–12. doi: 10. 1016/j. coph. 2016. 01. 002. Review.

［20］Thushara RM, Gangadaran S, Solati Z, et al. Cardiovascular benefits of probiotics: a review of experimental and clinical studies. Food Funct, 2016, 7（2）: 632–642. doi: 10. 1039/ c5fo01190f. Review.

［21］Karlsson FH, Fåk F, Nookaew I, et al. Symptomatic atherosclerosis is associated with an altered gut metagenome. Nat Commun, 2012, 3: 1245. doi: 10. 1038/ncomms2266.

第 19 章 消化道微生物组与抑郁症

消化道微生物群是人体微生态系统中,占比最大、与人体健康最密切、涉及人体疾病最多的微生态系统,尤以肠道微生态系统的种群组成最为多样和复杂,即我们常说的"肠道微生物群"。在肠道微生物群失调、病原菌数量过多、宿主免疫功能低下时常导致各种疾病。近年来,肠道微生物群与抑郁症的关系受到越来越多研究者的关注。

一、抑郁症及其临床和实验室诊断

重性抑郁障碍(major depressive disorders, MDD)也称抑郁症(depression),是一种以心境障碍为主要特征的综合征,其基本表现是心境显著持久低落伴有思维和行为异常。世界卫生组织预计,到 2020 年,重症抑郁患者所致的功能性残疾将升至疾病总类的第二位。当前我国抑郁症的总患病率达 30% 左右,与发达国家已很接近。随着经济社会的发展,抑郁症的高发人群显示出一些新的特点。比如人口的老龄化、特殊的生理阶段(如怀孕和产后)、肢体残疾和失能、各种术后、由于人口迁徙引起的文化冲突等,这些分布广泛而各具自身特点的人群都显示出不同程度的抑郁症高发倾向。

抑郁症发生病因和机制仍没有透彻阐明,目前普遍认可的是:引起抑郁症的因素包括遗传因素、环境因素、体质因素、中枢神经介质的功能及代谢异常、精神因素等。研究发现,多个相关基因的单核苷酸多态性与抑郁症的发病呈现相关性。脑源性神经营养因子(BDNF)Val-66Met 多态性、糖皮质激素受体(GR)多态性、下丘脑 – 垂体 – 肾上腺(HPA)轴失调、单核细胞趋化蛋白 1(MCP-1,在先天免疫中起重要作用的细胞因子)的基因的 A–2518G 多态性、PCLO 基因中单核苷酸多态性(SNP)rs2522833、脂质转运蛋白基因 ABCA13、MAOA 基因。

长期的抑郁会导致大脑萎缩,特别是掌管思维反应的额叶体积缩小,从而导致人的认知功能出现问题。对抑郁症的病因和机制的探讨是预防和干预治疗抑郁障碍的必然途径。现有研究多集中于对神经系统改变的研究,聚焦于影像学及药物动力学等。近年来,随着心理神经免疫学、细胞微生物学、微生物分子生态学等新兴学科崛起与发展,及其向精神卫生领域的融合渗透,伴随着分子生物学、基因组学和生物信息学等,更是赋予了研究抑郁症新的理念、技术与方法,对抑郁症的病因和机制的探讨提升到生理生态与环境(内环境与外环境)的崭新的高度。

近年来,抑郁症患者的消化道微生物组改变引起人们的重视。近来,临床医疗中发现,包括抑郁症在内的许多精神性疾病患者伴有肠易激综合征等肠道疾病症状。而随着抑郁症症状的改善,肠道疾病症状也有好转的趋势。心理治疗改善功能性胃肠道疾病。肠易激综合征(irritable bowel syndrome, IBS)是典型的感染或其他因素导致肠道菌群失调引起的一系列包括腹痛、腹胀、排便习惯改变和大便性状异常的临床综合征,是最常见的一种功能性肠道疾病。肠易激综合征常伴有精神症状。而且,抗抑郁药对部分肠易激综合征患者疗效显著。可见,肠道菌群与精神性疾病关系密切。另一个值得注意的现象是,有相当部分的重性抑郁障碍患者在发病初期表现为肠易激综合征等肠道疾病症状,而从消化科治疗后转入精神病专科医院。因此,重性抑郁障碍的发病与肠道菌群的改变有关;对肠道菌群进行全面检测分析有可能成为重性抑郁障碍的新的实验诊断靶标。

当前抑郁症的诊断主要依赖于以下方法:①临床表现分析如一些神经心理学测试(贝克抑郁自评问卷、Carroll 抑郁量表、汉密顿抑郁量表、抑郁状态问卷、抑郁症状量表、爱丁堡产后抑郁量表、老年抑郁量表、医院焦虑抑郁量表)等;②部分血清学指标正在研究之中但距离临床应用尚有待时日。现行的抑郁症诊断方法受到检查环境以及患者情绪波动的影响,缺乏整体客观依据;不同的检查方案的重复性也存在局限。这些不足均影响了诊断效率和准确性。对于抑郁症的实验室诊断以及病情转归的实验室监测,目前的研究还极为有限。

目前,还没有能够用来确诊重性抑郁障碍的实验室诊断方法。目前,在研的重性抑郁障碍候选诊断和病情监测的实验室方法包括:循环小 RNA 及特定的在重性抑郁障碍患者中出现或表达增加的小 RNA、相关多肽及其前体蛋白的鉴定和质谱分析、血清中的部分激素、血清素、γ- 氨基丁酸以及一些细胞因子和趋化因子。

二、脑 – 肠轴的提出和脑 – 肠 – 微生物的相互作用

"脑 – 肠轴"的概念早在 20 世纪 80 年代被逐步提出和成型,但直到宏基因组测序技术得到实际应用之后,全面了解肠道微生物群的结构功能,并探讨其与各类疾病之间的关联才成为可能。

对于肠道菌群改变与包括抑郁症在内的精神性疾病的相关机制,主要是围绕"脑 – 肠轴"的概念进行,如图 19-1 所示。稳定的肠道菌群对于正常的肠道生理是至关重要的,且对于脑 – 肠轴的信号传导、正常的中枢神经系统功能和机体的健康状态意义重大。肠道菌群失调对于肠道生理产生不良影响,导致脑 – 肠轴信号异常,并引起中枢神经系统失调和疾病状态。相反,疾病或者压力状态下,也会影响到肠道菌群的组成以及肠道生理功能的稳定。

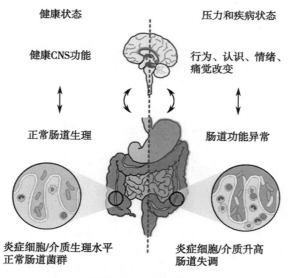

图 19-1　健康和压力 / 疾病状态下的脑 – 肠轴

现有证据认为,人体脑－肠轴存在着双向的相互作用,即脑部通过对可通过神经内分泌、免疫及体液等途径改变肠道菌群的构成;肠道菌群则可产生儿茶酚胺类、5-羟色胺及乙酰胆碱等神经信号物质,从而影响神经系统;还可作用于免疫系统,使血液中促炎细胞因子和抗炎细胞因子水平发生变化;肠道菌群还可影响神经内分泌系统如下丘脑－垂体－肾上腺轴的功能。

来自肠道革兰阴性菌细胞壁脂多糖(内毒素),因细菌肠黏膜通透性增大(肠漏)进入血液中;在抑郁症的炎性病理生理中起重要作用。动物实验提示随着脂多糖进入血液中的数量增多,增加机体的免疫反应,在有成人抑郁症的患者中,这种升高的免疫反应可能有特定的"症状"。由此研究认为,患有成人抑郁症的患者应当定期检查血中相应抗体水平,从而采取积极的措施进行治疗。

肠道是人体的"第二大脑",它不但是消化器官,也是大脑以外最为复杂的神经系统,有多达一亿以上的神经细胞分布在肠道。从而提出了一个新问题:既然存在脑－免疫的交互作用,那么肠道(神经细胞)－免疫交互作用一定存在,独立调节或协同脑－免疫共同发挥作用。肠道菌群是肠道神经细胞赖以发挥功能的外环境的"指示剂",是肠道功能检测的首选指标,对人体健康的影响并不亚于人自己的基因。

肠道菌群的主要功能包括:①代谢活动和营养吸收;②对微生物感染的保护。肠道菌群结构紊乱,肠道内能产生神经毒素的细菌就异常增多,长此以往将导致各类生理性疾病和神经精神系统疾病。细菌毒素可导致臆想、抑郁、神经过敏症;肠道菌群与肠易激综合征的症状有关,而抗生素导致的肠道菌群紊乱加重了肠易激综合征的症状;"肠道－大脑"的关联与自闭症的发生有关,肠道菌群失调后,肠道会产生"刺激神经系统的胺类物质"长期刺激大脑,这类物质与自闭症患儿的行为变化相关;真菌增生也与成年人关节炎、偏头痛、老年痴呆等可能有一定的关联。人类肠道微生物菌群结构是稳定的。每个人都有自己独特的肠道菌群,组成细菌的种类及所占比例与遗传、年龄、饮食、激素、药物、疾病等因素有关。

病原微生物感染可导致黏膜损害和长期肠功能障碍(炎症性肠病、肠易激综合征等)。细菌毒素可导致臆想、抑郁、神经过敏症。心理因素与遗传因素、微生物的感染、环境因素一起,被认为是肠易激综合征的发病原因之一。肠道菌群与肠易激综合征的症状有关,而抗生素导致的肠道菌群紊乱加重了肠易激综合征的症状。

三、肠道菌群结构及功能变化与抑郁症发病的关系

肠道菌群一般是指人体肠道存在的正常菌群,是人体不可或缺的部分,这些细菌一般情况下对健康有益无害。肠道菌群对人体的生理代谢、内环境稳态方面起着重要作用。肠道菌群帮助消化食物,支持人体免疫系统,产生某些维生素和激素,刺激肠壁细胞生长和抑制有害微生物的生长。肠道菌群对许多疾病的发生发展也有不可忽视的影响,包括器官衰竭、肿瘤、炎症性疾病等。肠道菌群中的有些条件致病菌在特定情况下可能是有害的,这些细菌不仅会影响肠道环境,严重时候会导致疾病。

肠道微生态环境是肠道神经细胞合成与分泌细胞因子、神经递质等物质并发挥正常调节作用的外环境。人肠道中各部位的微生物及环境,与摄入的食物及药物互相作用、互相影响,构成特定时间和特定空间的肠道微生态系统。肠道微生态系统是机体最庞大和最重要的微生态系,是开放的体系,它既与外界直接接触,又与机体的相应器官相沟通。肠道微生

物系统随时都可与外界环境及其他器官系统进行物质、能量和信息的交流。

肠道菌群具有差异性。每个人都有自己独特的肠道菌群,组成细菌的种类及所占比例与遗传、年龄、饮食、激素、药物、疾病等因素有关。而肠道菌群的变化和精神性疾病的症状是相互影响的。肠道菌群是人体最大、最丰富的微生物群体。如图 19-2 所示,不同肠道菌群成员对宿主健康各有"有利"或"有害"的不同影响。多项研究结果显示,肠道菌群的改变与包括肿瘤、代谢性疾病、精神性疾病等多种疾病有关。因此,探讨抑郁症患者肠道菌群的组成和变化,可能有助于为这种危害严重的精神性疾病提供实验室的客观性诊断信息以及病程发展监测的辅助手段。

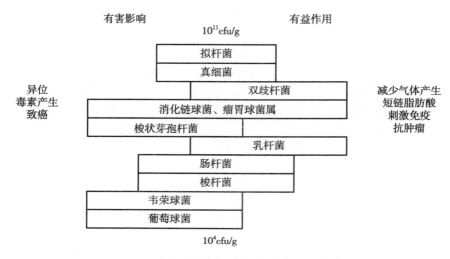

图 19-2 肠道菌群部分成员对宿主健康的影响

在有关肠道菌群与精神性疾病的相关研究中,已有研究关注到自闭症、阿尔茨海默病以及重性抑郁障碍。将肠道菌群及其改变与重性抑郁障碍联系起来的中介因素是肠易激综合征,因为有多项研究证实肠易激综合征与肠道菌群密切相关;而在此同时,肠易激综合征的症状和转归又和重性抑郁障碍联系紧密。

肠道微生物菌群紊乱,致病菌增多,肠黏膜保护层受损,通透性增加,致病菌产生的代谢物、神经毒素、游离抗原等侵袭肠黏膜并刺激肠黏膜上皮细胞释放神经递质(γ- 氨基丁酸、色氨酸等)以及细胞因子(TNF、IPN-γ、IL-2、IL-6、IL-10);经神经通路传递给大脑,可能会引起抑郁前症状。在实验室中,利用细菌产生的脂多糖(LPS)和卡介苗(BCG)等腹腔注射,可以模拟出实验动物的抑郁样行为,并能观察到中枢神经系统明显的炎症反应。有研究认为检测与评估肠道菌群结构及其潜在的遗传特征对人体健康有重要的影响,这为抑郁症患者肠道菌群结构与功能的研究、探讨肠道菌群紊乱对抑郁症诱发及病程的发展提供了理论依据。

抑郁症可被看作一种心理神经免疫紊乱性疾病:即生理应激和心理应激能激活免疫系统,导致细胞因子的产生,能影响中枢神经系统的多个方面,包括神经递质代谢、神经内分泌功能、神经可塑性以及与抑郁性行为改变有关的信息过程;细胞因子不仅由免疫活性细胞分泌,也能被神经胶质细胞、神经细胞合成和分泌。从心理神经免疫学的角度来看,慢性应激是抑郁症产生的重要原因;各种应激能导致免疫激活,神经和免疫之间存在双向交流通路,存在脑 – 免疫的交互作用。

就肠道微生物群的研究方法而言,虽然肠道菌群的作用已经引起人们的关注,但由于肠道菌群的组成极端复杂,所受的干扰和影响因素较多,加之 60%~80% 的肠道微生物在现有条件下无法培养,因此利用细菌培养方式来了解肠道菌群的组成和意义受到很大限制。随着分子生物学技术尤其是基因测序技术的发展,使得不依赖于培养的方法,对肠道菌群组成做出总体上的判断成为可能。同理,由于肠道菌群组成复杂,影响因素众多,在肠道菌群组成研究中,合适的对照组的设置,是取得可信的、有意义的研究结果的关键因素。

基于分离培养技术对抑郁症患者的肠道微生物群的检测显示,抑郁症人群肠道乳杆菌和双歧杆菌数量显著减少,肠杆菌科及肠球菌细菌数量显著增加,益生菌群与肠杆菌科结构发生改变,推测抑郁症的发生,有可能通过肠 – 脑轴的联系,使大脑情感中枢功能紊乱与肠道菌群微生态平衡失调的相互作用有关。

通过对细菌基因的焦磷酸测序方法分析抑郁症患者和健康人的肠道微生物群落结构的研究结果表明,抑郁症患者与健康人群肠道微生态菌群结构存在显著差异。与健康人群相比,抑郁症患者肠道菌群的 α 多样性指数显著增加。在门的水平上,抑郁症患者肠道菌群中拟杆菌门、变形菌门、放线菌门比例明显升高,厚壁菌门细菌比例显著降低。在科的水平上,与健康对照组相比,抑郁症患者肠道中,肠杆菌科、卟啉单胞菌科等细菌比例显著升高,而螺旋藻科等明显降低。其中,粪链球菌的丰度与抑郁症的症状呈现负相关。

基于分子生物学技术对抑郁症患者进行的连续监测显示,与健康对照组人群相比,抑郁症患者组人群粪便菌群中,普雷沃菌属、克雷伯菌属所占比例增加,链球菌属、梭状芽孢杆菌属所占比例也有增加趋势。其中,普雷沃菌属、克雷伯菌属所占比例的改变与抑郁症 HAM–D 的量表评分存在较好的一致性。这一结果表明,肠道微生物组的一些特定菌种及其代谢与抑郁症的发病和病情转归可能存在一定联系。

包含抑郁症在内的许多慢性疾病起源于现代生活方式,如营养、环境和压力等。在认识到肠道菌群对于人体内环境稳态的重要性之后,人们尝试用益生菌来协助维持内环境的平衡和秩序。研究发现双歧杆菌能够改善肠易激综合征以及抑郁症的主要症状。同时有研究认为,植物、蔬菜等富含纤维的食物更有利于肠道健康。良好的心态、体育锻炼和营养也有助于抑郁症的康复。

基于肠道微生物群组成和功能研究来进行抑郁症的实验室诊断和病情监测也面临一些现实困难。由于肠道菌群是人体最复杂的微生态系统,且其组成受到遗传、环境、饮食、生理心理状况等诸多因素的影响,所以,菌群的改变是否准确反映重性抑郁障碍的现症发作,是这类研究和应用的最大影响因素。

（李擎天）

参 考 文 献

［1］Gu L, Xie J, Long J, et al. Epidemiology of major depressive disorder in mainland china: a systematic review. PLoS One, 2013, 8: e65356.

［2］Zou YF, Wang Y, Liu P, et al. Association of brain-derived neurotrophic factor genetic Val66Met polymorphism with severity of depression, efficacy of fluoxetine and its side effects in Chinese major depressive patients. Neuropsychobiology, 2010, 61: 71–78.

［3］Kim SJ, Cho SJ, Jang HM, et al. Interaction between brain-derived neurotrophic factor

Val66Met polymorphism and recent negative stressor in harm avoidance. Neuropsychobiology, 2010, 61: 19–26.

［4］Claes S. Glucocorticoid receptor polymorphisms in major depression. Ann N Y Acad Sci, 2009, 1179: 216–28.

［5］Spijker AT, van Rossum EF. Glucocorticoid receptor polymorphisms in major depression. Focus on glucocorticoid sensitivity and neurocognitive functioning. Ann N Y Acad Sci, 2009, 1179: 199–215.

［6］Altamura AC, Mundo E, Cattaneo E, et al. The MCP–1 gene（SCYA2）and mood disorders: preliminary results of a case-control association study. Neuroimmunomodulation, 2010, 17: 126–131.

［7］Hek K, Mulder CL, Luijendijk HJ, et al. The PCLO gene and depressive disorders: replication in a population-based study. Hum Mol Genet, 2010, 19: 731–734.

［8］Knight HM, Pickard BS, Maclean A, et al. A cytogenetic abnormality and rare coding variants identify ABCA13 as a candidate gene in schizophrenia, bipolar disorder, and depression. Am J Hum Genet, 2009, 85: 833–846.

［9］Fan M, Liu B, Jiang T, et al. Meta-analysis of the association between the monoamine oxidase-A gene and mood disorders. Psychiatr Genet, 2010, 20: 1–7.

［10］Keightley PC, Koloski NA, Talley NJ. Pathways in gut-brain communication: evidence for distinct gut-to-brain and brain-to-gut syndromes. Aust N Z J Psychiatry, 2015, 49: 207–214.

［11］Uher R, Payne JL, Pavlova B, et al. Major Depressive Disorder In Dsm–5: Implications for Clinical Practice And Research of Changes From Dsm– Ⅳ . Depress Anxiety, 2014, 31（6）: 459–471.

［12］Dwivedi Y. Emerging role of microRNAs in major depressive disorder: diagnosis and therapeutic implications. Dialogues Clin Neurosci, 2014, 16: 43–61.

［13］Wang Y, Chen J, Chen L, et al. Urinary peptidomics identifies potential biomarkers for major depressive disorder. Psychiatry Res, 2014, 217: 25–33.

［14］Oglodek E, Szota A, Just M, et al. The role of the neuroendocrine and immune systems in the pathogenesis of depression. Pharmacological Reports. 2014, 66（5）: 776–781.

［15］Dahl J, Ormstad H, Aass HC, et al. The plasma levels of various cytokines are increased during ongoing depression and are reduced to normal levels after recovery. Psychoneuroendocrinology, 2014, 45: 77–86.

［16］Barbosa IG, Rocha NP, Miranda AS, et al. Increased BDNF levels in long-term bipolar disorder patients. Rev Bras Psiquiatr, 2013, 35: 67–69.

［17］Grenham S, Clarke G, Cryan JF, et al. Brain-gut-microbe communication in health and disease. Front Physiol, 2011, 2: 94.

［18］Spiller RC. Role of infection in irritable bowel syndrome. J Gastroenterol, 2007, 42 Suppl 17: 41–47.

［19］Ohman L, Simren M. New insights into the pathogenesis and pathophysiology of irritable bowel syndrome. Dig Liver Dis, 2007, 39: 201–215.

［20］Si JM, Yu YC, Fan YJ, et al. Intestinal microecology and quality of life in irritable bowel syndrome patients. World J Gastroenterol, 2004, 10: 1802–1805.

[21] Spiller R, Garsed K. Infection, inflammation, and the irritable bowel syndrome. Dig Liver Dis, 2009, 41: 844–9.

[22] Robertson DJ, Dominitz JA. Stool DNA and colorectal-cancer screening. N Engl J Med, 2014, 370: 1350–1351.

[23] Sofi MH, Gudi R, Karumuthil-Melethil S, et al. pH of drinking water influences the composition of gut microbiome and type 1 diabetes incidence. Diabetes, 2014, 63: 632–644.

[24] Clarke G, Grenham S, Scully P, et al. The microbiome-gut-brain axis during early life regulates the hippocampal serotonergic system in a sex-dependent manner. Mol Psychiatry, 2013, 18: 666–673.

[25] Macfabe DF, Short-chain fatty acid fermentation products of the gut microbiome: implications in autism spectrum disorders. Microb Ecol Health Dis, 2012, 23.

[26] Naseer MI, Bibi F, Alqahtani MH, et al. Role of gut microbiota in obesity, type 2 diabetes and Alzheimer's disease. CNS Neurol Disord Drug Targets, 2014, 13: 305–311.

[27] Rao AV, Bested AC, Beaulne TM, et al. A randomized, double-blind, placebo-controlled pilot study of a probiotic in emotional symptoms of chronic fatigue syndrome. Gut Pathog, 2009, 1: 6.

[28] Ghoshal UC, Srivastava D, Irritable bowel syndrome and small intestinal bacterial overgrowth: meaningful association or unnecessary hype. World J Gastroenterol, 2014, 20: 2482–2491.

[29] Basseri RJ, Weitsman S, Barlow GM, et al. Antibiotics for the treatment of irritable bowel syndrome. Gastroenterol Hepatol（N Y）, 2011, 7: 455–493.

[30] Omagari K, Murayama T, Tanaka Y, et al. Mental, physical, dietary, and nutritional effects on irritable bowel syndrome in young Japanese women. Intern Med, 2013, 52: 1295–1301.

[31] Eckburg PB, Bik EM, Bernstein CN, et al. Diversity of the human intestinal microbial flora. Science, 2005, 308: 1635–1638.

[32] Hakansson A, Molin G, Gut microbiota and inflammation. Nutrients, 2011, 3: 637–682.

[33] Lin P, Ding B, Feng C, et al. Prevotella and Klebsiella proportions in fecal microbial communities are potential characteristic parameters for patients with major depressive disorder. J Affect Disord, 2016, 207: 300–304.

[34] Heselmans M, Reid G, Akkermans LM, et al. Gut flora in health and disease: potential role of probiotics. Curr Issues Intest Microbiol, 2005, 6: 1–7.

第 20 章　消化道微生物组与自闭症

孤独症,又称自闭症,是一种较为严重的发育障碍性疾病。它是一种先天精神疾患,不是心理疾患,和后天家庭教养无关。该病男女发病率差异显著,在我国男女患病率比例为(6~9):1。自闭症谱系障碍(autism spectrum disorder, ASD),是根据典型自闭症的核心症状进行扩展定义的广泛意义上的自闭症,既包括了典型自闭症,也包括了不典型自闭症,又包括了阿斯伯格综合征、自闭症边缘、自闭症疑似等症状。典型自闭症,其核心症状就是所谓的"三联症",主要体现为在社会性和交流能力、语言能力、仪式化的刻板行为三个方面同时都具有本质的缺损。其主要症状为:①社会交流障碍:一般表现为缺乏与他人的交流或交流技巧,与父母亲之间缺乏安全依恋关系等;②语言交流障碍:语言发育落后,或者在正常语言发育后出现语言倒退,或语言缺乏交流性质;③重复刻板行为。不典型自闭症则在前述三个方面不全具有缺陷,只具有其中之一或之二。目前孤独症的病因机制尚未完全阐明,研究主要集中在遗传、环境因素两大方面。环境因素中的肠道微生物群失调与孤独症息息相关。肠道内共生着数量庞大的微生物,它们不但在宿主获取营养、维持健康和肠道免疫中发挥着重要作用,而且与人类社会行为的形成、发生存在密切的联系。因此,肠道菌群失调可能与孤独症的发生、发展及症状严重程度密切相关。本章综述孤独症与肠道菌群的相关性与可能的发病机制及治疗,为更好地了解 ASD 发病机制及潜在治疗提供新思路。

一、孤独症与肠道菌群的相关性

ASD 是一种具有临床多样性、病原学异质性并常伴发多种其他疾病的一种神经发育障碍。患者常表现为社会交往障碍和行为方式刻板单调,男性多于女性。调查显示:2014年美国 ASD 患病率达到 1/68,我国大陆 ASD 患病率为 2.8/10 000~30.4/10 000,港台为 1.8/10 000~424.4/10 000。孤独症的患病率逐年上升,干预后仍有近半数的孤独症患儿不能独立生活,对家长心理、家庭经济乃至社会产生重大影响。孤独症的典型临床表现为重复刻板行为、社会交往障碍,其诊断主要依靠病史询问,体格检查,行为观察,量表测定如孤独症患者儿童孤独症评定量表(childhood autism rating scale, CARS)、孤独症患者孤独症行为量表(autism behavior checklist, ABC),还可以根据《国际疾病分类:精神和行为疾病分类》(the International Classification of Diseases, ICD)、《美国精神障碍诊断与统计手册(第五版)》(Diagnostic and Statistical Manual of Mental Disorders, Fourth Edition, DSM-V)为标准进行诊断。目前没有特异性的实验诊断手段,但是可以应用 CT、MRI、脑电图为临床做辅助诊断。

迄今为止,人们对 ASD 病因学的认知并不完全清晰,研究也主要集中在遗传学、环境因素等方面。环境因素中有毒化学物质、污染物、感染、免疫和代谢等都与 ASD 发病相关,多项研究报道显示:暴露在有毒化学物质和污染物环境中会增加 ASD 发病风险。除此之外,肠道菌群失调这一环境因素失调,是否与 ASD 相关是近年来学者研究的热点。肠道微生物群是由数万亿微生物细菌组成的混杂复杂群落,寄居在人体的消化道中,具有与宿主免疫系统及机体各种应答动态相互作用的功能。肠道微生物在许多方面有益于宿主,如改善消化,滋养肠上皮细胞和抑制病原微生物生长等。有研究表明,通过提供有益的微生物来改变新生儿肠道微生物的群落构成可以影响婴儿生长和未来的健康。有研究认为,由于微生物与宿主在肠道中的进化冲突,导致了二者在宿主饮食行为上的利益分歧,微生物可能通过控制宿主的饮食习惯,以损害宿主的健康为代价来提升自己。这些肠道菌群可能部分通过迷走神经来影响我们的饮食习惯。微生物通过改变迷走神经的神经信号强度,改变味觉感受,产生毒素使我们产生不良的感觉,也可以释放激励类化学信号使我们感觉良好,从而操纵人类日常行为和情绪。

　　近年来国内外文献均报道 ASD 患儿与正常儿童相比存在更多的喂养问题,包括咀嚼困难、拒绝食物、用餐时间长、可接受食物品种少和要求特殊等,这意味着 ASD 患者的饮食行为问题的严重程度可能与肠道菌群多样性及丰富度相关。有研究报道 ASD 患者对淀粉类食物,快餐和加工食品有强烈的偏好而拒绝大多数水果、蔬菜和(或)蛋白质。研究证实,长期食用高蛋白、高脂肪食物有利于肠道内拟杆菌属菌群的生长,而食用富含碳水化合物和单糖的食物则可以增加人类肠道内普雷沃菌属菌群的丰度。ASD 儿童对食物的选择性(即对食物的类型、质地、烹调方式的特殊且单调的要求)是最普遍的喂养问题,Dae-Wook Kang 等对 ASD 患儿和正常儿童粪便样本进行测序,得出 ASD 样本中普雷沃菌属、粪球菌属和未分类的韦荣球菌科丰度显著低于正常儿童。这些菌群都是碳水化合物降解和(或)发酵菌,表明 ASD 患儿异常的饮食模式对其行为具有潜在的影响力。研究显示 40%~60% 的 ASD 儿童患有胃肠道问题,包括频繁腹痛和腹胀、腹泻及便秘。Meta 分析显示 ASD 儿童患者与对照组相比有明显的肠道症状,也有研究表明 ASD 儿童肠道微生物菌群的改变与其肠道症状、饮食结构和 ASD 病情严重程度相关,更与 ASD 症状相关。一项研究显示 ASD 儿童粪便菌群构成结果中梭菌显著升高,进一步研究显示 ASD 儿童体内毒素的产生与梭菌属相关。还有研究报道厌氧杆菌,脱硫弧菌与 ASD 严重程度相关联。总之,大量实验证实 ASD 患者肠道菌群构成情况与正常对照组存在差异,并且 ASD 患者肠道症状也远多于正常对照组。这意味着两者之间必然存在一定关联性,但仍需要大样本及良好的设计分层以研究 ASD 与肠道菌群的相关性。

二、肠道菌群导致 ASD 的可能发病机制

(一)肠道屏障

　　微生物菌群在人体肠道,可能通过免疫和神经元途径影响中枢神经元功能和行为。微生物菌群及其代谢物可以影响肠屏障完整性。ASD 中的生态失调与胃肠道的渗透性增加有关,肠道屏障完整性的破坏导致内毒素等细菌产物进入血液。例如,脂多糖(LPS)是革兰阴性细菌的细胞壁的主要成分,已经证明 LPS 可以改变神经元以及小胶质细胞活性,涉及情感控制的区域如杏仁核。在 ASD 中,LPS 血清水平与健康个体相比更高,并与社会障碍行为评分相关。除了细菌产物透过肠道屏障影响大脑区域,毒力因子或其他病原体在破坏肠道屏障的情况下,也可能影响大脑功能并产生炎症。在 ASD 中改善肠道上皮屏障可以减少微生物产物的进入并使肠 - 脑途径正常化。血脑屏障保护大脑免受病原体的浸润和有害物质进入脑实质,此屏障的完整性是大脑正常发育的必要条件。血脑屏障的发育有赖于正常的肠道屏障通透性与肠道微生物的协助。已经证实在无菌小鼠内,肠道菌群的缺乏使得血脑屏障渗透性增加,从而导致内皮紧张素结合分子表达减少。

(二)神经途径

　　肠道神经系统是一个非常复杂的网络,能独立调节胃肠功能,常被认为是我们的"第二

大脑"。肠道微生物菌群可以通过肠道神经系统传输信号或者通过迷走神经的传入纤维至中枢神经系统。研究已经证实,微生物菌群对于肠道神经系统的适当兴奋性是非常重要的。肠道神经和迷走神经为肠道和大脑提供了双向联系途径。给予小鼠益生菌可改善其抑郁行为,切断迷走神经能减轻益生菌的作用,表明迷走神经对肠道菌群和大脑之间的联系是必需的,它可能是肠道菌群对大脑功能影响的途径之一。有研究显示:微生物-肠-脑轴的神经元途径,在小鼠迷走神经中已经证实此途径与抗焦虑、抗抑郁和改变鼠李糖乳杆菌氨基丁酸受体密切相关。相比之下,抗生素诱导的微生物菌群的改变和小鼠相关的行为缺陷不依赖于迷走神经。在对患有癫痫的 ASD 患者的研究中,刺激迷走神经,除了减少发作频率外,还导致口头技能改善、心情和警觉性提高,暗示迷走神经可能通过"健康"的微生物组,在 ASD 患者中起到有益作用。给予小鼠益生菌可改善其抑郁行为,切断迷走神经能减轻益生菌的作用,表明迷走神经对肠道菌群和大脑之间的联系是重要的。

（三）神经递质

肠道细菌菌株可以产生单胺神经递质,如去甲肾上腺素（大肠埃希菌,芽孢杆菌属和酵母属）、多巴胺（芽孢杆菌属）、5-HT（念珠菌属、链球菌属、埃希菌属、肠球菌属）、GABA（乳杆菌属和双歧杆菌属）、乙酰胆碱（乳杆菌属）。微生物通过产生神经递质直接或通过肠道上皮细胞影响肠道神经系统。5-羟色胺在大脑中调节情绪和认知功能。有研究表明全血5-羟色胺水平与肠道症状有显著相关,能在 ASD 患者中观察到低度肠道炎症、血液高碱性血症和低水平 5-羟色胺合成。5-羟色胺由肠嗜铬上皮细胞和肠免疫细胞（肥大细胞和血小板）产生,在肠道炎症后导致运动、分泌、血管舒张和（血管）通透性增加等变化。这些肠道变化可导致功能性肠动力障碍、大便稠度、低度炎症和腹痛等问题。由于在炎症期间肠道中色氨酸增加,使脑中可获得的色氨酸减少。脑 5-羟色胺水平将降低,导致 ASD 患者情绪和认知功能障碍。事实上,在 ASD 患者饮食中色氨酸吸收减少也可能导致自闭症行为增加。此外,ASD 患者中的肠道生态失调能影响色氨酸的可用性和代谢。微生物间接调节色氨酸代谢和 5-羟色胺合成在无菌小鼠的研究中已得到证实。

（四）肠道免疫系统

在早期,肠道微生物菌群对于黏膜免疫系统发育非常重要,它是调节人体系统性免疫的最大的免疫器官。在 ASD 儿童中显示免疫球蛋白的血清水平 IgA、IgG 和 IgM 增加,并且对牛奶来源的变应原和总 IgE 具有特异性。在对食物过敏 ASD 儿童的研究中观察到,黏膜免疫耐受的持久缺失状态与微生物菌群组成的改变有关,如拟杆菌和肠杆菌的丰度增大。大多过敏都以 Th2 型免疫应答为特征,在 ASD 患者中可检测出高水平的 Th2 型细胞因子如 IL-4、IL-13,并且 TNF-β 水平下降。因此,ASD 患者肠道可能存在 T 细胞失衡紊乱。据推测,在过敏性恶化期间,促炎细胞因子以及肥大细胞介质能够触发肠神经元并通过迷走神经和脊神经的传入途径向中枢神经系统发出信号。最近,牛奶过敏性 Balb/c 小鼠表现出 ASD 样行为变化被证明与伴随着前额叶皮质中的多巴胺活性减少相关,利用短双歧杆菌和益生元纤维的膳食干预能恢复 ASD 患者扰乱的社会行为,同时减少血脑屏障通透性。有研究已经证明,除了减少胃肠道问题之外,麸质和（或）无牛奶的饮食也可改善 ASD 患者的行为。总之,与遗传倾向一起,食物相关的过敏性免疫激活可能加剧 ASD 行为异常。

三、基于肠道菌群对于孤独症的干预

近年来,有研究者使用抗生素治疗 ASD,但结果有时变得更糟糕,但也有在最低剂量使

用万古霉素后,ASD 行为症状得到改善,米诺环素也能减少炎症和血脑屏障的损伤。益生菌治疗进展颇为有效。瑞士乳杆菌和长双歧杆菌组合能阻止和干扰心肌梗死后的发展,改善 ASD 患者社会行为缺失和保护肠道屏障完整性。用人类脆弱拟杆菌口服处理小鼠模型后发现,相关的肠道渗透性改善,肠道的微生物菌群构成也发生变化。这些改变在人体均能使 ASD 患者改善交际和刻板印象行为的缺陷。粪便微生物移植这一治疗手段还在研究中,首次研究发表于 2011 年,该研究表明粪便微生物移植可以改变小鼠的行为。另一项研究表明,无菌小鼠的社会行为缺陷可在常规细菌定植后被改变,并发现小球菌对正常社会行为的形成、发展至关重要。目前,有一项临床研究正在进行中,7~17 岁的儿童将接受万古霉素治疗以消耗定植细菌,然后进行粪便微生物移植。

综上所述,目前的研究已经证实孤独症和肠道菌群密切相关,未来的研究还需要更多的样本进行更科学的分层设计来进一步验证其内在的联系。在 ASD 管理方面也需要结合治疗考虑更多因素,如临床接受性、医学营养性等,从而找到新的临床治疗方案。

（林　萍）

参 考 文 献

［1］万玉美,胡强,李婷,等. 中国儿童孤独症谱系障碍患病率的系统综述. Shanghai Archives of Psychiatry, 2013, 24（2）: 70-80.

［2］Goldson E. Advances in Autism—2016. Adv Pediatr, 2016, 63（1）: 333-355.

［3］Guarner F, Malagelada JR. Gut flora in health and disease. The Lancet, 2003, 361（9356）: 512-519.

［4］Mosher KI, Wyss-Coray T. Go with your gut: microbiota meet microglia. Nature Neuroscience, 2015, 18（7）: 930-931.

［5］Alcock J, Maley CC, Aktipis CA. Is eating behavior manipulated by the gastrointestinal microbiota? Evolutionary pressures and potential mechanisms. Bioessays, 2014, 36: 940-949.

［6］Emond A, Emmett P, Steer C, et al. Feeding Symptoms, Dietary Patterns, and Growth inYoung Children With Autism Spectrum Disorders. Pediatrics, 2010, 126（2）: 337-342.

［7］Tomova A, Husarova V, Lakatosova S. et al. Gastrointestinal microbiota in children with autism in Slovakia. Physiology & Behavior, 2015, 138, 179-187.

［8］Kang DW, Park JG, Ilhan ZE, et al. Reduced Incidence of Prevotellaand Other Fermentersin Intestinal Microflora of Autistic Children. PLoS One, 2013, 8（7）: e68322.

［9］Wu GD, Chen J, Hoffmann C, et al. Linking long-term dietary patterns with gut microbial enterotypes. Science, 2011, 334（6052）: 105-108.

［10］Sicca F, Imbrici P, D'Adamo MC, et al. Autism with seizures and intellectual disability: possible causative role of gain-of-function of the inwardly-rectifying K+channel Kir4.1. Neurobiol Dis, 2011, 43（1）: 239-247.

［11］Martirosian G, Ekiel A, Aptekorz M, et al. Fecal lactoferrin and Clostridium spp. in stools of autistic children. Anaerobe, 2011, 17（1）, 43-45.

［12］Tomova A, Husarova V, Lakatosova S, et al. Gastrointestinal microbiota in children with autism in Slovakia. Physiology & Behavior, 2015, 138, 179–187.

［13］ Wu GD, Chen J, Hoffmann C, et al. Linking long-term dietary patterns with gut microbial enterotypes. Science, 2011, 334（6052）: 105–108.

［14］ Kang DW, Park JG, Ilhan ZE, et al. Reduced Incidence of Prevotella and Other Fermentersin Intestinal Microflora of Autistic Children. PLoS One, 2013, 8（7）: e68322.

［15］ Audet MC, Jacobson-Pick S, Wann B, et al. Social defeat promotes specific cytokine variations within the prefrontal cortex upon subsequent aggressive orendotoxin challenges. Brain, Behavior, and Immunity, 2011, 25（6）, 1197–1205.

［16］ Emanuele E, Orsi P, Boso M, et al. Lowgrade endotoxemia in patients with severe autism. Neuroscience Letters, 2010, 471（3）, 162–165.

［17］ Braniste V, Al-Asmakh M, Kowal C. et al. The gut microbiota influences blood-brain barrier permeability in mice. Science Translational Medicine, 2014, 6（263）, 263ra158.

［18］ McVey Neufeld KA, Mao YK, Bienenstock J, et al. The microbiome is essential for normal gut intrinsic primary afferent neuron excitability in the mouse. Neurogastroenterology and Motility, 2013, 25（2）, 183–e88.

［19］ Bravo JA, Forsythe P, Chew MV, et al. Ingestion of Lactobacillus strain regulates emotional behavior and central GABA receptor expression in a mouse via the vagus nerve. Proceedings of the National Academy of Sciences of the United States of America, 2011, 108（38）, 16050–16055.

［20］ Bercik P, Denou E, Collins J, et al. The intestinal microbiota affect central levels of brain-derived neurotropic factor and behavior in mice. Gastroenterology, 2011, 141（2）, 599–609.

［21］ Park YD. The effects of vagus nerve stimulation therapy on patients with intractable seizures and either Landau-Kleffner syndrome or autism. Epilepsy & Behavior, 2003, 4（3）, 286–290.

［22］ Bravo JA, Forsythe P, Chew MV, et al. Ingestion of Lactobacillus strain regulates emotional behavior and central GABA receptor expression in a mouse via the vagus nerve. Proceedings of the National Academy of Sciences of the United States of Amer, 2011, 108（38）, 16050–16055.

［23］ Kraneveld AD, Szklany K, de Theije CG. Gut-to-Brain Axis in Autism Spectrum Disorders: Central Role for the Microbiome. Int Rev Neurobiol, 2016, 131: 263–287.

［24］ Marler S, Ferguson BJ, Lee EB, et al. Brief report: Whole blood serotonin levels and gastrointestinal symptoms inautism spectrum disorder. Journal of Autism and Developmental Disorders, 2016, 46（3）, 1124–1130.

［25］ Wikoff WR, Anfora AT, Liu J, et al. Metabolomics analysis reveals large effects of gut microflora on mammalian blood metabolites. Proceedings of the National Academy of Sciences of the United States of America, 2009, 106（10）, 3698–3703.

［26］ Bunyavanich S, Shen N, Grishin A, et al. Early-life gut microbiome composition and milk allergy resolution. The Journal of Allergy and Clinical Immunology, 2016, 138（4）: 1122–1130.

［27］ Arseneault-Breard J, Rondeau I, Gilbert K, et al. Combination of Lactobacillus helveticus

R0052 and Bifidobacterium longum R0175 reduces post-myocardial infarction depression symptoms and restores intestinal permeability in a rat model. The British Journal of Nutrition, 2012, 107（12）: 1793–1799.

［28］de Theije CG, Wu J. Autistic-like behavioural and neurochemical changes in a mouse model of food allergy. Behavioural Brain Research, 2014, 261: 265–274.

［29］Rodakis J. An n¼1 case report of a child with autism improving on antibiotics and a father's quest to understand what it may mean. Microbial Ecology in Health and Disease, 2015, 26: 26382.

［30］Kumar H, Sharma B. Minocycline ameliorates prenatal valproic acid induced autistic behaviour, biochemistry and blood brain barrier impairments in rats. Brain Research, 2016, 1630: 83–97.

［31］Hsiao EY, McBride SW, Hsien S, et al. Microbiota modulate behavioral and physiological abnormalities associated with neurodevelopmental disorders. Cell, 2013, 155（7）: 1451–1463.

［32］Bercik P, Denou E, Collins J, et al. The intestinal microbiota affect central levels of brain-derived neurotropic factor and behavior in mice. Gastroenterology, 2011, 141（2）: 599–609.

［33］Desbonnet L, Clarke G, Shanahan F, et al. Microbiota is essential for social development in the mouse. Molecular Psychiatry, 2014, 19（2）: 146–148.

［34］Desbonnet L, Clarke G, Shanahan F, et al. Microbiota is essential for social development in the mouse. Molecular Psychiatry, 2014, 19（2）: 146–148.

［35］Adams JB. Treating gastrointestinal problems in children with autism using Beneficial Bacteria Treatment（BBT）. Arizona State University, 2015. https://clinicaltrials.gov/ct2/show/record/NCT02504554.

第 21 章 消化道微生物组与阿尔茨海默病

阿尔茨海默病（Alzheimer disease，AD）是痴呆最常见的病因，是一种以进行性记忆减退、认知、执行功能障碍等神经精神症状为特征的神经退行性疾病，常起病于老年或老年前期，影响患者的日常生活能力。据估计，全世界约有 2400 万 ~4000 万 AD 患者，2050 年时全球患病人数将翻 4 倍。AD 的诊断标准和分类参见《美国精神障碍诊断与统计手册（第五版）》（Diagnostic and Statistical Manual of Mental Disorders，Fifth Edition，DSM–V），美国国立神经病、语言交流障碍和卒中研究所 – 老年性痴呆及相关疾病学会（National Institute of Neurological and Communicative Disorders and Stroke and the Alzheimer Disease and Related Disorders Association，NINCDS–ADRDA）。目前，AD 的前驱期——轻度认知功能损害（mild cognitive impairment，MCI）也越来越受到关注。AD 的特征性病理变化包括：老年斑（senile plaque，SP）—β– 淀粉样蛋白（beta amyloid，Aβ）沉积和神经纤维缠结（neurofibrillary tangling，NFT）—Tau 蛋白，神经元变性缺失，此外，还伴随炎症及血管改变。

AD 的发生发展非常复杂，目前主流观点认为是基因与环境因素共同作用的结果，其病理生理机制还未完全明确。目前认为，AD 核心病理生理机制假说围绕 Aβ 沉积和神经炎症展开。①淀粉样前体蛋白（amyloid-β precursor protein，APP）经 β– 分泌酶和 γ– 分泌酶水解生成 Aβ，Aβ 沉积可引起 Tau 蛋白过度磷酸化、突触功能紊乱、造成神经元变性、缺失及神经环路的改变，最终导致痴呆。随着年龄增长，宿主肠屏障及血脑屏障（blood-brain barrier，BBB）功能减弱导致的菌群移位、肠道微生物组的分泌物及代谢产物进入内环境，可能影响宿主中枢神经系统（central nervous system，CNS）中 Aβ 沉积。② CNS 的神经炎症及其诱发的氧化应激（oxidative stress，OS）与氮化应激（nitrosative stress，NS）可损伤神经元，参与轻度认知功能损害到 AD 的转变。而异常的免疫应答又导致 Aβ 的沉积，进一步促进着 AD 的进展。肠道微生物组可能通过参与免疫调控、诱发 CNS 自身免疫反应等机制，影响 AD 的发生发展。

随着肠 – 脑轴（gut-brain axis，GBA）相关研究的日益深入，消化道微生物组在神经发育及老化相关的退行性病变过程中发挥的重要作用逐渐被认识。本章将阐述肠道微生物组在 AD 发病中的作用，并介绍肠道微生物组干预治疗 AD 的研究成果。

一、消化道微生物组与认知行为

在动物及人体试验中，已有诸多证据表明，消化道微生物组改变可以影响认知行为功能：

（一）无菌（germ-free，GF）

小鼠存在非空间记忆及工作记忆功能缺陷，并伴随海马脑源性神经营养因子（brain-derived neurotrophic factor，BDNF）及 c-Fos 表达减低，提示正常消化道微生物组参与宿主的海马依赖性记忆功能。

（二）益生菌可以改变脑区代谢活性，改善认知行为功能

如长双歧杆菌 1714 可提高 BALB/c 焦虑敏感型小鼠的学习和记忆能力。健康女性食

162

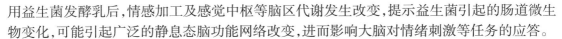

用益生菌发酵乳后,情感加工及感觉中枢等脑区代谢发生改变,提示益生菌引起的肠道微生物变化,可能引起广泛的静息态脑功能网络改变,进而影响大脑对情绪刺激等任务的应答。

（三）抗生素、致病菌等诱发的肠道菌群紊乱可引起认知功能减退

氨苄西林可以改变肠道菌群,引起 SD 大鼠空间记忆减退。小鼠感染鼠类柠檬酸杆菌后,肠道菌群发生改变,若同时遭受急性应激,可出现记忆减退,而上述改变可以通过益生菌预防和恢复。

（四）饮食等环境因素导致的肠道菌群改变也影响认知行为

有研究表明,从高脂饮食小鼠中获取粪便及其肠道菌,移植入经抗生素处理的正常饮食小鼠体内后,受体小鼠出现认知行为紊乱。

因此推测肠道微生物组可能与 AD 中的认知功能减退相关。

二、消化道微生物组参与 AD 的病理生理机制

消化道微生物组改变、肠屏障功能减退——"肠漏"、宿主免疫异常应答及其之间的相互作用等共同参与 AD 病理生理机制。

（一）消化道微生物组 –Aβ–AD

异常的 Aβ 生成、折叠、聚集以及清除减低是 AD 的特征性病理变化。消化道微生物组可通过以下机制参与 Aβ 沉积:

（1）微生物分泌淀粉样蛋白是一种普遍现象,因此人体各个系统包括 CNS 都面临着潜在的淀粉样蛋白负荷,尤其是随着年龄增长,在肠屏障及 BBB 功能减低的情况下,这部分淀粉样蛋白可能在 Aβ 沉积中发挥作用。有证据表明 AD 中的 Aβ 和 Tau 蛋白,与朊病毒的自我复制相似,可以将错误折叠从一个脑区传播到其他脑区,甚至从一个宿主传播至其他潜在宿主,并形成 SP、NFT 等病理改变。而来自微生物的淀粉样蛋白与 CNS 中的 Aβ 在结构与免疫原性方面有诸多相似之处,且微生物淀粉样蛋白含有与动物朊蛋白相似的重复序列。因此有假说认为,微生物来源的淀粉样蛋白交叉接种进入宿主后,就可以启动宿主蛋白的错误折叠和聚集,造成 Aβ 沉积,参与 AD。此外,微生物淀粉样蛋白还可能通过占用分子伴侣,增加错误折叠的几率。

（2）有研究认为 Aβ 并非只是病理产物,而是固有免疫系统中一种未被认识的抗菌肽（antimicrobial peptide, AMP）,具有抗菌作用。细胞及 AD 动物模型中,Aβ 可通过肝素结合域与多种微生物表面受体结合,进一步引起 Aβ 聚集,形成原细纤维,防止微生物黏附,介导微生物聚集,最终辅助微生物的吞噬清除,发挥抗真菌、抗细菌作用,并提高感染动物的存活率。有证据表明,其抗菌作用与典型 AMP——LL-37 不相上下。因此,肠道菌群可能通过激活固有免疫应答,诱发 AMP——Aβ 的生成与聚集。此外,与 Aβ 参与 AD 一致,典型 AMP 代谢异常时也会出现细胞毒性作用,参与疾病发生。

（二）消化道微生物组 – 神经炎症 –AD

许多研究表明,有的老年人 CNS 中存在 Aβ 沉积,但没有痴呆临床表现。因此有假说认为,是异常的 CNS 免疫应答及其造成的神经炎症导致了痴呆的发生,而 Aβ 沉积、炎症相关基因变异以及环境因素等均参与诱发异常 CNS 免疫应答。消化道微生物组可通过以下机制参与神经炎症:

（1）肠道菌群可以参与免疫调控,不同菌株对宿主免疫有不同的影响,如许多梭状芽孢杆菌菌株可增强 Treg 细胞功能,上调 IL-10、ICOS 表达,发挥抗炎作用;而百岁老人血浆中

促炎因子 IL-6、IL-8 水平上调,且与变形菌含量呈正相关,与产丁酸盐细菌呈负相关。年龄增长伴随的肠道菌群及其代谢产物改变可能通过引起免疫紊乱与 OS,参与"炎性衰老"与神经炎症反应,而"炎性衰老"是多种年龄相关疾病的基础变化,包括 AD。

（2）微生物及其代谢产物可调节小胶质细胞功能,参与 CNS 免疫应答。例如菌膜相关淀粉样蛋白及 LPS 等可通过 TLR-2、CD14 直接激活小胶质细胞,小胶质细胞激活后存在不同表型:有的表型可释放大量促炎细胞因子,形成慢性炎症,并产生 OS 与 NS,造成神经元结构和功能损伤,成为不利因素;有的表型则释放抗炎细胞因子,且吞噬能力较强,可加速 Aβ 清除,成为保护性因素。除了直接激活小胶质细胞,有研究表明,无菌小鼠中小胶质细胞的形态功能异常可以通过补充短链脂肪酸（short-chain fatty acid, SCFA）恢复,说明肠道菌群生成的 SCFA 可能参与调节小胶质细胞功能。微生物及其代谢产物对小胶质细胞不同表型诱导及转化有何影响及其分子机制,值得进一步研究。

（3）微生物还可以通过诱发 CNS 自身免疫反应参与 AD。微生物及其代谢产物可诱发炎症反应,产生 OS 与 NS,而 OS 与 NS 可以改变生物膜及蛋白结构,促进新抗原决定簇形成,诱发自身免疫反应。除此之外,由于分子模拟机制,微生物某些抗原表位与宿主相似,可以引起交叉免疫反应,诱发 CNS 自身免疫应答。例如,线粒体来源于细菌,通过内共生关系逐渐进化为真核细胞的细胞器,因此,菌群抗原物质诱发的抗体可能通过交叉反应,影响线粒体功能,造成神经损害,改变认知功能。

（三）其他

消化道微生物组除了通过上述机制参与 AD 外,还可能通过影响脑血管、神经递质、肠内及肠外感染等,参与 AD 的发生发展。

1. 消化道微生物组 - 脑血管 -AD　血管因素可通过引起 CNS 低灌注、BBB 功能不全等,影响 APP 加工、Aβ 和 Tau 蛋白转运清除过程,促进神经毒物在 CNS 的积累及炎症反应,直接或间接损伤神经组织。同时,Aβ 沉积可造成淀粉样脑血管病,构成 Aβ 沉积与脑血管损伤的恶性循环。正常肠道菌群参与调控 BBB 内皮紧密连接蛋白表达,GF 小鼠 BBB 通透性升高,而添加产 SCFA 菌株后其 BBB 通透性降低。据此推测肠道菌群生成的 SCFA 可能通过紧密连接参与维持 BBB 完整性,降低 AD 风险。此外,肠道微生物组与诸多累积心血管的疾病相关,如肥胖、2 型糖尿病等,这也提示肠道微生物组可能通过影响脑血管参与 AD。

2. 消化道微生物组 - 神经递质 -AD　γ- 氨基丁酸（GABA）是人体 CNS 中主要的抑制类神经递质,AD 患者多个脑区 GABA 及 GABA 受体含量显著降低,其信号通路异常可能通过影响 CNS 兴奋 - 抑制平衡、增加 Aβ 神经毒性等,参与 AD 中认知行为功能减退。人体肠道乳杆菌与双歧杆菌可生成大量 GABA,可能影响 CNS 中 GABA 信号通路,参与 AD 发生。肠道菌群生成信号分子的易位通路还需要进一步探究。

AD 相关脑区改变主要集中在海马、杏仁核以及额叶,这些脑区的功能与 5-HT 密切相关。有证据表明,长期使用选择性 5-HT 再摄取抑制剂可以减少 AD 小鼠模型与认知正常个体 CNS 中 Aβ 负荷及 SP 含量,其机制可能与 5-HT 受体激活后 APP 加工过程改变有关。而肠道微生物组可影响大脑中 5-HT 前体色氨酸的水平,参与 5-HT 的生物合成。因此,肠道菌群改变可能通过参与 5-HT 生物合成,影响 AD 进展。

3. 消化道微生物组 - 感染 -AD　研究表明,多种肠内、肠外微生物感染与 AD 相关。以单纯疱疹病毒 -1 型（herpes simplex virus-1, HSV-1）为例,HSV-1 是 AD 的危险因素之一,可长期潜伏于人体神经系统,在免疫功能减退时重新进入活动状态。HSV-1 可能通过调控 APP 加工过程,影响 Aβ 生成。有证据提示,90% 的 SP 中存在 HSV-1DNA;老鼠、细胞感染 HSV-1 后,出现 SP 和 NFT 病理变化;而抗病毒药物能够阻止 HSV-1 引起的 Aβ 和 Tau 蛋白异常;人体产生的 HSV-1 抗体可降低 HSV-1 活动性,其滴度与 AD 患者大脑灰质体积呈正相关;同时,HSV-1 可以促进 miRNA-146a 表达,改变固有免疫应答,而 miRNA-146a 升高也特异性见于 AD 相关脑区。除 HSV-1 外,与 AD 相关的微生物还包括肺炎衣原体、真菌、刚地弓形虫、幽门螺杆菌(Helicobacter pylori,Hp)、HCV、CMV、HIV 等,而以上微生物影响 AD 的具体机制还有待进一步探究。除了单一病原体感染,感染负荷也与认知功能减退相关。消化道微生物组可以通过形成肠道生物屏障、参与免疫调控,影响宿主对外源微生物的免疫应答。肠道菌群紊乱可能减低宿主免疫功能,增加上述微生物的感染风险,并通过增加宿主感染负荷,诱发 AMP——Aβ 的生成,直接或间接参与 AD。

除此之外,脑源性神经营养因子(brain derived neuotrophic factor,BDNF)可作用于神经元,促进神经生长、分化,调节突触可塑性,参与环路生成并影响认知功能。AD 患者 CNS 与血浆 BDNF 均低于健康对照,而 GF 小鼠海马及皮质的 BDNF 水平降低,且其 BDNF 降低程度与进行性认知障碍相关。据此推测,正常肠道菌群参与 BDNF 的正常表达,反之,肠道菌群紊乱可能影响 BDNF 表达,促进 AD 发生。虽然目前的研究结果尚存争议,但许多研究认为食物中多元酚、不饱和脂肪酸等抗氧化物质可能通过发挥抗炎作用、减少 OS 和 NS 导致的神经损伤、保护脑血管,从而降低 AD 风险。而肠道菌群在多元酚及其他抗氧化物质的吸收、代谢过程中发挥重要作用,可影响其生物利用度及生物活性,进而影响 AD 发生发展。

三、AD 中消化道微生物组改变的原因

当宿主生理状态或外界环境发生变化时,肠道菌群的数量、多样性、种属比例等可能因此改变,AD 患者消化道微生物组改变的原因无外乎以下几条:①年龄。年龄是 AD 最重要的危险因素。随年龄增长,肠道微生物多样性、稳定性减低,同时伴随种属比例改变。年龄相关的消化道功能减弱、饮食改变、药物应用等,均参与菌群改变。而肠道菌群及其代谢产物改变又可参与“炎性衰老”,打破微生物组与免疫防御的平衡,引起肠黏膜持续性低度炎症,改变肠壁通透性,进一步影响肠道微生物组的组成及多样性,形成恶性循环。②饮食、药物等环境因素。③宿主基因型等遗传因素。宿主遗传特性可以通过影响食物偏好、免疫应答、肠道理化环境等因素,参与消化道微生物组改变。例如 APOE4 基因是 AD 的危险因素之一,同时与胆汁分泌相关,可能通过改变肠腔化学环境,影响肠道菌群生长。但目前 APOE 基因型与肠道微生物组之间的关系还未见报道。④精神心理因素。精神心理因素可以通过影响宿主摄食、免疫应答、神经功能等,参与消化道微生物组改变。

事实上,消化道微生物组改变可能既是 AD 发生发展的原因,也是 AD 的结果。AD 中,皮层功能的改变可能通过复杂的作用影响全身和消化道局部的神经、免疫功能,从而引起菌群改变,形成恶性循环。

四、预防与治疗 AD 的基础及临床进展

消化道微生物组在 AD 发生发展中发挥一定作用,因此改善微生物组可能成为 AD 的预防、治疗手段。而事实上,目前尚缺乏干预消化道微生物组预防及治疗 AD 的研究。

（一）微生物制剂

一项研究表明,摄入植物戊糖乳杆菌(C29)5 周,可显著改善老化小鼠模型的记忆减退

症状、提高其海马 BDNF 水平。但上述实验并未检测老化小鼠模型 CNS 中是否存在 Aβ 沉积及其含量改变,益生菌 C29 能否改善 AD 小鼠认知功能,还需要进一步研究。

（二）抗生素

Hp 感染与 AD 相关,一项临床试验提示三联根除治疗(奥美拉唑、克拉霉素、阿莫西林)后,Hp 成功根除的 AD 患者其认知功能较未成功根除患者改善。

据报道,米诺环素可透过 BBB,在 AD 等多种 CNS 疾病中具有神经保护作用,虽然多数报道认为米诺环素的神经保护作用是通过其小胶质细胞调控介导的,但不可否认,米诺环素是一种抗生素,可以同时影响革兰阳性与革兰阴性细菌。此外,多西环素也是一种四环素类抗生素,可延缓 AD 黑腹果蝇模型运动功能减退,并减少 Aβ 造成的眼毒性。要验证上述抗生素的神经保护作用是否由改变肠道菌群介导,还需要更深入的探究。

（三）饮食

诸多研究表明,长期地中海饮食(mediterranean diet, MD)可有效降低 AD 发病风险。过去通常用 MD 富含不饱和脂肪酸、多元酚来解释这一作用,随着肠道微生物组与 AD 病理生理机制研究的深入,有猜想认为 MD 可能通过影响肠道菌群,预防 AD。有证据表明,MD 可改变肠道菌群组成,提高纤维素降解菌群(如普雷沃菌属)比例,提高宿主粪便中 SCFA 含量,并降低系统炎症。而 SCFA 参与调控的 BBB 通透性、系统炎症水平均与 AD 密切相关。芬兰一项调查显示,中年时期每天喝 3~5 杯咖啡可有效降低老年时期 AD 风险。咖啡富含抗氧化物质多元酚,可以减少自由基造成的神经损害,但其生物利用度及生物活性直接受肠道菌群影响;且咖啡可以降低肠道厚壁菌与拟杆菌比例,降低系统炎症水平。MD 与咖啡预防 AD 的作用是否与肠道菌群有关仍需要进一步研究。

五、总结与展望

消化道微生物组参与 AD 的许多机制仍处于假说阶段,具体的通路与分子机制还有待进一步阐明与验证。此外,由于肠道微生物组数量巨大、分析手段有限,且老年人菌群个体差异大,迄今尚无具有共识意义的 AD 消化道微生物组种属改变模式。而改善肠道微生物组能否为 AD 的临床干预开拓新路径,仍需探索。

（李春波　杨壁西）

参 考 文 献

[1] Prince M, Bryce R, Albanese E, et al. The global prevalence of dementia: a systematic review and metaanalysis. Alzheimers Dement, 2013, 9（1）: 63–75.e2.

[2] Griffin WS. Neuroinflammatory cytokine signaling and Alzheimer's disease. N Engl J Med, 2013, 368: 770–771.

[3] Heneka MT, Carson MJ, El Khoury J et al. Neuroinflammation in Alzheimer's disease. Lancet Neurol, 2015, 14: 388–405

[4] Smith MA, Perry G, Richey PL, et al. Oxidative damage in Alzheimer's. Nature, 1996, 382（6587）: 120–121.

[5] Gareau MG, Wine E, Rodrigues DM, et al. Bacterial infection causes stress-induced memory dysfunction in mice. Gut, 2011, 60（3）: 307–317.

［6］ Savignac HM, Tramullas M, Kiely B, et al. Bifidobacteria modulate cognitive processes in an anxious mouse strain. Behav Brain Res, 2015, 287: 59–72.

［7］ Tillisch K, Labus J, Kilpatrick L, et al. Consumption of fermented milk product with probiotic modulates brain activity. Gastroenterology, 2013, 144（7）: 1394–1401

［8］ Wang T, Hu X, Liang S, et al. Lactobacillus fermentum NS9 restores the antibiotic induced physiological and psychological abnormalities in rats. Benef Microbes, 2015, 6（5）: 707–717.

［9］ Bruce-Keller AJ, Salbaum JM, Luo M, et al. Obese-type gut microbiota induce neurobehavioral changes in the absence of obesity. Biol Psychiatry, 2015, 77（7）: 607–615.

［10］ Lewis J, Dickson DW. Propagation of tau pathology: hypotheses, discoveries, and yet unresolved questions from experimental and human brain studies. Acta Neuropathol, 2016, 131（1）: 27–48.

［11］ Jucker M, Walker LC. Self-propagation of pathogenic protein aggregates in neurodegenerative diseases. Nature, 2013, 501（7465）: 45–51.

［12］ Cherny I, Rockah L, Levy-Nissenbaum O, et al. The formation of Escherichia coli curli amyloid fibrils is mediated by prion-like peptide repeats. J Mol Biol, 2005, 352（2）: 245–252.

［13］ Friedland RP. Mechanisms of molecular mimicry involving the microbiota in neurodegeneration. J Alzheimers Dis, 2015, 45（2）: 349–362.

［14］ Spitzer P, Condic M, Herrmann M, et al. Amyloidogenic amyloid-β-peptide variants induce microbial agglutination and exert antimicrobial activity. Sci Rep, 2016, 6: 32228. doi: 10.1038/srep32228.

［15］ Kumar DK, Choi SH, Washicosky KJ, et al. Amyloid-β peptide protects against microbial infection in mouse and worm models of Alzheimer's disease. Sci Transl Med, 2016, 8（340）: 340ra72.

［16］ Soscia SJ, Kirby JE, Washicosky KJ, et al. The Alzheimer's disease-associated amyloid beta-protein is an antimicrobial peptide. PLoS One, 2010, 5（3）: e9505.

［17］ Strooper BD, Karran E. The Cellular Phase of Alzheimer's Disease. Cell, 2016, 164（4）: 603–615.

［18］ Atarashi K, Tanoue T, Oshima K, et al. Treg induction by a rationally selected mixture of Clostridia strains from the human microbiota. Nature, 2013, 500（7461）: 232–236.

［19］ Biagi E, Nylund L, Candela M, et al. Through ageing, and beyond: gut microbiota and inflammatory status in seniors and centenarians. PLoS One, 2010, 5（5）: e10667.

［20］ Köhler CA, Maes M, Slyepchenko A, et al. The gut-brain axis, including the microbiome, leaky gut and bacterial translocation: mechanisms and pathophysiological role in Alzheimer's disease. Curr Pharm Des, 2016, 22（40）: 6152–6166.

［21］ Rogers GB, Keating DJ, Young RL, et al. From gut dysbiosis to altered brain function and mental illness: mechanisms and pathways. Mol Psychiatry, 2016, 21（6）: 738–748.

［22］ Perry VH, Holmes C. Microglial priming in neurodegenerative disease. Nat Rev Neurol, 2014, 10（4）: 217–224.

［23］ Erny D, Hrabě de Angelis AL, et al. Host microbiota constantly control maturation and function of microglia in the CNS. Nat Neurosci, 2015, 18 (7): 965–977.

[24] Berer K, Krishnamoorthy G. Commensal gut flora and brain autoimmunity: a love or hate affair? Acta Neuropathol, 2012, 123 (5): 639–651.

[25] Hornig M. The role of microbes and autoimmunity in the pathogenesis of neuropsychiatric illness. Curr Opin Rheumatol, 2013, 25 (4): 488–795.

[26] Bhattacharjee S, Lukiw WJ. Alzheimer's disease and the microbiome. Front Cell Neurosci, 2013, 7: 153.

[27] Tarasoff-Conway JM, Carare RO, Osorio RS, et al. Clearance systems in the brain-implications for Alzheimer disease. Nat Rev Neurol, 2015 , 11 (8): 457–470.

[28] Winkler EA, Sagare AP, Zlokovic BV. The pericyte: a forgotten cell type with important implications for Alzheimer's disease? Brain Pathol, 2014, 24 (4): 371–386.

[29] Zlokovic, BV. Neurovascular pathways to neurodegeneration in Alzheimer's disease and other disorders. Nat Rev Neurosci, 2011, 12 (12): 723–738.

[30] Braniste V, Al-Asmakh M, Kowal C, et al. The gut microbiota influences blood-brain barrier permeability in mice. Sci Transl Med, 2014, 6 (263): 263ra158.

[31] Solas M, Puerta E, Ramirez MJ. Treatment options in Alzheimer's disease: the GABA story. Curr Pharm Des, 2015, 21 (34): 4960–4971.

[32] Barrett E, Ross RP, O'Toole PW, et al. gamma-Aminobutyric acid production by culturable bacteria from the human intestine. J Appl Microbiol, 2012, 113 (2): 411–417.

[33] Cirrito JR, Disabato BM, Restivo JL, et al. Serotonin signaling is associated with lower amyloid-beta levels and plaques in transgenic mice and humans. Proc Natl Acad Sci U S A, 2011, 108 (36): 14968–14973.

[34] Matsumoto M, Kibe R, Ooga T, et al. Cerebral low-molecular metabolites influenced by intestinal microbiota: a pilot study. Front Syst Neurosci, 2013, 7: 9.

[35] Hu X, Wang T, Jin F. Alzheimer's disease and gut microbiota. Sci China Life Sci, 2016, 59 (10): 1006–1023.

[36] Hill JM, Clement C, Pogue AI, et al. Pathogenic microbes, the microbiome, and Alzheimer's disease. Front Aging Neurosci, 2014, 6: 127.

[37] Wozniak MA, Frost AL, Preston CM, et al. Antivirals reduce the formation of key Alzheimer's disease molecules in cell cultures acutely infected with herpes simplex virus type 1. PLoS One, 2011, 6 (10): e25152.

[38] Wozniak MA, Mee AP, Itzhaki RF. Herpes simplex virus type 1 DNA is located within Alzheimer's disease amyloid plaques. J Pathol, 2009, 217 (1): 131–138. doi: 10.1002/path.2449.

[39] Mancuso R, Baglio F, Cabinio M, et al. Titers of HSV-1 antibodies correlate with grey matter volumes in AD. J Alzheimers Dis, 2014, 38 (4): 741–745.

[40] Katan M, Moon YP, Paik MC, et al. Infectious burden and cognitive function The Northern Manhattan Study. Neurology, 2013, 80 (13): 1209–1215.

[41] Lu B, Nagappan G, Guan X, et al. BDNF-based synaptic repair as a disease modifying strategy for neurodegenerative diseases. Nat Rev Neurosci, 2013, 14 (6): 401–416.

［42］Carlino D, De Vanna M, Tongiorgi E. Is altered BDNF biosynthesis a general feature in patients with cognitive dysfunctions? Neuroscientist, 2013, 19（4）: 345-353.

［43］Diaz Heijtz R, Wang S, Anuar F, et al. Normal gut microbiota modulates brain development and behavior. Proc Natl Acad Sci U S A, 2011, 108（7）: 3047-3052.

［44］Moco S, Martin FP, Rezzi S. Metabolomics view on gut microbiome modulation by polyphenol-rich foods. J Proteome Res, 2012, 11（10）: 4781-4790.

［45］Caracciolo B, Xu W, Collins S, et al. Cognitive decline, dietary factors and gut-brain interactions. Mech Ageing Dev, 2014, 136-137: 59-69.

［46］Wang D, Ho L, Faith J. Role of intestinal microbiota in the generation of polyphenol-derived phenolic acid mediated attenuation of Alzheimer's disease β-amyloid oligomerization. Mol Nutr Food Res, 2015, 59（6）: 1025-1040.

［47］Claesson MJ, Cusack S, O'Sullivan O, et al. Composition, variability, and temporal stability of the intestinal microbiota of the elderly. Proc Natl Acad Sci U S A, 2011, 108 Suppl 1: 4586-4591.

［48］Woo JY, Gu W, Kim KA. Lactobacillus pentosus var. plantarum C29 ameliorates memory impairment and inflammaging in a D-galactose-induced accelerated aging mouse model. Anaerobe, 2014, 27: 22-26.

［49］Kountouras J, Boziki M, Gavalas E, et al. Eradication of Helicobacter pylori may be beneficial in the management of Alzheimer's disease. J Neurol, 2009, 256（5）: 758-767.

［50］Dinan TG, Cryan JF. Microbes, Immunity, and Behavior: Psychoneuroimmunology Meets the Microbiome. Neuropsychopharmacology, 2017, 42（1）: 178-192.

［51］Costa R, Speretta E, Crowther DC, et al. Testing the therapeutic potential of doxycycline in a Drosophila melanogaster model of Alzheimer disease. J Biol Chem, 2011, 286（48）: 41647-41655.

［52］De Filippis F, Pellegrini N, Vannini L. High-level adherence to a Mediterranean diet beneficially impacts the gut microbiota and associated metabolome. Gut, 2016, 65（11）: 1812-1821.

［53］Marlow G, Ellett S, Ferguson IR, et al. Transcriptomics to study the effect of a Mediterranean-inspired diet on inflammation in Crohn's disease patients. Hum Genomics, 2013, 7: 24.

［54］Eskelinen MH, Ngandu T, Tuomilehto J, et al. Midlife coffee and tea drinking and the risk of late-life dementia: a population-based CAIDE study. J Alzheimers Dis, 2009, 16（1）: 85-91.

［55］Cowan TE, Palmnäs MS, Yang J, et al. Chronic coffeeconsumption in the diet-induced obese rat: impact on gut microbiotaand serum metabolomics. J Nutr Biochem, 2014 , 25（4）: 489-495.

第 22 章 消化道微生物组与肝癌

　　肝癌是一种恶性程度极高、预后极差的恶性肿瘤。全世界近一半的肝癌患者集中在中国,其病死率居我国所有肿瘤的第二位;我国每年有近 40 万新发肝癌病例,这些患者的医疗问题已成为医疗卫生事业的沉重负担。肝癌发病隐匿,绝大多数患者在出现临床症状后就医时已属晚期,丧失了治疗的良机。此外,至今肝癌的治疗还缺乏特异有效的手段,多种综合治疗手段应用的预后仍较差。因此,可以预计在较长一段时间内,早期诊断、早期干预是提高肝癌治疗效果、降低死亡率的最有效和可行的策略。此外,我国 80% 左右的肝癌患者乙型肝炎病毒(HBV)检测阳性,其发病亦常伴有"肝炎 – 肝硬化 – 肝癌"的慢性过程,向肝癌的恶性转归是慢性肝炎致死的主要原因。因此,延缓和阻断肝炎进展为肝癌,实现肝癌的早诊早治将为实现整体降低我国病毒性肝炎死亡率的目标做出重要贡献。

　　目前,肝癌"癌变"的分子机制仍不清楚。众所周知肝癌的发生是多因素、多阶段、多基因相互作用的结果,包括病毒感染、致癌物的作用、癌基因的激活和抑癌基因的失活、细胞的凋亡和增殖调节失控等。近年来,随着高通量测序技术的广泛应用,宏基因组学和人体微生物组学研究得到了长足的发展,特别是其在肝癌发生、发展、转归中的生物学功能也逐渐为大家所认识。本章我们将对其中的新进展和新理论进行简要的介绍。

一、人体微生物组(肠道菌群)和肝癌发生

　　微生物对于肝硬化和肝恶性转化的影响是肝脏病学界一个讨论已久的问题。肝脏中的淋巴细胞很大一部分是稳定性自然杀手细胞(iNKT),可以占到淋巴细胞总数的 15% 左右。iNKT 可以识别的特异性抗原是微生物细胞壁结构中的鞘糖脂,由此可以看出 iNKT 细胞在微生物和宿主人体的相互作用中扮演着重要角色。先前的研究表明 iNKT 细胞在肝脏纤维化和肝癌的发生中有着重要的作用。在肠道微生物缺失的条件下,iNKT 细胞的作用受到很大损害,从而导致肝脏稳态被打破,由此不难推测肠道菌群的紊乱会对肝癌的发生起到促进的作用。除此之外,化学元素砷在肝脏中的致癌作用也被最近的研究证明其主要机制是干扰了肠道微生物的稳态。见图 22-1(见文末彩图)。

　　我们已经发现微生物产物和病原体关联分子模式(pathogen-associated molecular pattern, PAMP)可以诱发肝脏炎症反应进而恶变。肠道微生物产生的内毒素(LPS)就是其中的一种。研究表明广泛分布于各种肝脏细胞表面的 Toll 样受体 4(TLR-4)正是 LPS 的特异性识别受体。在小鼠实验中我们发现,小鼠体内的肝癌组织有一种 TLR-4 依赖性的特性,进一步证明了肠道内微生物群会促进肝癌的发生。该研究中还指出,在肝脏慢性损伤背景下肝癌组织的生长取决于肠道微生物群和 TLR-4 受体(分布于健康组织的肝细胞和肝星状细胞)的激活。然而也有人认为库普弗细胞在肝癌发生中起到更重要的作用。他们的研究发现 TLR-4 受体激动剂主要作用于库普弗细胞表面分布的 TLR-4 并诱导产生 TNF-α 和 IL-6,而这两种分子恰好可以促进肝癌的发生。

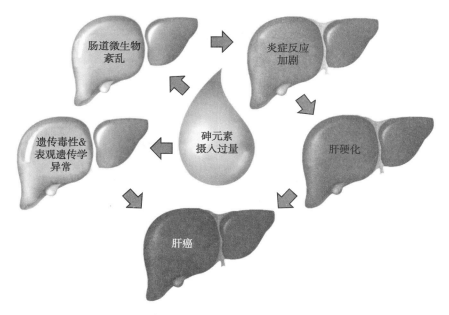

图 22-1　砷诱导肝损伤进展为肝硬化、肝癌过程图

二、人体微生物组（肠道菌群）和肝癌进展

肠道内微生物能够诱导肝癌发生，据此我们推测其会对已存在肝癌组织的发展起到促进作用。国外的一项研究就把重点放在了这一问题上。他们研究了肝螺杆菌（*Helicobacter hepaticus*，小鼠肠道内微生物，已被证明可诱发肝癌）对由黄曲霉素 B1 和肝炎病毒诱发的肝癌组织的作用。其实验假说为菌群移位到肝脏所引起的炎症级联反应是促进肿瘤发展的主要机制，而得到的实验结果却截然相反。实验结果发现并没有证据表明细菌侵入了肠肝之间的淋巴组织，从而说明肝螺杆菌对于肿瘤生长的促进作用并不需要通过菌群转移。通过基因芯片技术，我们证实了肝螺杆菌改变了肝和小肠细胞中上千种基因的转录水平，并干扰了一系列转导通路，而 NF-κB 就位于被扰乱的转导通路网络的中心。见图 22-2（见文末彩图）。进一步的研究发现，肝螺杆菌表现出的远距离肿瘤促进作用可以用几种机制来解释。第一，肝螺杆菌可以破坏肠黏膜结构的完整性并激活特定受体，使得有害细菌及其产物可以更容易地进入血液循环；第二，寄居于小肠的肝螺杆菌会诱导小肠和肠系膜淋巴结释放如细胞因子等的分泌因子，并作用于肝脏；第三，肝螺杆菌可能会扰乱肝肠循环的反馈系统，例如与胆汁酸循环有关的成纤维细胞生长因子及其受体，已经有研究发现，在肥胖人群肠道内的菌群紊乱会导致循环系统中脱氧胆汁酸（DCA）的含量明显升高，而升高的脱氧胆汁酸浓度会诱导人体内衰老的细胞进展为衰老相关分泌表型（senescence-associated secretory phenotype, SASP）从而分泌如 IL-6 的细胞因子，损伤细胞 DNA 诱发肝癌；第四，小肠和肠系膜淋巴结于肝脏之间的微生物信号的传递可能通过树突状细胞来实现。以上几种机制并非互相独立而是相互影响。在人体和小鼠体内，侵袭性较强的肝癌细胞中经常可以发现 Wnt/β-catenin 传导通路发生异常。我们发现在黄曲霉素诱癌小鼠模型中，肝螺杆菌正是通过激活这一传导通路从而促进肝癌组织的生长。

人体的幽门螺杆菌与小鼠的肝螺杆菌存在同源性，但幽门螺杆菌感染与肝癌发生之间的机制尚不明确，相信在以后的研究中会填补这一空白。

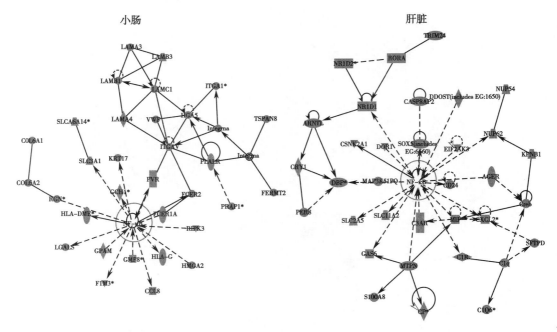

小肠　　　　　　　　　　　　　　　　肝脏

图 22-2　肝螺杆菌促进小鼠体内黄曲霉素 B1 诱导肝癌
的进展与 NF-κB 因子活化的联系

三、人体微生物组（肠道菌群）在肝癌预防和治疗中的作用

研究揭示在肝细胞癌的进展之中，肠道微生物群、小肠和肝脏之间有着复杂的交互对话，而这就为早期肝癌预防提出了新的见解。多个实验观察发现携带有幽门螺杆菌（*Helicobacter spp.*）的丙型肝炎患者进展为肝癌的几率大大增加，因此对于肝癌高危人群，幽门螺杆菌的筛查很有可能会对肝癌的早期预防起到积极作用。除此之外，如前文所述，循环系统中脱氧胆汁酸含量以及人肠道内合成脱氧胆汁酸细菌的数量也会增加患肝癌的风险，通过未来的进一步研究，这一研究结果很有希望为肝癌的早诊和预防提供新的见解。

临床研究表明肝癌患者施行肝动脉化疗栓塞术（TACE）后，肠道菌群紊乱所引起的内毒素血症会很大程度的影响预后。目前使用微生态制剂如双歧杆菌三联活菌散（培菲康）改善肠道功能、恢复肠道菌群稳态，降低循环系统中内毒素水平，从而改善肝癌手术预后已经成为一种重要的治疗方法。

虽然对于肠道菌群和肝癌之间的研究有很多，但绝大部分机制的阐述仍停留在动物模型阶段，应用于人体显得说服力不足。目前临床上的统计数据证明了人体幽门螺杆菌感染会增加肝癌风险这一结论，但机制尚不明确。未来的研究会进一步确认会诱发肝癌和增加肝癌风险的肠道微生物种类，并期望通过研究其机制为预防和治疗肝癌提出崭新的方案。

（陈　磊）

参 考 文 献

[1] Fox JG, Feng Y, Theve EJ, et al. Gut microbes define liver cancer risk in mice exposed to chemical and viral transgenic hepatocarcinogens. Gut, 2010, 59: 88–97.

［2］ Dong Z, Wei H, Sun R, et al. The roles of innate immune cells in liver injury and regeneration. Cell Mol Immunol, 2007, 4: 241–252.

［3］ Wolf MJ, Adili A, Piotrowitz K, et al. Metabolic activation of intrahepatic CD8+T cells and NKT cells causes nonalcoholic steatohepatitis and liver cancer via cross-talk with hepatocytes. Cancer Cell, 2014, 26: 549–564.

［4］ Wingender G, Stepniak D, Krebs P, et al. Intestinal microbes affect phenotypes and functions of invariant natural killer T cells in mice. Gastroenterology, 2012, 143: 418–428.

［5］ Choiniere J, Wang L. Exposure to inorganic arsenic can lead to gut microbe perturbations and hepatocellular carcinoma. Acta Pharm Sin B, 2016, 6: 426–429.

［6］ Macpherson AJ, Heikenwalder M, Ganal-Vonarburg SC. The Liver at the Nexus of Host-Microbial Interactions. Cell Host Microbe, 2016, 20: 561–571.

［7］ Liu S, Gallo DJ, Green AM, et al. Role of toll-like receptors in changes in gene expression and NF-kappa B activation in mouse hepatocytes stimulated with lipopolysaccharide. Infect Immun, 2002, 70: 3433–3442.

［8］ Su GL, Klein RD, Aminlari A, et al. Kupffer cell activation by lipopolysaccharide in rats: role for lipopolysaccharide binding protein and toll-like receptor 4. Hepatology, 2000, 31: 932–936.

［9］ Paik YH, Schwabe RF, Bataller R, et al. Toll-like receptor 4 mediates inflammatory signaling by bacterial lipopolysaccharide in human hepatic stellate cells. Hepatology, 2003, 37: 1043–1055.

［10］ Uhrig A, Banafsche R, Kremer M, et al. Development and functional consequences of LPS tolerance in sinusoidal endothelial cells of the liver. J Leukoc Biol, 2005, 77: 626–633.

［11］ Harada K, Ohira S, Isse K, et al. Lipopolysaccharide activates nuclear factor-kappaB through toll-like receptors and related molecules in cultured biliary epithelial cells. Lab Invest, 2003, 83: 1657–1667.

［12］ Seki E, De Minicis S, Osterreicher CH, et al. TLR4 enhances TGF-beta signaling and hepatic fibrosis. Nat Med, 2007, 13: 1324–1332.

［13］ Yu LX, Yan HX, Liu Q, et al. Endotoxin accumulation prevents carcinogen-induced apoptosis and promotes liver tumorigenesis in rodents. Hepatology, 2010, 52: 1322–1333.

［14］ Naugler WE, Sakurai T, Kim S, et al. Gender disparity in liver cancer due to sex differences in MyD88-dependent IL-6 production. Science, 2007, 317: 121–124.

［15］ Rogers AB. Distance burning: how gut microbes promote extraintestinal cancers. Gut Microbes, 2011, 2: 52–57.

［16］ Hutchinson L. Liver cancer: Gut microbiota feeds obesity-induced liver cancer. Nat Rev Clin Oncol, 2013, 10: 428.

［17］ Calvisi DF, Conner EA, Ladu S, et al. Activation of the canonical Wnt/beta-catenin pathway confers growth advantages in c-Myc/E2F1 transgenic mouse model of liver cancer. J Hepatol, 2005, 42: 842–849.

［18］ Ponzetto A, Pellicano R, Leone N, et al. Helicobacter infection and cirrhosis in hepatitis C virus carriage: is it an innocent bystander or a troublemaker? Med Hypotheses, 2000, 54:

275-277.

[19] Dore MP, Realdi G, Mura D, et al. Helicobacter infection in patients with HCV-related chronic hepatitis, cirrhosis, and hepatocellular carcinoma. Dig Dis Sci, 2002, 47: 1638-1643.

[20] 胡文豪,董礼阳,杨运俊. 调整肠道菌群对肝癌介入治疗后肝功能及内毒素的影响作用研究. 中国微生态学杂志, 2008, 20(3): 251-252.

第 23 章 消化道微生物组与肝硬化

第一节 肝硬化的概念及分类

　　肝硬化（liver cirrhosis）是一种临床常见的慢性、进行性、弥漫性的肝脏病变,是由一种或多种病因长期或反复作用而形成的弥漫性肝损害。肝硬化临床表现为营养不良、门静脉高压症、消化道出血、肝性脑病和多器官功能障碍等。肝硬化病理组织学上有广泛的肝细胞坏死、残存肝细胞结节性再生、结缔组织增生与纤维隔形成,导致肝小叶结构破坏和假小叶形成,肝脏逐渐变形、变硬而发展为肝硬化。目前研究主要认为肝硬化是一种不可逆转的疾病。

　　肝硬化的病因众多,病理改变及临床表现千差万别。同一种病因可诱发不同病理类型的肝硬化,而同一病理类型的肝硬化又可由多种病因共同作用而成,因此,迄今尚无结合病因与病理形态、理论和临床实践上的统一的肝硬化分类。目前,肝硬化一般仍分别按病因和病理形态分类。

一、肝硬化的病因学分类

　　引起肝硬化的原因众多,且根据时间和空间不断变化。例如在中国目前以病毒性肝炎所致的肝硬化最为常见,在国外,特别是北美、西欧,则以酒精性肝硬化多见。

（一）病毒性肝炎相关肝硬化

　　能够引起肝硬化的病毒性肝炎主要为乙型及丙型,甲型病毒性肝炎一般不会发展为肝硬化。乙型肝炎病毒（HBV）感染的疾病进展一般经过以下几个阶段:急性 HBV 感染、慢性 HBV 感染、慢性乙型肝炎和肝纤维化／肝硬化,最终一部分患者发展为肝细胞癌,一部分出现肝衰竭。病毒性肝炎引起肝硬化的机制与肝炎病毒引起的免疫异常有关,其致病方式主要是经过慢性肝炎,尤其是慢性活动性肝炎阶段,而逐渐演变为肝硬化。肝炎后肝硬化多数表现为大结节性肝硬化;少数病例如病程缓慢迁延,炎性坏死病变较轻但较均匀,亦可表现为小结节性肝硬化。从病毒性肝炎发展至肝硬化的病程,可短至数月,长至数十年。

（二）血吸虫病相关肝硬化

　　血吸虫寄生在肠系膜静脉分支,虫卵随血流进入肝脏后主要沉积于汇管区。主要病理变化发生于潜伏期后,即幼虫发育成长、产卵后开始,由于机械性及虫卵毒素的刺激,引起成虫、虫卵及机体免疫反应的相互作用,大量结缔组织增生,导致肝脏纤维化和门脉高压。血吸虫性肝硬化左叶受累较重,肝表面有较大的结节。虫卵所产生的病变要比成虫所引起的更广泛、更严重。因除邻近虫卵沉积处的肝细胞有萎缩外其他部分肝细胞无明显变性及再生,故临床上肝功能改变较轻微,而门脉高压出现较早,过去称之为血吸虫病性肝硬化,应称为血吸虫病性肝纤维化。日本血吸虫栖息在门静脉和肠系膜静脉,产卵数亦多,因此肠道与肝脏损害较之曼氏血吸虫与埃及血吸虫则更为严重。

（三）慢性酒精中毒相关肝硬化

　　乙醇进入肝细胞后,在乙醇脱氢酶和微粒体乙醇氧化酶作用下,转变为乙醛,乙醛再转变为乙酸,乙酸使辅酶Ⅰ(NAD)过多的转变为还原型辅酶Ⅰ(NADH)因而NAD减少,NADH增加,则两者比值下降,线粒体内三羧酸循环受到抑制,脂肪酸的酯化增加,三酰甘油增加,肝内的三酰甘油释放减少,另外,肝内NADH过多,又促进了脂肪酸的合成,使体脂肪形成脂肪酸的动力加强造成肝内三酰甘油过多,超过肝脏的处理能力,而发生脂肪肝。长期大量饮酒,可使肝细胞进一步变性,发生坏死和继发炎症,在脂肪肝的基础上发生酒精性肝炎、肝脏纤维化,严重者发生肝硬化。由于酗酒所致的长期营养失调,降低肝脏对某些毒性物质的抵抗力,在发病上也起一定作用。

（四）药物及化学毒物相关肝硬化

许多药物和化学毒物可直接或间接损害肝脏,如长期服用异烟酰、异烟肼、四环素双醋酚汀、甲基多巴、辛可芬等,或长期反复接触某些化学毒物如四氯化碳、磷、砷、氯仿等可引起药物性或中毒性肝炎及慢性活动性肝炎,进而发展为中毒性(药物性)大结节或小结节性肝硬化。

（五）营养不良相关肝硬化

长期营养不良,特别是蛋白质、B族维生素、维生素E和抗脂因子如胆碱等长期缺乏时,可能引起肝细胞坏死、脂肪肝,甚至发展成为营养不良性肝硬化。但有人否定营养不良与人类肝硬化的直接关系。目前,多认为长期营养失调可降低肝脏对其他致病因素的抵抗力。

（六）循环障碍相关肝硬化

慢性充血性心力衰竭、缩窄性心包炎和各种病因引起的肝静脉阻塞综合征(Budd-Chiari综合征),可致肝脏长期淤血缺氧,小叶中心区肝细胞坏死,结缔组织增生而导致淤血性肝硬化,在形态上呈小结节性。由心脏病引起也称心源性肝硬化,有肝脏肿大,肝功损害可不很严重,但也可表现为轻度黄疸,血浆白蛋白减少和腹水等。

（七）胆汁淤积相关肝硬化

肝内胆汁淤积或肝外胆管阻塞持续存在时,可导致肝细胞缺血、坏死、纤维组织增生而形成肝硬化。一般可分为肝内胆汁淤积和肝外胆管梗阻性胆汁性肝硬化。与自身免疫因素有关的肝内细小胆管炎症与梗阻所致者称为原发性胆汁性肝硬化。

（八）肠道感染及炎症相关肝硬化

慢性特异或非特异性肠道炎症,常引起消化、吸收和营养障碍,以及病原体或病原体在肠内产生的毒素经门脉到达肝脏,可引起肝细胞变性坏死而发展为肝硬化。

（九）代谢性疾病相关肝硬化

由遗传性和代谢性疾病,致某些物质因代谢障碍而沉积于肝脏,引起肝细胞变性坏死、结缔组织增生而形成肝硬化。常见的代谢性疾病相关肝硬化有两种:

1. 肝豆状核变性(hepato-lenticular degeneration)　或称Wilson病,是一种常染色体隐性遗传的铜代谢障碍疾病。由于先天性铜代谢异常,铜沉着于肝、脑组织而致病。其特点为肝硬化与双侧脑基底神经节变性同时存在,临床上除肝硬化症状外,有精神障碍及锥体外系症状,如面部缺乏表情、流涎、吞咽及说话困难,手、足及头颈部震颤、肌肉强直等表现。

2. 血色病(hemochromatosis)　又称含铁血黄素沉着症或血色素沉着症,属常染色体隐性遗传性铁代谢性疾病,是由于体内铁的吸收、储存量过多,过多的铁沉积于肝脏、胰腺、心脏、肾脏、脾脏、皮肤等组织,导致组织细胞损害、纤维组织增生、及脏器功能损害,临床上表

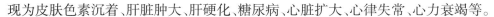

现为皮肤色素沉着、肝脏肿大、肝硬化、糖尿病、心脏扩大、心律失常、心力衰竭等。

（十）原因不明的肝硬化

发病原因一时难以肯定,称为隐源性肝硬化。很可能不是一种特殊的类型,其中部分病例可能与隐匿型无黄疸型肝炎有关。

二、肝硬化的病理学分类

目前确认的肝硬化病理分类是经 1974 年国际会议制定,分为 4 个类型:

（一）小结节性肝硬化

结节大小较均匀,直径为 3~5mm,一般不超过 1cm,纤维隔较细,假小叶亦较一致。此型最为常见,相当于以往的门脉性肝硬化。

（二）大结节性肝硬化

结节较粗大、且大小不一,直径一般在 1~3cm,最大可达 5cm,结节由多个小叶构成,纤维隔宽窄不一,一般较宽。此型多由大片肝坏死引起,相当于既往的坏死后性肝硬化。

（三）大小结节混合性肝硬化

为上述两类的混合,此型肝硬化亦很常见。

（四）不完全分隔性肝硬化

又称再生结节不明显性肝硬化。其特点为多数肝小叶被纤维隔包绕形成结节,纤维隔可向肝小叶内延伸,但不完全分隔肝小叶,再生结节不显著,此型病因在我国为血吸虫病。

第二节 肝硬化的临床表现和诊断

为了更好地理解肝硬化发生发展与肠道菌群变化之间的关系与机制,我们首先对肝硬化的临床表现、并发症及评估指标做一简单介绍。

一、肝硬化的临床表现

（一）根据根据肝脏功能储备情况可分为

1. 代偿期肝硬化 通常把早期肝硬化称为代偿期肝硬化（decompensated cirrhosis）,一般属 Child-Pugh A 级。肝硬化在代偿期的症状并不明显,肝功能正常或轻度异常,可有门脉高压,但无腹水、肝性脑病或上消化道出血;代偿期的肝硬化,临床表现与慢性乙型肝炎相似,可有乏力、食欲减退、消化不良、恶心、呕吐、右上腹隐痛和腹泻等症状,往往需要进行肝穿病理检查来区分。代偿期的肝硬化症状不明显,缺乏特异性,劳累及情绪波动后出现症状,休息或治疗后好转。

2. 失代偿期肝硬化 失代偿期肝硬化又称肝硬化晚期,一般属 Child-Pugh B、C 级。肝硬化发展到一定程度,超出肝功能的代偿能力,临床有明显的病理变化。主要表现为肝功能损害,有门脉高压、脾大、腹水、肝性脑病或上消化道出血。

（二）根据肝脏炎症活动情况可将肝硬化区分为

1. 活动性肝硬化 慢性肝炎的临床表现依然存在,特别是 ALT 升高;黄疸,白蛋白水平下降,肝质地变硬,脾进行性增大,并伴在门静脉高压症。

2. 静止性肝硬化 ALT 正常,无明显黄疸,肝质地硬,脾大,伴有门静脉高压症,血清白蛋白水平低。

二、肝硬化的并发症

（一）肝性脑病

肝性脑病（hepatic encephalopathy，HE）又称肝性昏迷（hepatic coma），是指在排除其他已知脑疾病的前提下，继发于严重肝脏疾病的中枢神经系统功能障碍所呈现的精神、神经综合病症，可表现为可逆的人格改变、智力减弱、意识障碍等特征。肝性脑病时脑的形态变化，在急性型除少数可见脑水肿外，大多无特殊的病理形态变化；而在慢性型，特别是有反复发作史的患者，通常可见明显的星形细胞肥大和增生；在少数的慢性型特殊病例，可见脑神经元变性和髓鞘脱失现象。肝性脑病可分为四期：一期（前驱期）、二期（昏迷前期）、三期（昏睡期），四期（昏迷期）。肝性脑病常见于急性或亚急性肝坏死（重型病毒性肝炎、中毒）肝硬化和肝癌的晚期，以及一部分门体分流手术后的患者，上述情况造成的肝功能严重损害和门体分流是导致肝性脑病的重要原因。肝性脑病的发病机制至今尚未完全阐明，一般认为与血氨增多，假性神经递质的形成，胰岛素、血浆氨基酸失衡，短链脂肪酸中毒，脑组织能量供应不足，电解质代谢紊乱及酸碱平衡失调等因素有关。

（二）肝硬化诱发的感染类疾病

由于肝硬化患者的肝脏无法及时清除肠源性微生物，肠道菌群失调、肠道屏障功能不全，肝硬化治疗过程中侵入性诊疗操作的增加致免疫力减退，导致肝硬化患者容易并发各种感染性疾病，如支气管炎、肺炎、结核性腹膜炎、胆道感染、自发性腹膜炎及革兰氏阴性杆菌败血症等。自发性腹膜炎又称原发性腹膜炎，系指腹腔内没有原发病灶的弥漫性腹膜炎症，发生率可占肝硬化患者的3%~10%。发病原因为肝硬化患者的单核－吞噬细胞的噬菌作用减弱，肠道内细菌异常繁殖，细菌通过肠壁进入腹腔；肝内外血管结构改变，细菌可通过侧支循环，引起菌血症或带菌的淋巴液自肝包膜下与肝门淋巴丛漏入腹腔而引起感染。

（三）肝硬化引起的上消化道出血

肝硬化合并上消化道大出血是临床常见急重症之一，常危及患者生命，如抢救不及时，患者可因失血性休克而迅速死亡。肝硬化引起上消化道出血的原因通常有食管静脉曲张破裂出血、门脉高压性胃病、肝源性溃疡、急性胃黏膜病变、胃炎、反流性食管炎等。其中最主要的原因是食管静脉曲张破裂和门脉高压性胃病，而肝源性溃疡导致出血居于其次。随着食管静脉曲张的加重，门脉高压性胃病发生出血的概率明显增加，少部分患者为两种原因共同所致。极少数患者出血原因不明，可能与出血部位在十二指肠球后降部、水平部或屈氏韧带以下等因素有关。

（四）肝肾综合征

肝肾综合征，又称功能性肾功能衰竭，是由于严重肝功能障碍所致的功能性肾衰竭，主要发生于肝硬化，也可见于急性肝衰竭，其最大的特点是这种急性肾功能衰竭为功能性，一般认为此种功能性急性肾功能衰竭在病理学方面无急性肾小管坏死或其他明显的形态学异常。失代偿期肝硬化或重症肝炎出现大量腹腔积液时，由于有效循环血容量不足及肾内血流分布、内毒素血症、前列腺素减少等因素，可发生肝肾综合征。其特征为自发性少尿或无尿、氮质血症、稀释性低钠血症和低尿钠，但肾却无重要病理改变，发生率占失代偿期肝硬化的50%~70%，一旦发生，治疗困难，存活率很低。

三、肝脏功能的评估

（一）肝硬化患者肝脏储备功能的评估

1. Child-Pugh 分级标准　Child-Pugh 是一种临床上常用对肝硬化患者的肝脏储备功能进行量化评估的分级标准，该标准最早由 Child 于 1964 年提出，当时 Child 将患者 5 个指标（包括一般状况、腹水、血清胆红素、血清白蛋白浓度及凝血酶原时间）的不同状态分为三个层次，分别记以 1 分、2 分和 3 分，并将 5 个指标计分进行相加，总和最低分为 5 分，最高分为 15 分，从而根据该总和的多少将肝脏储备功能分为 A、B、C 三级，预示着三种不同严重程度的肝脏损害（分数越高，肝脏储备功能越差）。但由于患者的一般状况项常常不易计分，随后 Pugh 提出用肝性脑病的有无及其程度代替一般状况，即如今临床常用的 Child-Pugh 改良分级法。其具体分级标准如表 23-1 所示。

表 23-1　Child-Pugh 改良分级法

临床生化指标	1 分	2 分	3 分
肝性脑病（级）	无	1~2	3~4
腹水	无	轻度	中、重度
总胆红素（μmol/L）	<34	34~51	>51
白蛋白（g/L）	>35	28~35	<28
凝血酶原时间延长（秒）	<4	4~6	>6

2. 吲哚氰绿试验　吲哚氰绿试验是主要反映肝血流的肝功能定量试验，是诊断代偿期肝硬化比较敏感的指标。吲哚氰绿 IGG 静脉注入后 90% 以上能被血中白蛋白结合，因此可以先注射 IGG 再抽取血，检测其浓度。正常值为 15min 滞留量 <10%。

（二）MELD 评估并发症的风险

终末期肝病模型（model for end-stage liver disease，MELD）标准，可对终末期肝病短期、中期死亡率进行有效的预测，评价指标获得简单、客观、易于计算。2000 年 Malinchoc 等首先应用 MELD 来预测终末期肝病行经颈静脉肝内门 - 体分流术后患者的死亡率，并证实 MELD 可以预测终末期肝病的死亡率及术后的生存时间。其计算公式为：R=0.378ln［胆红素（mg/dl）］+1.12ln（INR）+0.95ln［肌酐（mg/dl）］+0.64（病因：胆汁性或酒精性 0，其他 1）。其 R 值越高，其风险越大，生存率越低。后为计算方便，Kamath 等将公式进行了改良。

第三节　肝硬化相关的人体微生物变化

通过对细菌 16S rRNA V3 区的 454 高通量测序和肠道主要菌群荧光定量 PCR 方法研究发现，肝硬化患者肠道菌群结构与正常对照存在显著差异，并且肠道微生态失衡程度与肝硬化病情严重程度有显著相关性。与健康对照相比，肝硬化患者的肠道菌群结构变化主要有：在门的水平上，拟杆菌门（Bacteroidetes）细菌比例明显下降，而变形菌门（Proteobacteria）细菌和梭杆菌门（Fusobacteria）细菌比例明显增加；在科的水平上肝硬化患者肠杆菌科（Enterobacteriaceae）细菌及链球菌科（Streptococcaceae）细菌比例明显增加，毛螺菌科

（Lachnospiraceae）细菌比例明显下降。肠杆菌科细菌和链球菌科细菌是肝硬化患者感染最常见的两类致病菌。以往的研究普遍认为链球菌感染一般为血源性感染,而该研究提示肠道来源的链球菌也可能是肝硬化患者肠道感染的来源之一。肝硬化患者肠道微生态失衡情况与肝硬化病情严重程度有显著相关性:肝硬化患者肠道菌群中的链球菌科细菌比例与肝硬化患者的肝脏储备功能量化评估的分级标准 Child-Pugh 评分呈正相关。而肠道毛螺菌科细菌比例则随着患者 Child-Pugh 评分增加而逐渐降低,提示毛螺菌可能有潜在的益生菌功能,对机体有一定保护作用。

基于定量 PCR 的肝病患者肠道菌群结构研究发现:慢性乙型肝炎患者和失代偿乙肝肝硬化患者肠道菌群中的双歧杆菌属（*Bifidobacteria*）细菌、乳酸菌属（*Lactobacillus*）细菌、片球菌属（*Pediococcus*）细菌、明串珠菌属（*Leuconostoc*）细菌和魏斯氏菌属（*Weissella*）细菌水平显著低于 HBV 携带者和健康对照;其中,失代偿乙肝肝硬化患者肠道菌群中双歧杆菌属细菌的水平,甚至比健康对照的低三个数量级。象征肠道定植抗力的双歧杆菌属（Bifidobacteria）细菌与肠杆菌科（Enterobacteriaceae）细菌的比值在健康对照组中是 1.15 ± 0.11,而这个比值在 HBV 携带者组、慢性乙型肝炎患者组和失代偿乙肝肝硬化患者中依次显著降低（比值分别为 0.99 ± 0.09,0.76 ± 0.08 和 0.64 ± 0.09,$P<0.01$）。梭菌属 I 簇细菌的水平（包括 Clostridium acetobufylicum/Clostridium bufyricum、Clostridium botulinum 和 Clostridium celatum）,在健康对照、HBV 携带者、慢性乙型肝炎患者和失代偿乙肝肝硬化患者中无差异,但失代偿乙肝肝硬化患者中的梭菌属 XI 簇细菌（包括:Clostridium ghonii、Clostridium difficile、Clostridium bifermentans 和 Clostridium glycolicum）、梭菌属 XIV ab 簇细菌（包括:Clostridium propionicum、Clostridium colinum、Clostridium piliforme 和 Clostridium aminophilum）以及普雷沃菌属细菌的水平显著低于健康对照、HBV 携带者和慢性乙型肝炎患者。

利用定量 PCR、DNA 克隆、ELISA 等分子生物学技术,研究者揭示了 HBV 携带者、慢性乙型肝炎患者、失代偿肝硬化患者和健康对照的肠道优势菌群、肠道微生物毒力因子、机体肠道免疫因子的水平及其相关性。结果表明:失代偿肝硬化患者肠道大肠埃希菌（*E. coli*）的毒力基因的拷贝数和检出率显著高于慢性乙型肝炎组、HBV 携带组及健康对照组;失代偿肝硬化患者和慢性乙型肝炎患者的肠源性微生物毒力基因的多样性指数显著高于健康对照和 HBV 携带者;尽管 HBV 携带者肝功能正常,但其肠源性微生物毒力基因的多样性指数显著高于健康组。失代偿肝硬化患者粪便中 sIgA 和 TNF-α 水平显著高于慢性乙型肝炎患者、HBV 携带者和健康对照。相关性分析结果表明,失代偿肝硬化患者肠道大肠埃希菌的毒力基因 Sfa、Pap、ast、eae 拷贝数与柔嫩梭菌、肠杆菌含量呈正相关,与双歧杆菌含量和粪便 sIgA 浓度呈负相关;大肠埃希菌的毒力基因 Afa 拷贝数与肠杆菌含量呈正相关,与乳酸菌含量呈负相关;大肠埃希菌的毒力基因 LT、fimH 拷贝数与肠球菌、肠杆菌含量呈正相关,与粪便 TNF-α 浓度呈负相关。

研究者应用特异性变性梯度凝胶电泳（DGGE）,属特异性克隆文库和荧光定量 PCR 技术揭示了乙肝肝硬化患者肠道双歧杆菌亚群结构表型和多样性变化。结果表明,与健康对照相比,慢性乙型肝炎患者和乙肝肝硬化患者肠道菌群中的双歧杆菌多样性虽然未出现显著性变化,但是疾病组尤其是肝硬化组,链状双歧杆菌或假小链双歧杆菌（*Bifidobacterium catenulatum/pseudocatenulatum*）检出频率显著减少,而齿双歧杆菌（*Bifidobacterium dentium*）检出频率显著增加。属特异性克隆文库序列分型结果与进化树构建结果一致,共鉴定了 5 个亚型。齿双歧杆菌是一类主要存在于口腔,与口腔龋齿相关的潜在致病菌;因此,乙肝肝硬化患者肠道内齿双歧杆菌的来源及其是否也参与了肝硬化疾病的进展仍需深入研究。

利用宏基因组技术,研究者揭示了肝硬化患者肠道微生态的宏基因组变化规律。该研究对 98 个肝硬化患者及 83 个健康人的粪便样品进行了微生物种群结构及功能组成研究。构建了包含 269 万个基因的肝硬化患者的肠道菌群参考基因集,其中 36.1% 的基因为该研究首次发现。通过与欧洲人、美国人及中国糖尿病患者的三个肠道菌群基因集比较,发现了肝硬化患者肠道菌群基因集中有 79 万个独特基因。在门水平上,健康对照和肝硬化患者的粪便微生物群落均以拟杆菌门(Bacteroidetes)和厚壁菌门(Firmicutes)为主导。相比于健康对照组,肝硬化患者肠道菌群中的拟杆菌门细菌相对丰度较低,而变形菌门(Proteobacteria)和梭菌门(Fusobacteria)细菌相对丰度较高。在属水平上,肝硬化患者肠道菌种中丰度增加最多的 20 个种中,4 个属于链球菌属(Streptococcus),6 个属于韦荣球菌属(Veillonella)。该研究构建的肠道菌群基因集中,75 245 个基因在肝硬化患者和健康人中呈现显著差异,可以聚类到 66 个可作为肝硬化生物标记物的基因簇,其中 28 个在肝硬化患者中富集,38 个在健康志愿者中富集。肝硬化患者中显著富集的 28 个种中大多数属于韦荣球菌属和链球菌属。在健康人中富集的一个基因簇是柔嫩梭菌,它具有抗炎性,还有一个基因簇是陪伴粪球菌,它可能通过产生丁酸盐促进肠道健康。该研究发现肝硬化患者口腔菌侵入肠道,而健康人中没有此现象,这可能对肝硬化发生发展产生重要影响。利用 15 个高特异性和灵敏性的微生物基因,建立了疾病预测模型。该模型不仅有助于肝硬化诊断,还可用于肝硬化疗效的评估。

研究者通过 42 个早期 PBC 患者和 30 健康人的肠道菌群 16S 宏基因组研究,发现 PBC 患者肠道环境敏感菌几乎消失,少数属于拟杆菌门、厚壁菌门和变形杆菌的肠道细菌检出率比健康对照中降低了近 40%,厚壁菌门和变形菌门中的一些条件致病性菌在 PBC 患者肠道中富集。通过液相芯片等研究,发现 IL-16、GRO-α、β-NGF、CTACK 和 SCGF-β 等在 PBC 血液中升高,肝功能仅在 PBC 患者中与免疫密切关联,大多数 PBC 减少的肠道细菌与肝损伤指标及血清炎性细胞因子呈负相关,而 PBC 富集的肠道细菌与肝损伤指标及血清炎性细胞因子呈正相关,暗示某些肠道菌的感染可能促使 PBC 发生。利用 UPLC-MS/MS 方法研究了 PBC 患者血清、尿和粪便代谢组,发现 PBC 血清中 5 种磷脂酰胆碱和甘氨酸去熊氧胆酸富集,但 2 种溶血卵磷脂、一种鞘磷脂和 2-哌啶酮等降低,尿液中,PBC 患者在 L-色氨酸途径相关代谢产物发生改变,甘氨脱氧胆酸盐和甘氨鹅脱氧胆酸富集,肠道菌群变化及胆汁酸几色氨酸代谢等密切相关。

利用一种分析人类微生物特定芯片,研究者揭示了肝硬化患者肠道菌群功能基因的变化规律。酒精性肝硬化患者肠道菌群功能基因的结构和功能与乙肝肝硬化和健康对照的存在显著差异。与健康对照和乙肝肝硬化患者肠道菌群相比,酒精性肝硬化患者肠道菌群中与有机修复、应激反应、抗生素抗性、金属抗性和毒力等相关的多种微生物功能基因高度富集。肝硬化可能对肠道微生物群落的代谢潜力有明显影响。营养代谢相关的功能基因的丰度,包括氨基酸代谢、脂质代谢、核酸代谢和类异戊二烯生物合成等,在酒精性肝硬化患者和乙肝肝硬化患者的肠道菌群中明显下降。肠道菌群中一些功能基因的丰度,如编码天冬氨酸氨酶、转醛酶,腺苷酸琥珀酸合成酶和 IMP 脱氢酶基因的丰度与 Child-Pugh 评分具有显著的关联。由此可见,肠道菌群的功能基因组成受到肝硬化,尤其是酒精性肝硬化的严重影响。

一项研究使用 16S rRNA 基因焦磷酸测序方法对 30 个肝硬化患者和 28 健康对照的

十二指肠黏膜微生物群进行了分析。主成分研究显示,肝硬化患者与对健康对照相比具有显著不同的十二指肠黏膜微生物群落。在属水平,发现韦荣球菌属(*Veillonella*)、巨型球菌属(*Megasphaera*)、小杆菌属(*Dialister*)、奇异菌属(*Atopobium*)和普雷沃菌(*Prevotella*)在肝硬化患者十二指肠中的相对丰度显著升高,而健康对照的十二指肠微生物群中富集了奈瑟菌属(*Neisseria*)、嗜血杆菌属(*Haemophilus*)和SR1属(SR1 genera incertae sedis)。另一方面,基于预测的宏基因组分析研究发现:与营养吸收(例如糖和氨基酸代谢)相关的基因途径在肝硬化患者十二指肠微生物群中高度丰富,而涉及细菌增殖和定植的功能模块(例如细菌运动性蛋白质和分泌系统)在对照中富集。在分析肝硬化发生发展与十二指肠微生物群变化关系时,发现两个操作分类单位(OTUs),OTU-23(奈瑟菌属)和OTU-36(兼性双球菌属,Gemella)在乙型肝炎病毒相关肝硬化和原发性胆汁性肝硬化之间是有区别的。因此,肝硬化患者十二指肠黏膜微生物群的结构与健康对照有显著差异。十二指肠生态失调可能与口腔微生物群的改变和十二指肠微环境的变化有关。

研究者最近揭示了肝硬化患者特定肠道细菌类群改变与大脑功能相关的星形胶质细胞和神经元变化之间的关联。磁共振波谱体现的谷氨酸/谷氨酰胺增加、肌醇和胆碱的减少可表征高血氨症相关的星形胶质细胞变化,而扩散张量成像可显示出神经元的完整性和水肿变化。通过比较无肝性脑病的肝硬化患者,有肝性脑病的肝硬化患者和健康对照之间的认知、磁共振成像参数和肠道菌群之间的联系,研究者发现:与健康对照和无肝性脑病的肝硬化患者相比,伴有肝性脑病的肝硬化患者的认知能力较差、系统性炎症较强、肠道菌群失调更加显著且高氨血症更加严重。高氨血症相关的星形胶质细胞的变化与原生类群(Autochthonous taxa)呈负相关,与而肠杆菌科细菌正相关。另一方面,紫单胞菌科(Porphyromonadaceae)细菌只与神经元扩散张量成像变化相关而与血氨的变化无联系。由此可见,特定的肠道微生物类群变化可能导致与肝硬化脑功能障碍相关的神经元和星形胶质细胞的变化。

一项利用高通量焦磷酸测序的研究表明,慢性乙型肝炎患者和HBV诱导的肝硬化患者口腔菌群的多样性与健康对照相比显著降低。患者厚壁菌门细菌与拟杆菌门细菌的相对丰度比值显著升高。然而,HBV诱导的肝硬化患者的口腔微生态与慢性乙型肝炎患者的相似。HBV感染导致H2S和CH3SH潜在生产菌,如梭杆菌(*Fusobacterium*)、真细菌属(*Eubacterium*)、小单胞菌属(*Parvimonas*)和梅毒螺旋体(*Treponema*)等的增加,进而可能增加口腔恶臭。这些关键口腔细菌可能侵入肠道并成为条件致病菌,从而改变肠道菌群的组成。该研究为揭示肝硬化患者口腔菌群失调在其肠道菌群的变化及疾病的进展中的作用与机制提供了线索。

综上所述,随着技术的不断进步,国内外学者对肝硬化与人体微生物组变化之间的关系与机制进行了深入的研究。这些成果为全面揭示肝硬化发生发展的机制以及诊断治疗具有重要的参考价值。

（董　珂）

参 考 文 献

［1］Cholongitas E, Papatheodoridis GV, Vangeli M, et al. Systematic review: The model for end-stage liver disease—should it replace Child-Pugh's classification for assessing prognosis in cirrhosis? Aliment Pharmacol Ther, 2005, 22: 1079–1089.

［2］ Imamura H, Sano K, Sugawara Y, et al. Assessment of hepatic reserve for indication of hepatic resection: decision tree incorporating indocyanine green test. J Hepatobiliary Pancreat Surg. 2005, 12: 16–22.

［3］ Malinchoc M, Kamath PS, Gordon FD, et al. A model to predict poor survival in patients undergoing transjugular intrahepatic portosystemic shunts. Hepatology, 2000, 31: 864–871.

［4］ Kamath PS, Kim WR. Advanced Liver Disease Study G. The model for end-stage liver disease (MELD). Hepatology, 2007, 45: 797–805.

［5］ Chen Y, Yang F, Lu H, et al. Characterization of fecal microbial communities in patients with liver cirrhosis. Hepatology, 2011, 54: 562–572.

［6］ Lu H, Wu Z, Xu W, et al. Intestinal microbiota was assessed in cirrhotic patients with hepatitis B virus infection. Intestinal microbiota of HBV cirrhotic patients. Microb Ecol, 2011, 61: 693–703.

［7］ Xu M, Wang B, Fu Y, et al. Changes of fecal Bifidobacterium species in adult patients with hepatitis B virus-induced chronic liver disease. Microb Ecol, 2012, 63: 304–313.

［8］ Qin N, Yang F, Li A, et al. Alterations of the human gut microbiome in liver cirrhosis. Nature, 2014, 513: 59–64.

［9］ Lv LX, Fang DQ, Shi D, et al. Alterations and correlations of the gut microbiome, metabolism and immunity in patients with primary biliary cirrhosis. Environ Microbiol. 2016, 18: 2272–2286.

［10］ Chen Y, Qin N, Guo J, et al. Functional gene arrays-based analysis of fecal microbiomes in patients with liver cirrhosis. BMC Genomics, 2014, 15: 753.

［11］ Chen Y, Ji F, Guo J, et al. Dysbiosis of small intestinal microbiota in liver cirrhosis and its association with etiology. Sci Rep, 2016, 6: 34055.

［12］ Ahluwalia V, Betrapally NS, Hylemon PB, et al. Impaired Gut-Liver-Brain Axis in Patients with Cirrhosis. Sci Rep, 2016, 6: 26800.

［13］ Ling Z, Liu X, Cheng Y, et al. Decreased Diversity of the Oral Microbiota of Patients with Hepatitis B Virus-Induced Chronic Liver Disease: A Pilot Project. Sci Rep, 2015, 5: 17098.

第 24 章　消化道微生物组与类风湿关节炎

类风湿关节炎（rheumatoidarthritis，RA）是一种致残率较高的自身免疫性疾病，影响全球数千万人，它与心血管和其他系统并发症的高死亡率密切相关。然而，类风湿关节炎的病因仍不清楚。它以滑膜炎为基础病理特征，以慢性滑膜炎、骨质破坏及关节功能丧失为主要临床表现，严重影响患者的身体健康及生活质量。目前认为遗传因素、免疫因素、环境因素等与该疾病的发病均存在重要关联；值得关注的是，环境因素中的微生物调控也可能参与了 RA 的发病机制。在人体微生物组学与 RA 关系的研究中，消化道菌群是重要的切入点，然而目前对相关参与 RA 发病机制的微生物的研究还不够深入，从而阻碍了对 RA 更具有效性及特异性的治疗方法的探索。因此，全面了解与 RA 相关的微生物菌群有助推动对 RA 病理生理的深入探索及早期诊断和精准医疗的实现。

微生物在疾病发病过程中的潜在决定作用一直未被重视，随着现代微生物学的发展，微生物学检测技术的进步推动了与微生物菌群相关的许多研究进展。早在 17 世纪，荷兰显微镜学家列文虎克通过对自己牙菌斑的研究，揭开了人类对自身人体微生物的研究篇章。人体是消化道微环境中众多微生物共存的家园，近年来科学家们的研究已经发现人体微生物组与各种疾病密切关联。基因组技术的最新进展已经展现出这一新兴学科更精确的细节和变革。人体的消化道微生物（由 1000 多种不同的物种代表）以一个成熟并对人体有益的方式进化、通过提供其产生的特殊的酶来帮助我们从饮食中提取所需的基本维生素和氨基酸，在这一进化过程中逐渐形成了消化道微生物和宿主免疫反应之间的相互适应性。良好的消化道微生物菌群形成的免疫系统，能维持体内的平衡健康状态，菌群紊乱时则可导致炎症的发生，在自身免疫性疾病领域最先报道的是炎症性肠病（inflammatory bowel disease，IBD），其生态失调的过程以消化道有益微生物菌群种类的减少及消化道菌总量的增加为特征。

微生物 – 类风湿关节炎的关联，主要与消化道和口腔微生物组成有关。虽然特定微生物菌属（包括卟啉单胞菌属、普雷沃菌属等）在这一疾病中的作用已逐渐清晰，但其具体致病机制仍然十分神秘。通过改变传统饮食、益生菌和抗生素能够调整消化道微生物，似乎因此能够调节疾病过程及其进展，但是在现有研究获得的信息与我们的预期之间仍存在不小的差距。

一、RA 的治疗及诊断现状

RA 是一种以慢性滑膜炎、骨质破坏及关节功能丧失为特征的自身免疫性疾病，它可以导致骨的侵蚀和关节的破坏，最后造成关节畸形，目前 RA 发病机制不明确，尽管有 RA 感染性病因提出，但仍缺乏相关证据。其现有治疗手段主要依赖药物治疗，RA 的早期诊断与病情进展评估对于疾病的治疗效果有直接关系，由于 RA 的发病机制涉及基因、环境、代谢、微生物等多个方面，且未完全阐明，目前传统实验室诊断指标还不能对疾病进行早期预防、早期诊断，因而多方面开发 RA 相关新的生物标志物也是临床主要研究方向之一，现将 RA 的治疗及实验室诊断现状做简要阐述：

（一）治疗方法

全面的类风湿关节炎治疗包括：患者教育、内科治疗及外科治疗，内科治疗以药物治疗为主。药物治疗的策略为早期诊断、早期治疗、联合用药、长期观察，目的是缓解关节炎引起的关节肿痛、晨僵等症状，控制疾病发展，防止关节骨的破坏，减低致残率并改善其功能，除了药物治疗外，免疫净化疗法（immunoapheresis，即利用离心分离、膜分离或吸附分离等技术去除血液循环中异常的抗原、抗体、免疫复合物、炎症介质等病理成分，或去除免疫细胞，以达到治疗目的的一种治疗方法）对类风湿关节炎也是一种有效的治疗方法。

目前，免疫净化疗法已广泛应用于治疗多种免疫相关性疾病，常用的免疫净化疗法包括血浆置换、免疫吸附和白细胞净化。RA 是一种由自身免疫功能紊乱引起的疾病，患者血清中存在多种自身抗体和致炎致敏细胞因子、炎症介质等，免疫净化疗法可安全迅速有效去除致病成分，对快速缓解病情进展、提高药物疗效能起到很好的桥梁和辅助作用。2002 年美国风湿病学会将免疫吸附作为 RA 的治疗方法之一。

（二）RA 的早期实验室诊断研究

RA 实验室诊断研究的指标主要包括遗传标志物、炎症标志物、自身抗体及组织特异性标志物等。RA 的早期诊治能避免病程加重和关节不可逆损伤。类风湿因子（RF）是诊断 RA 的常用指标，但临床依然需要新型血清学标志物辅助 RA 诊断。血清特异性标志物是 RA 早期诊断的研究及应用重点，如抗角蛋白抗体（antikeratin antibodies，AKA）、抗环瓜氨酸肽（cyclic citrullinated peptide，CCP）抗体、抗核周因子（antiperinuclear factor autoantibody，APF）抗体等自身抗体的检测应用，为 RA 的早期诊断提供了新的证据支持，提高了诊断效率。在这些自身抗体中，细胞核周抗体的滴度与 RA 病情活动度有关，抗瓜氨酸蛋白抗体（ACPA）是一种重要的诊断 RA 的血清学标志物，在 RA 患者发病前 10 年即可被检测到，因此对临床 RA 的发生、发展有较好的预测作用。另外，ACPA 的出现与 RA 疾病进程及病情严重程度也密切关联。

除上述血清免疫标志物外，核酸中与 RA 相关的 miRNA 谱系研究表明，miRNA 在 RA 患者血液、关节滑液、组织滑膜中均表达异常，与 RA 的发生、发展、预后、转归关系密切，部分的 miRNA 在 RA 早期或出现临床症状前就已在患者体内呈现出高表达水平，远高于一般骨关节炎患者和健康人群。通过对与 RA 相关的 miRNA 谱的检测，可能为 RA 的早期诊断提供新的实验室证据，同时采用直接或间接干预血液或组织中 miRNA 的表达水平，可能将为 RA 的治疗提供新的选择，此外，RA 也是一种关节炎症性疾病，微生物组学尤其消化道微生物组与 RA 的关联近年来受到广泛关注。

二、RA 的微生物组学研究现状

研究表明，RA 发病受遗传与内外环境因素共同影响。消化道微生态环境与宿主的生长、发育及物质代谢关系密切，影响机体免疫应答功能，其与 RA 发病关系的研究近年来受到重视。过去关于 RA 患者潜在微生物生态失调的探索主要集中在身体两个部位，即口腔和消化道（图 24-1，见文末彩图）。近年来已经发现 RA 中微生物组的构成已经变得越来越重要。简而言之，一些潜在的证据表明微生物组调节与 RA 的病理生理学机制有着重要的关联。

（一）RA 的人体微生物组学

口腔、肺和消化道被认为是 RA 疾病起源的三个部位。这些部位的微生物生态失调可以与环境和宿主遗传因素协同起作用以引发 RA 疾病。在口腔内，卟啉单胞菌可通过肽基－精氨酸－脱亚氨酶（peptidyl-arginine-deiminase，PAD）和牙龈蛋白酶（gingipains）引起蛋白质瓜氨酸化。口腔病原体的易位也会在肺部引起类似的现象。宿主的基因遗传易感性可

185

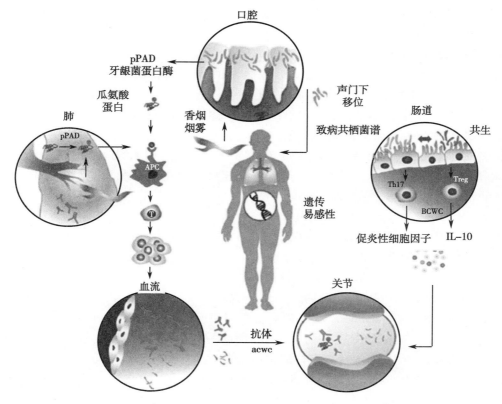

图 24-1 人体微生物组微生态失调与 RA 相关的病理生理学机制概述

通过口腔,肺和消化道中被认为是 RA 疾病起源的位点,这些部位的微生物
微生态失调可以与环境和宿主遗传因素协同作用而引发 RA

产生对瓜氨酸化抗原的免疫应答,随后引起 T 细胞和 B 细胞活化、产生抗瓜氨酸肽抗体,这些抗体在 RA 中是致病性的。同样在消化道,微生物生态平衡失调,有利于促炎细胞因子产生。消化道中的感染也分解了免疫屏障保护层,导致感染细菌细胞壁成分释放到循环血液中。这些细菌细胞壁成分已经显示在关节液中引起免疫应答。

（二）RA 的消化道微生物组学

在过去十年里,我们对微生物和宿主之间相互作用的认识已经从"一种被动的共享关系"演变到"消化道微生物菌群是维持机体免疫稳态所必需"的概念。研究表明 RA 中异常的免疫应答可能与消化道微生物菌群的生态失调相关。消化道微生物组是整个人体微生物种类最丰富、密度最大的微生态组群。这些微生物组群促进了消化道免疫系统的进化、形成与发展。有研究显示:无菌动物具有以下缺陷,如肠相关淋巴组织（gut-associated lymphoid tissue, GALT）、集合淋巴结的消化道上皮细胞、抗菌肽和防御素的分泌缺陷、调节性 T 细胞的低表达等。微生物菌群还能够凭借其结合、刺激存在于肠上皮细胞上的 Toll 样受体（Toll-like receptor, TLR）和 Nod 样受体（Nod-like receptor, NLR）的能力,来决定促炎或抗炎反应的发生与强度。有一些微生物（如乳酸杆菌）能够通过诱导调节性 T 淋巴细胞来进行抗炎反应。大多数共生细菌具有对宿主有益的抗炎性质并能够防止病原菌的定植,然而,某些共生菌也可在特定条件下诱导促炎症状态。许多研究都很重视消化道微生物组与 RA 的因果关系,例如在不同遗传背景的 RA 模型中引入微生物能够加重或缓解关节炎,此外,炎症性肠病（inflammatory bowel disease，IBD）的研究发现，某些具有遗传易感性的个体中消化道微生物的生态失衡能够促进炎症的发生发展。在 RA 患者中已经观察到消化道菌群的失调，一系列研究已经发现消化道菌群的多样性、差异性与多种疾病相关联，更有研究结果发现 RA 中常见产气荚膜梭菌。最近一项研究对 RA 及纤维肌痛患者进行比较，结果显示 RA 患者存在双歧杆菌和拟杆菌 – 卟啉单胞菌 – 普雷沃菌属微生物菌群的缺陷，并且两组患者还观察到了在直肠真杆菌与球梭菌构成上的差异。

前文提到消化道微生物组（主要是肠道菌群）与 RA 的关联等研究，口腔同属消化道的一部分，口腔微生物在 RA 中的作用同样值得关注：

RA 和牙周病（periodontal disease，PD）显示出相似的病理生理机制，例如在免疫原性易感宿主中具有相邻骨吸收的慢性炎症；然而，PD 具有公认的细菌学病因，而 RA 的微生物组学机制却不清楚，在易感宿主中的感染因子可能是 RA 的一种触发因子。此外，PD 患者并发 RA 的概率较普通人群高、症状更严重，这一发现表明两种疾病之间积极关联。抗牙周细菌的抗体检测的报告表明，RA 患者的血清和关节腔滑液中存在牙周细菌 DNA。毫无疑问，有强烈的证据表明 RA 和口腔微生物存在积极的关联。RA 滑膜和相邻软组织炎症可以由许多微生物因素启动，包括细菌 DN、CpG 基序、热休克蛋白质和脂多糖等。多数关于 RA 血清特异性感染触发因子的临床试验，主要是检测细菌或病毒暴露前的血清，并对血液或关节腔滑液的微生物或相应遗传物质进行鉴定。研究表明，通过对并发 PD 的严重活动性 RA 患者进行牙周及牙根洁治等控制牙周感染和炎症，可能有助于减轻 RA 的症状和血清 TNF-α 水平。此外，与对照组相比，RA 患者感染了牙龈卟啉单胞菌后，RA 相关自身抗体和 C 反应蛋白的滴度也升高，表明这种微生物在 RA 的疾病风险和进展中起重要作用。

最近，一项消化道微生物组的 16S rRNA 测序研究对比了早期治疗的隐匿性 RA、慢性 RA、银屑病性关节炎和健康对照组，结果发现普雷沃菌属与隐匿性新发 RA 有关；粪便乳酸杆菌菌落组成的研究表明，隐匿性 RA 在疾病初期的菌群构成更具有多样性；另外，有研究揭示，RA 患者消化道内乳酸菌水平较健康对照组高，并且黏膜乳酸菌在 RA 患者具有其特殊性。虽然已知乳酸杆菌通常与抗炎状态相关，但其是否参与早期 RA 中的抗炎机制仍不清楚。

RA 发病可能是由单一细菌引起的，然而有观点倾向于"内环境菌群失衡"假说。有学者认为，与某种单一微生物感染相比，微生态失调（总微生物负荷量和总微生物构成改变）是影响 RA 发病更重要的因素。类风湿关节炎作为自身免疫性疾病，其发病与遗传、环境等多种因素相关，人体消化道中存在大量的原籍细菌，包括类杆菌、梭菌、双歧杆菌等，能影响机体内环境，参与食物消化，促进蛋白质与维生素等营养物质的合成，是消化道天然屏障。

三、抗生素与 RA

抗生素是 RA 抗炎治疗的方案之一：柳氮磺吡啶是其中最常见的抗风湿药之一（disease-modifying antirheumatic drugs，DMARD），柳氮磺吡啶的磺胺吡啶部分抑制 RA 和炎症患者消化道内的非芽孢厌氧菌、梭菌和部分消化道细菌。20 世纪 60 年代初，四环素是另一类用于治疗 RA 的抗菌药，四环素抑制基质金属蛋白酶和硝酸氧化合酶，抑制适应性免疫细胞并上调 IL-10（一种抗炎细胞因子）。四环素衍生物米诺环素对 RA 治疗也有效果，其他用于 RA 治疗的抗生素包括大环内酯类、左氧氟沙星、氨苯砜、头孢曲松和甲硝唑等抗炎药物。微生物组在 RA 中的潜在作用有了一系列新的研究成果,通过抗生素的抗炎、抗菌性质,抗生素药物对 RA 的治疗作用有较大改善并有望取得进一步进展。此外,值得注意的是,四环素类和磺胺类药物能够有效对抗牙周病原体,这或许能够部分解释其在 RA 致病中的益处,但牙周炎的特定抗菌治疗是否可以对 RA 患病的高危人群起预防作用还有待研究。除了抗生素和抗炎药物能够调节微生物组,也有研究发现在动物模型中消化道微生物能够调节治疗药物的代谢,但目前仅限于大鼠模型,在 RA 患者的消化道微生物组研究中有待进一步证实。

四、益生菌与 RA

虽然药物治疗在疾病早期能够起到一定的改善作用,但并不能阻止类风湿关节炎的病程发展和关节破坏,而且长期服用也会产生副作用。在 RA 患者中已经发现消化道菌群的紊乱,消化道菌群的多样性及差异性影响着 RA 的发生发展。因此,可以利用益生菌进行对症治疗。益生菌,即一定量的、活的,对宿主有益的活性微生物,能够调节患者消化道菌群达到平衡状态。双歧杆菌是最常用的有效益生菌,它不仅能维持和调节消化道菌群的稳态,还能调节机体免疫系统,改善炎症,减少氧化自由基。大量研究表明,消化道菌群在维护宿主的生理功能,维持消化道和免疫自稳方面发挥着重要作用,除此以外菌群还能影响消化道外部位。在 RA 患者中消化道菌群的紊乱已经被发现,消化道菌群的多样性及差异性影响着 RA 的发生发展。在最近的一项研究中发现,与纤维肌痛患者相比,RA 患者中双歧杆菌、拟杆菌 – 卟啉单胞菌 – 普雷沃组、脆弱类杆菌、直肠真杆菌 – 拟球梭菌组丰度明显下降。菌群紊乱可能促进 RA 形成,利用益生菌调整菌群失调可能会延缓 RA 症状的进一步发展。

五、消化道微生物组学研究在 RA 诊断及治疗中的意义

了解微生物生态失调的生物学机制对 RA 早期预防、诊断和治疗干预具有深远的影响。尽管自身免疫疾病治疗已经取得了进展,但仍有缺点与不足,包括缺乏清晰、明确的关于微生物菌群和生物动力学变化的研究,微生物菌群多样性等相关问题不明确是另一个限制。目前部分研究已经探讨了微生物组在 2 型糖尿病等疾病中的辅助诊断潜力,如糖尿病、肥胖和 IBD 等。利用微生物组分析对 RA 患者进行分层或对 RA 患病评估风险预测也有一定的临床价值,但需要改进这一诊断方法的精确度及特异性,因为微生物组不太可能作为独立诊断 RA 的生物标志物。疾病易感基因和宏基因组可以潜在地用于创建 RA 风险预测的工具。微生物菌群除了在各种身体壁龛中的轮廓已被显现之外,它们的代谢物也可以作为辅助诊断的指标之一。除了益生菌和抗生素外,第三类的称为益生元(prebiotics)的分子近年来受到关注,益生元通过选择性刺激一种或少数菌群中细菌的生长与活性而对宿主产生有益的影响从而改善宿主健康,是一种膳食补充剂。这类分子通过促进微生物与特定的皮肤或黏膜结合或附着,能够帮助或促进肠道微生物组从不平衡转为平衡,并刺激有益菌群的生长。

此外,单细胞基因组学也有助于理解单个生物体基因组序列池,通过测序技术补充长的读取序列,在理论上可以单个细胞或分子组装基因组,进而实现通过对微生物个体的改变而改变 RA 患者的疾病进程。未来基于生物医学新技术的研发与推广,相信消化道微生物组学与 RA 相关机制的研究能够得到充分补充,从而更好地指导 RA 的临床诊断与治疗。

(孙　阳)

参 考 文 献

［1］ Okada Y, Wu D, Trynka G, et al. Genetics of rheumatoid arthritis contributes to biology and drug discovery. Nature, 2014, 506: 376–381.

［2］ Littman DR, Pamer EG. Role of the Commensal Microbiota in Normal and Pathogenic Host Immune Responses. Cell Host & Microbe, 2011, 10: 311–323.

［3］ Franzosa EA, Hsu T, Sirotamadi A, et al. Sequencing and beyond: integrating molecular 'omics' for microbial community profiling. Nature Reviews Microbiology, 2015, 13: 360.

［4］ Huang H, Vangay P, Mckinlay CE, et al. Multi-omics analysis of inflammatory bowel disease. Immunology Letters, 2014, 162: 62–68.

［5］ Hitchon CA, Elgabalawy H. Infection and rheumatoid arthritis: still an open question. Current Opinion in Rheumatology. 2011, 23: 352–7.

［6］ Kwoh CK, Simms RW, Anderson LG, et al. Guidelines for the management of rheumatoid arthritis. Arthritis & Rheumatism, 1996; 39: 713–722.

［7］ Suwannalai P, De Stadt LAV, Radner H, et al. Avidity maturation of anti-citrullinated protein antibodies in rheumatoid arthritis. Arthritis & Rheumatism, 2012, 64: 1323–1328.

［8］ Chatzikyriakidou A, Voulgari PV, Georgiou I, et al. miRNAs and related polymorphisms in rheumatoid arthritis susceptibility. Autoimmunity Reviews, 2012, 11: 636–641.

［9］ Churov AV, Oleinik EK, Knip M. MicroRNAs in rheumatoid arthritis: altered expression and diagnostic potential. Autoimmunity Reviews, 2015, 14: 1029–1037.

［10］ Edwards CJ. Commensal Gut Bacteria and the Etiopathogenesis of Rheumatoid Arthritis. The Journal of Rheumatology, 2008, 35: 1477–1479.

［11］ Lee YK, Mazmanian SK. Has the microbiota played a critical role in the evolution of the adaptive immune system. Science, 2010, 330: 1768–1773.

［12］ Chervonsky AV. Influence of microbial environment on autoimmunity. Nature Immunology, 2010, 11: 28–35.

［13］ Sandhya P, Danda D, Sharma D, et al. Does the buck stop with the bugs?: an overview of microbial dysbiosis in rheumatoid arthritis. International Journal of Rheumatic Diseases, 2016, 19: 8–20.

［14］ Chu H, Mazmanian SK. Innate immune recognition of the microbiota promotes host-microbial symbiosis. Nature Immunology, 2013, 14: 668–675.

［15］ Shreiner A, Kao JY, Young VB. The gut microbiome in health and in disease. Current Opinion in Gastroenterology, 2015, 31: 69–75.

［16］ Vaahtovuo J, Munukka E, Korkeamaki M, et al. Fecal microbiota in early rheumatoid arthritis. The Journal of Rheumatology, 2008, 35: 1500–1505.

［17］ Zhang X, Zhang D, Jia H, et al. The oral and gut microbiomes are perturbed in rheumatoid arthritis and partly normalized after treatment. Nature Medicine, 2015, 21: 895–905.

［18］ Kelly D, Conway S, Aminov RI. Commensal gut bacteria: mechanisms of immune modulation. Trends in Immunology, 2005, 26: 326–333.

［19］Omahony C, Scully P, Omahony D, et al. Commensal-Induced Regulatory T Cells Mediate Protection against Pathogen-Stimulated NF-κB Activation. PLOS Pathogens, 2008, 4.

［20］Hooper LV, Gordon JI. Commensal Host-Bacterial Relationships in the Gut. Science, 2001, 292: 1115-1118.

［21］Round JL, Mazmanian SK. The gut microbiota shapes intestinal immune responses during health and disease. Nature Reviews Immunology, 2009, 9: 313-323.

［22］Shinebaum R, Neumann VC, Cooke EM, et al. Comparison of Faecal Florae in Patients with Rheumatoid Arthritis and Controls. Rheumatology, 1987, 26: 329-333.

［23］Loyolarodriguez JP, Martinezmartinez RE, Abudmendoza C, et al. Rheumatoid arthritis and the role of oral bacteria. Journal of Oral Microbiology, 2010, 2: 158-160.

［24］Albani S, Carson DA, Roudier J. Genetic and environmental factors in the immune pathogenesis of rheumatoid arthritis. Rheumatic Diseases Clinics of North America, 1992, 18: 729-740.

［25］Deng G, Tarkowski A. The role of bacterial DNA in septic arthritis. International Journal of Molecular Medicine, 2000, 6: 29-62.

［26］Deng G, Tarkowski A. The features of arthritis induced by CpG motifs in bacterial DNA. Arthritis & Rheumatism, 2000, 43: 356-364.

［27］Klareskog L, Padyukov L, Lorentzen JC, et al. Mechanisms of Disease: genetic susceptibility and environmental triggers in the development of rheumatoid arthritis. Nature Reviews Rheumatology, 2006, 2: 425-433.

［28］Ortiz P, Bissada NF, Palomo L, et al. Periodontal therapy reduces the severity of active rheumatoid arthritis in patients treated with or without tumor necrosis factor inhibitors. Journal of Periodontology, 2009, 80: 535-540.

［29］Mikuls TR, Payne JB, Reinhardt RA, et al. Antibody responses to Porphyromonas gingivalis (P. gingivalis) in subjects with rheumatoid arthritis and periodontitis. International Immunopharmacology, 2009, 9: 38-42.

［30］Liu X, Zou Q, Zeng B, et al. Analysis of Fecal Lactobacillus Community Structure in Patients with Early Rheumatoid Arthritis. Current Microbiology, 2013, 67: 170-176.

［31］Stone ML, Fortin PR, Pachecotena C, et al. Should tetracycline treatment be used more extensively for rheumatoid arthritis? Metaanalysis demonstrates clinical benefit with reduction in disease activity. The Journal of Rheumatology, 2003, 30: 2112-2122.

［32］Lee HJ, Zhang H, Orlovich DA, et al. The influence of probiotic treatment on sulfasalazine metabolism in rat. Xenobiotica, 2012, 42: 791-797.

［33］Salazar N, Binetti AG, Gueimonde M, et al. Safety and intestinal microbiota modulation by the exopolysaccharide-producing strains Bifidobacterium animalis IPLA R1 and Bifidobacterium longum IPLA E44 orally administered to Wistar rats. International Journal of Food Microbiology, 2011, 144: 342-351.

［34］Feng X, Jiang J, Li M, et al. Role of intestinal flora imbalance in pathogenesis of pouchitis. Asian Pacific Journal of Tropical Medicine, 2016, 9: 786-790.

［35］Wommack KE, Bhavsar J, Ravel J. Metagenomics: read length matters. Applied and Environmental Microbiology, 2008, 74: 1453-1463.

第 25 章　消化道微生物组与结肠癌

大肠癌（colorectal cancer，CRC）是世界癌症死亡率的第三的最常见癌症。CRC 的病因目前远远尚未被阐明。"腺瘤 – 癌演变（adenoma-carcinoma sequence）"网络是散发性 CRC 的经典学说，即正常结肠上皮细胞（colonic epithelial cells，CEC）受一系列遗传学（如抑癌基因突变）和表观遗传学改变（如 DNA 甲基化）的驱动引起细胞代谢异常、免疫失调和凋亡失敏而致癌前病变或发育不良，继而进展为腺瘤和腺癌。而 "Knudson's 二次打击" 假说进一步总结认为 CRC 是基因突变和环境改变双重打击下引起的宿主 CEC 恶性增殖。既往的流行病学调查和实验性研究普遍证实 CRC 发病仅 5%~15% 归因于遗传因素，其余 85% 以上主要受环境影响，如不良西化饮食、健身运动短缺和肠道微生态失衡。其中，肥胖的 CRC 发病风险在前期大样本荟萃分析中已得到验证［通过对 900 万人群的流行病学调查发现体质指数（body mass index，BMI）超过正常范围的普通型肥胖引起的大肠癌风险是正常 BMI 人群的 1.334 倍），腰围（waist circumference，WC）超过正常范围的向心型肥胖引起的大肠癌风险则是正常 WC 人群的 1.455 倍］，而微生态失调被认为是 CRC 发病网络中影响易感细胞基因组稳定性、代谢和免疫的关键致癌驱动剂。

胃肠道内广泛存在微生物，其中大肠由于内容物停留时间长、独特的 pH 等原因，是胃肠道内微生物密度最大的区域，有报道称每克内容物包含超过 10^{11} 个细菌。在长期的共同进化中，肠道菌群与宿主形成了一个相对稳定的平衡状态。肠道为常驻的细菌提供了一个受保护的、温暖的、营养丰富的生活环境，而有的肠道细菌有助于纤维素的消化，为人类提供非营养要素，并通过占据生态位的方法抑制病原菌。免疫系统对正常的肠道菌群是耐受的，同时又确保对入侵的病原体的免疫监视。本章我们将讨论宿主和肠道细菌之间的亲密关系，以及这种关系失衡会如何影响 CRC 发生、进展和治疗效果的，我们应如何操纵肠道菌群以达到治疗目的。

第一节　饮食与肠道菌群的构成

在健康成年人的大肠内，厌氧的厚壁菌门和拟杆菌门往往占优势。其他常见的还有放线菌、变形菌和疣微菌门。尽管大肠的微生态具有明显的个体差异性，但多个研究都表明饮食和肠道菌群的组成结构有密切的联系。有研究表明，短时间的饮食结构调整就能对粪便的微生物产生显著的影响。摄入抗性淀粉较多的食物时瘤胃菌科（Ruminococcaceae）（特别是瘤胃球菌 bromii）增加；摄入富含麦麸的饮食可以使得毛螺菌科（Lachnospiraceae）增加；减肥饮食会导致产丁酸厚壁菌［主要罗斯拜瑞菌属（Roseburia）和真杆菌（Rectale）］和放线菌（如双歧杆菌属和 Collinsella aerofaciens）的减少；高动物蛋白的饮食会导致拟杆菌［如拟杆菌属和别样杆菌属（Alistipes）］和 Bilophila wadsworthia 的丰度增加，而厚壁菌门丰度减少。研究表明饮食中包含较多纤维素的个体，其粪便中普雷沃菌的比例较高，而高脂肪高蛋白饮食的个体，其粪便中拟杆菌属比例较高。

大量研究表明大肠癌的发生风险与饮食相关。如高纤维素摄入的饮食可以降低大肠癌发生的风险。大肠腺瘤（大肠癌的癌前病变）的患者与健康对照相比,纤维素的摄入量较低。而红肉、过度加工的肉制品、脂肪、酒精可以提高罹患大肠癌的风险;目前 FDA 已经将过度加工的肉制品列入“潜在致癌物”的名单。

第二节　大肠内微生物的代谢活动

大肠的微生物发酵食物残渣和肠道分泌物获得所需能量,同时产生了非常多的代谢产物。在大多数健康成年人中,微生物发酵的底物主要是不能消化的碳水化合物,如植物细胞壁（非淀粉多糖）、抗性淀粉、可溶性的低聚糖;而发酵产物是气体和有机酸,特别是三种短链脂肪酸（SCFA）,即乙酸、丙酸和丁酸（比例 3:1:1）,在结肠中它们相加的浓度为 50~150mmol/L。

结肠中的微生物的代谢活动不仅有发酵,还包括无氧呼吸。兼性厌氧菌,如变形菌门,在有氧的情况下比专性厌氧菌能产生更多的能量。拟杆菌属和柔嫩梭菌群也能进行有氧呼吸,拟杆菌属有细胞色素,柔嫩梭菌群则依赖于黄素和硫醇的细胞外电子转移。使用氢和甲酸的微生物,包括产甲烷古细菌[如史氏甲烷短杆菌（Methanobrevibacter smithii）]、产乙酸细菌[如氢养布劳特菌（Blautia hydrogenotrophica）]和硫酸盐还原菌[例如脱硫弧菌属（Desulfovibrio）],在跨种族互养的厌氧代谢中起着特别重要的作用。产甲烷古细菌在成人肠的丰度个体之间,在甲烷生成、产乙酸作用和硫酸盐还原中具有重要的作用。

第三节　保护性的代谢产物

一、短链脂肪酸

（一）常见的短链脂肪酸

乙酸是最丰富的 SCFA,大多数情况下是通过肠道细菌发酵产生的;同时产乙酸细菌,例如氢养布劳特菌（B. hydrogenotrophica）,可以直接利用 H_2 和 CO_2 合成,或利用甲酸经由 Wood-Ljungdahl 途径合成。产乙酸的细菌消耗一个分子葡萄糖,不产生其他产物,可产生三分子的乙酸。而占乙酸合成主导地位的产乙酸厌氧菌,在产生乙酸的同时会产生其他代谢产物,包括琥珀酸、丙酸、丁酸、甲酸、D-乳酸、L-乳酸和乙醇等,具体会产生哪些副产物取决于菌群结构、发酵底物和肠道内环境条件等。

丙酸大多由拟杆菌和一些革兰氏阴性的厚壁菌门[如类考拉杆菌属（Phascolarc-tobacterium）、小杆菌属（Dialister）、韦荣球菌属（Veillonella）]合成,合成途径为琥珀酸途径:琥珀酸是特定细菌在特定条件下代谢活动的终产物,有的细菌,如 P. succinatutens,专门利用琥珀酸产生丙酸。宏基因组的研究表明琥珀酸途径是其主要的合成途径。此外,还有其他途径能产生丙酸。

一些厚壁菌可以合成丁酸,大多数情况下它们是通过丁酰辅酶 A:乙酸辅酶 A 转移酶进行合成的;少数情况下也可以通过磷酸丁酰转移酶（phosphotransbutyrylase, PTB）、丁酸激酶（butyrate kinase, BUK）的催化下,经过类似由乙酰辅酶 A 到乙酸的形成过程。通过丁酰辅酶 A:乙酸辅酶 A 转移酶进行合成的菌种包括路线包括柔嫩梭菌群普拉梭菌（Faecalibac-terium prausnitzii）、罗氏菌属（Roseburia spp.）、直肠真杆菌（Eubacterium rectale）、霍氏真杆菌

（*Eubacterium hallii*）、丁酸弧菌属（*Anaerostipes spp.*），它们都是在健康成年人的肠道菌群中较丰富的物种。此外，某些毛螺菌科（Lachnospiraceae）的成员，包括霍氏真杆菌（*E. hallii*）和厌氧棒状菌属（*Anaerostipes spp.*），可以使用乳酸和乙酸生产丁酸，这些微生物可能在通过防止乳酸的过度积累方面起重要作用。还有少数厌氧菌能同时生产丙酸和丁酸。

（二）短链脂肪酸对宿主的影响

乙酸、丙酸和丁酸都能迅速被从肠腔中吸收。丁酸优先用作肠上皮细胞的能量源，其在体循环中的浓度低；丙酸大多在肝脏代谢；乙酸则在外周血中达到相对高的浓度（0.10~0.15mmol/L）。

在细胞内，丁酸和丙酸能抑制在结肠细胞和免疫细胞中组蛋白去乙酰化酶（HDACs）的活性，从而促进组蛋白的高度乙酰化，以及涉及信号转导的一些转录因子和蛋白。这一过程会导致结肠的巨噬细胞中促炎细胞因子 IL-6 和 IL-12 的下调，从而抑制炎症水平。基于小鼠的动物实验也表明 SCFA 可以通过调节结肠的 Treg 细胞发挥抗炎作用。丁酸和丙酸诱导表达转录因子 FOXP3 的 Treg 细胞的分化，从而在控制肠道炎症方面起到至关重要的作用。这可能是丁酸导致在 FOXP3 基因座的启动子和增强子区域组蛋白 H3 的乙酰化增高，从而导致了 FOXP3 的表达增加；而丙酸在这个过程中的作用则需要进一步研究。乳酸也能抑制 HDACs 的活性，然而所需的乳酸浓度是超过正常人生理浓度的。转运子 SLC5A8 参与丙酸、丁酸和乳酸的运输，它同时也是一种肿瘤抑制蛋白，其作用可能与 SCFA 相关。

而在细胞外，SCFA 则通过与宿主细胞的表面暴露受体结合发挥作用。G 蛋白偶联受体 41（GPR41，也称为 FFA3）、GPR43（也称为 FFA2）和 GPR109A 在各种宿主细胞，包括结肠细胞中广泛表达。GPR43 能识别所有三种主要的 SCFA；GPR41 对这三种 SCFA 的亲和力有差异，顺序为丙酸＞丁酸＞乙酸；而 GPR109A 只能识别丁酸。丁酸驱动涉及 GPR109A 的信号交互，可能通过促进调节性 T 细胞（Treg 细胞）和产生 IL-10 的 T 细胞分化参与了丁酸的抗炎作用，以及通过阻断核转录因子（NF-κB）的活化和不依赖的 HDAC 抑制诱导细胞凋亡的机制。乙酸和丙酸与 GPR43 相互作用后通过调节 Treg 细胞诱导抗炎。GPR43 和 GPR109A 也是肿瘤抑制基因，可能介导一些与高纤维摄入有关的丙酸和丁酸的抑制癌症作用。丁酸的其他重要抗肿瘤作用包括大肠癌细胞的抑制增殖和选择性诱导凋亡。促进凋亡涉及 HDAC 抑制和 G 蛋白偶联受体相互作用在转录调控的改变。作为 HDAC 抑制剂，丁酸、甚至丙酸能激活上皮细胞系中的 AP-1 的信号传导途径，其具有控制细胞增殖和凋亡的作用。最近研究表明，低浓度丁酸可能通过刺激结肠上皮细胞的增殖促进 CRC。然而，在微生物群的组成发生变化的情况下实际作用可能不同。

短链脂肪酸同时具有重要的抗炎作用，包括它们对宿主细胞的直接影响，以及通过影响肠道菌群的平衡而发挥作用。一个有趣的假设是，高丁酸水平的抗炎效果趋于肠道微生物抑制免疫反应，而低丁酸浓度则触发了潜在的病原体，导致肠道菌群的重塑，促进了促炎的细菌增殖。

二、植物化学物质和外源性物质的生物转化研究

存在于水果、蔬菜、谷物、种子、坚果、香料等植物性食物中的许多不同的膳食化合物已被认为能防止多种癌症。植物化学物质具有多个作用，包括抗氧化作用，异生素解毒途径的调节，细胞增殖、凋亡和炎症的调节。抗氧化剂的抗氧化作用能中和活性氧类物质（ROS），后者是细胞能量代谢的产物，能破坏细胞结构，并容易导致细胞癌变。但抗氧化剂预防癌症

的作用尚不明确，尤其是抗氧化剂在全身是否能达到足够的浓度。

　　人体摄入的膳食植物化学物质通常结合在纤维素中不能吸收，只有在小肠中有少量的吸收。95% 的膳食植物化学物质在大肠被释放，并由肠道微生物群吸收并转化为其他代谢产物。发生的转换包括加氢脱羟基和去甲基化，这些过程会改变这些物质的生物活性。由微生物转化而形成的酚的代谢产物能抑制促炎性介质（包括 TNF、NF-κB 和前列腺素）。许多酚类化合物能改变肠道菌群的组成，对不同的细菌种类显示出不同水平的抗菌效果。微生态的变化可能有连锁效应，例如，通过在新形成的稳态菌群 SCFA 的分泌变化；或者对病原微生物抑制能力的改变。

　　在肠道中吸收的植物化学物质在肝脏中加上了甲基，硫酸基或者葡糖醛酸基，这有利于它们经由胆汁排泄到肠道。在肠道中，细菌能通过 β- 葡糖醛酸酶的作用把植物化学物质脱去葡糖醛酸基，使其可被重新吸收，因此，细菌 β- 葡糖醛酸酶的活性能影响肠肝循环，从而影响体内的植物化学物质的保留时间。因此，肠道微生物产生的 β- 葡糖醛酸酶活性也以同样的方式影响有害物质如药物和环境污染物的排泄，并且已有报道高 β- 葡糖醛酸酶的活性与癌症的风险增加相关联。除此之外，肠道微生物产生的 β- 葡糖醛酸酶的活性还能影响癌症的化疗，例如，在小鼠模型中应用 β- 葡糖醛酸酶抑制剂能减轻伊立替康（一种通常用于治疗结肠癌的化疗药物）的毒性。最近发现 β- 葡糖醛酸酶基因存在于厚壁菌门中的几个物种。这个基因在其他细菌如拟杆菌中的存在情况有待进一步研究。

第四节　有害的代谢物

一、蛋白发酵产物

　　高蛋白摄取会导致饮食来源的蛋白在结肠中的发酵增加，表现为由氨基酸衍生的产物，比如支链脂肪酸和苯乙酸的增加。某些细菌，包括某些拟杆菌和厚壁菌，能发酵产生芳香族氨基酸，以及某些潜在的生物活性产物，如苯基乙酸、酚、吲哚和对甲酚。一些含氮的产物，尤其是 N- 亚硝基化合物（NOC），具有潜在的促进癌症和通过 DNA 的烷基化而发挥癌基因的作用。过度加工的肉制品中含有较多的 NOC，在欧洲人群中的研究表明其摄入与 CRC 呈正相关，但这些化合物也可以在胃中通过亚硝化内源性生成，或者通过蛋白质在大肠微生物发酵时的亚硝化生成。控制饮食干预研究已经发现高蛋白质饮食的人粪便 NOC 增加。由变形杆菌表达的硝基还原酶和硝酸还原酶可能有助于亚硝化反应。氨是蛋白质发酵的另一种产物，也是一个潜在的致癌剂，与黏膜损伤和结肠腺癌的增加相关。

　　多胺在很多的基本生理功能中发挥重要作用，如维护生物膜完整、基因转录和翻译的结构完整性。主要的多胺如腐胺、亚精胺、精胺是宿主组织由精氨酸为原料合成的，但多胺合成也能发生在肠道细菌中。高水平的多胺是有毒的，并且与多种病理状态和疾病，包括氧化应激、癌症等有关。肠道微生物除了能直接合成这些多胺，某些肠道细菌（如肠毒素脆弱拟杆菌）还能作用于通过宿主细胞，上调它们的多胺产生。研究表明几种病原体，如志贺菌、肺炎链球菌、肠道沙门菌的某些亚种、沙门鼠伤寒和幽门螺杆菌，能利用多胺增加其毒性。

　　膳食中摄入的不可消化的纤维素可以减少蛋白质在大肠内的发酵。在大鼠模型中发现摄入纤维素可以减少 DNA 损伤,降低肿瘤的形成,并且可以减轻高蛋白饮食的不利影响。然而,高蛋白质饮食的风险仍然是一个复杂的问题,因为人类的饮食远比实验室动物复杂。因此,红肉和过度加工的肉制品导致的癌症风险提高也可能并不完全由蛋白质代谢物造成的;它们中的其他成分,比如血红素,也可以促进亚硝化。

二、硫化氢

硫化氢能通过饮食中含有的硫酸盐和其他化合物(如含硫氨基酸和牛磺酸)还原产生。能对硫酸盐进行还原的细菌,在大多数人体中是低水平的。硫化氢能损害肠道黏膜屏障,还能抑制丁酸氧化。它还表现出遗传毒性,并可能通过活性氧的机制造成 DNA 损伤。CRC 患者与正常人相比,能检测到较高水平的硫化物。但硫化氢水平可能主要由细菌活性,而不是由细菌丰度的变化所驱动。

三、胆汁酸代谢

胆汁酸由肝脏以胆固醇为原料产生,并通过胆管排泄进入十二指肠,以促进脂肪的消化。大多数胆汁通过肠肝循环的作用被重吸收:初级胆汁酸随胆汁流入肠道,在促进脂类消化吸收的同时,受到肠道(小肠下端及大肠)内细菌作用而变为次级胆汁酸被肠壁重吸收(包括主动重吸收和被动重吸收),重吸收的胆汁酸经门静脉重回肝脏。

胆汁酸涉及在肠道内及多种相关肠外器官的活性氧(ROS)和活性氮(RNS)的产生,这两者都能引起 DNA 损伤。胆汁酸能介导的细胞毒性作用,其机制是复杂的:次级胆汁酸疏水性更强,能更有效地扰乱细胞膜,这很可能是通过膜结合蛋白如 NADPH 氧化酶和磷脂酶 A_2 的活化导致活性氧的生成。此外,胆汁酸还能与核受体相互作用并激活促凋亡细胞信号途径。然而,经常暴露于高水平的胆汁酸也可导致细胞凋亡的抗性。一些胆汁酸似乎能抵消另外一些胆汁酸的细胞毒性作用:例如,熊去氧胆酸——瘤胃球菌(Ruminococcus)的代谢产物——似乎能抑制 ROS 的产生从而能保护细胞免受脱氧胆酸的细胞毒性作用。

饮食、胆汁酸和肠道微生物之间的相互作用是复杂的。高脂肪的饮食与 CRC 的发病呈正相关,同时高脂肪饮食也导致胆汁分泌增加。有研究表明 CRC 患者粪便胆汁酸的浓度比正常人高。有着更高的脂肪摄入量的非裔美国人与非洲农村人相比,它们的粪便次级胆汁酸浓度更高,而最近的证据表明次级胆汁酸脱氧胆酸有促进肝癌的作用。胆汁酸有着强大的抗微生物活性,因为它们会损坏由于细菌的细胞膜,因此其可能有改变肠道菌群组成的能力。给予小鼠添加了脱氧胆酸的饮食,它们表现出短链脂肪酸的降低和微生物群组成的变化,如在 γ- 变形菌和拟杆菌的下降和厚壁菌门的增加,这种改变类似于喂养高脂肪饮食小鼠的改变。

四、乙醇

乙醇过度消耗被认为是多种癌症的重要危险因素,微生物代谢可能有助于其毒性。居住在结肠的许多厌氧细菌都能产生乙醇,但结肠微生物产生的具体乙醇水平目前是未知的。虽然乙醇本身不被视为一种致癌物质,它的直接氧化产物乙醛是剧毒的和有致癌性的,能导致维生素叶酸的降解、DNA 损伤等一系列破坏效果。既往口腔微生物的研究已经表明微生物有助于从乙醇转化为乙醛,这表明肠道菌群可能也有这样的功能。

第五节 肠道微生态与慢性炎症

越来越多的研究显示肠道微生物对人的免疫反应能产生重大影响,而慢性炎症又是CRC重要的风险因素。由于自出生起人的结肠黏膜就不断地暴露于肠道微生物及其代谢物中,细菌刺激的免疫应答可能导致持续的低程度的炎症。肿瘤微环境中包含几种不同的免疫细胞类型,包括肿瘤相关巨噬细胞(tumor-associated macrophage, TAM)和其他先天性免疫细胞,以及T细胞和B细胞,其通过直接接触或相互之间接触传递细胞因子和(或)趋化因子信号的方式在肿瘤微环境中进行通信,以控制肿瘤的生长。有研究认为巨噬细胞促进肿瘤的生长,巨噬细胞的增加一般与癌症的进展相关。T细胞在肿瘤微环境中最丰富的免疫细胞,并且可以发挥促进和抑制肿瘤的双重效果。CD4$^+$辅助T1(Th1)细胞和CD8$^+$细胞毒性T细胞数量的增加与癌细胞的直接裂解和产生的细胞毒性的细胞因子,以及CRC的进展有关。其他的T细胞亚群,如干扰素$-\gamma$(IFN$-\gamma$)-producing Th1细胞,促进通过细胞因子的产生和细胞毒性机制参与肿瘤发生。有趣的是,炎症在不存在肠道微生物或微生物产物的条件下不足以诱发CRC。也有明确的证据表明小鼠的肠道菌群影响腺瘤形成。肠道自发成瘤小鼠(APCmin$^+$)敲除了抑制肿瘤的APC基因,从而在小肠自发形成许多良性腺瘤。然而,无菌APCmin$^+$小鼠小肠腺瘤与具有常规菌群APCmin$^+$小鼠相比,肿瘤的形成更加轻微。此外,承担识别菌群的识别受体[PRRs;如Toll样受体(TLR)]控制着微生物相关分子模式的炎症反应[MAMPs;如脂多糖(LPS)、鞭毛蛋白和核酸]。PRR在维护黏膜稳态和在结肠环境控制炎症起关键作用。TLR-4作为脂多糖的主要受体,其信号传导的改变与CRC的进展相关。通过对这些微生物感测信号的先天免疫受体破坏也导致肿瘤发生的降低。

第六节 具核梭杆菌与大肠癌

近年来,随着宏基因组学研究的飞速发展和无菌动物模型标准化的建立,肠道微生态紊乱与CRC的关联性研究成果不断涌现。包括柠檬酸杆菌、牛链球菌、多杀巴斯德菌、Hp/HPV、肠产毒素脆弱拟杆菌(enterotoxigenic Bacteroides fragilis, ETBF)、致病性大肠埃希菌(enteropathogenic Escherichia coli, EPEC)和具核梭杆菌(Fusobacterium nucleatum, Fn)等潜在致癌微生物纷纷被临床和实验研究证实。其中,口腔源性的革兰氏染色阴性杆菌——Fn无疑是近3年来肠道微生态研究的明星微生物。自2011年Straussc从CRC癌前病变之一的炎症性肠病(inflammatory bowel disease, IBD)患者中分离出Fn肠道侵袭株,2011年Castellarin等和Kostic等接连在 Genome Research 杂志上发表Fn和CRC关联的临床研究,以及2013年Kostic等人和Rubinstein等人接连在 Cell Host Microbe 杂志上发表Fn致CRC的实验研究起,越来越多的国内外研究机构在CRC临床样本中均一致发现了Fn的踪迹,使Fn成为当前研究的热点。

Fn主要寄生于哺乳动物口腔、上呼吸道、泌尿生殖道和肠道,是口腔共生菌中引起口腔外感染最常见的条件致病菌,具有感染多种真核细胞的强大侵袭能力,与牙龈炎、牙周炎、扁桃体炎、肝脓肿、急性阑尾炎、泌尿系统感染等密切相关。

一、Fn 与 CRC 的关联性

关于 CRC 演进历程中肠道 Fn 表达的阳性价值正日益引起关注。借助全基因组测序分析发现 CRC 组织梭杆菌属 DNA 含量增高最显著,占比超总微生物序列 20%,提示除链球菌属外其余微生物比梭杆菌属至少低 2 个数量级,证实了梭杆菌属在肿瘤组织中占明显优势地位。而利用转录组测序的方法发现 CRC 中 Fn 丰度显著升高(79 倍),并进一步证实了肿瘤组织 Fn 丰度不仅达配对组织的 415 倍,而且与淋巴结转移风险呈正相关。大样本 CRC 病例分析发现 Fn 在 CRC 组织中感染率达 13%,而且 Fn 低感染与高感染的死亡风险比分别为 1.25 和 1.58。

然而目前 Fn 与 CRC 关联的研究尚未形成明确的理论体系。人们虽然发现了 Fn 在构成上与 CRC 的关联性,但是 Fn 的丰度差异究竟是 CRC 的致病因素,还是 CRC 的伴发现象仍有待深入研究。假设是致病因素,那么 Fn 的致癌机制又是如何尚不清楚。因此,如何深入解释 Fn 作为肠道核心致癌菌引起 CRC 的作用机制,这对我们认识肠道微生态在整个 CRC 演变进程中的意义具有重要的推动作用。

二、Fn 与 CRC 关联的相关机制

Fn 属于非酵解糖微生物,不仅不会与肿瘤代谢竞争糖类底物,而且能够分解氨基酸作为其营养来源,并产生甲酰 – 甲硫氨酰 – 亮氨酰 – 苯丙氨酸(N-formylmethionyl-leucyl-phe-nyl-alanine, fMLP)和短链脂肪酸(short-chain fatty acid, SCFA)如丁酸盐、乙酸盐、乳酸盐等髓样细胞趋化物,既诱导瘤体内促癌的髓样细胞富集,又为肿瘤代谢提供丁酸等营养物质。

此外,Fn 不仅可产生色氨酸酶和硫酸酯等内毒素,而且还含有多种表面毒力蛋白如黏附素蛋白(fusobacterium adhesin A, FadA)、外膜蛋白(fusobacterial outer membrane protein A, FomA)和黏附诱导决定簇基因(adherence inducing determinant 1, Aid1),甚至可以借助退化的电子传递链进行有限的氧化供能。因此,Fn 一方面可以与宿主细胞直接黏附,发挥 "alpha–bug" 的作用,另一方面可以与其他许多微生物发生共聚并稳定生物膜,为微生物间的基因传递、免疫逃避和肿瘤微环境的维持提供保障。

Fn 致 CRC 发生发展的机制研究一方面专注于 Fn 对肠上皮细胞的肿瘤免疫微环境的调节。发现 Fn 与 CRC 中 T 细胞的低密度相关,Fn 丰度越高,CD3[+] 总 T 淋巴细胞密度越低,而包括 CD8[+]、CD4 SRO[+] 和 Foxp3[+] 在内的 T 细胞亚群的改变并不显著。肠道自发成瘤小鼠(APCmin[+])予以 Fn 灌胃干预,结果发现 Fn 参与了肿瘤浸润淋巴细胞(tumor infiltrating lymphocyte, TIL)的募集。肠道肿瘤组织中浸润的有促癌作用的骨髓源性 CD11b[+] 淋巴细胞[包括树突状细胞(dendritic cell, DC)、巨噬细胞和粒细胞],具有肿瘤允许作用、CD4[+]T 细胞抑制作用的骨髓源性抑制性细胞(myeloid-derived suppressor cell, MDSC)以及肿瘤相关巨噬细胞(TAM)均显著增多;Fn 丰度不但与 TAM、MDSC 及 DC 等免疫细胞的标志物表达水平具有高度协同性,而且与核转录因子 κB(nuclear factor kappa-light-chain-enhancer of activated B cells, NF–κB)及其相关促炎基因表达水平呈显著正相关,从而驱动肠上皮细胞在促炎免疫微环境中向 CRC 演变。

另一方面研究则主要集中在 Fn 本身的分泌蛋白对肠上皮细胞和免疫细胞的黏附和直接毒力作用。Fn 在 CRC 和癌旁正常结肠黏膜表面均形成一层富含多种微生物的侵袭性生物膜,与各自的配对正常黏膜组织截然不同。FadA 可结合 E 钙黏蛋白(E-cadherin)并且

CRA 和 CRC 生物膜的微生态构成。同时，Fn 表面的黏附素细胞外重复结构域 EC5，诱导炎症因子介导的 E-cadherin 内摄，激活细胞内的 p- 链蛋白（p-catenin），上调 Wnt 通路，引起肠上皮细胞癌变；瘤体内注射活性 FadAc 可促进移植瘤生长，而注射 Fn 可在 3~5 天内引起 Fn 侵入 CRC 移植瘤并导致脓肿形成；研究者针对 FadA 与 E-cadherin 的 EC5 结合的特性，利用 Co-IP 鉴定并设计了一段与 FadA 结合部位（EC5 3 区）互补的 11 个氨基酸的合成肽，发现该多肽是拮抗和抑制 Fn 侵袭性的最短肽段，可阻断 FadA 与 E-cadherin 结合，终止 Fn 激活 Wnt 通路引起的结肠上皮细胞恶性增殖。进一步研究发现 Fn 表面蛋白（fusobacterium autotransporter protein 2，Fap2）具有独特的抗免疫防御机制，其可通过特异性结合宿主自然杀伤（natural killer，NK）细胞、TIL 和效应 T 细胞的共抑制受体（T-cell immunoreceptor with Ig and TTIM domains，TIGTT），从而阻断 NK 细胞对细菌和促肿瘤淋巴细胞的自然杀伤作用，帮助肿瘤细胞躲避免疫攻击。

最新研究表明 Fn 不仅参与宿主基因的 mRNA 转录，而且可能还影响表观遗传修饰。利用 qRT-PCR 的方法分别对 CRC、CRC 癌旁组织和正常结肠组织的 Fn 和 CpG 岛甲基化表型（CpG island methylator phenotype，CIMP），TP53，hMLH1 甲基化和微卫星不稳定性（microsatellite instability MSI）等进行检测，发现 Fn 在 CRC 组织的阳性率显著高于对照样本，而且高表达 Fn 的样本其 CIMP、TP53 野生型、hMLH1 甲基化和 MSI 阳性率也显著增高。对癌前病变和 CRC 中 Fn 表达水平进行分析，发现高 CIMP 的 CRA 中 Fn 检出率比低或无 CIMP 的 CRA 明显上升；MLH1 甲基化，高 CIMP 和高 MSI 状态的 CRC 中 Fn 丰度显著增高；而且相较于 CRA，CRC 中 BRAF 突变、MLH1 甲基化、高和高 CIMP 状态的 Fn 丰度均显著升高。

总之，肠道微生物群的影响不仅在宿主的肠道中，而且也在其他较远的相关器官中发挥作用。有的细菌代谢物，比如短链脂肪酸、乙酸盐、丙酸盐和丁酸盐，在抑制炎症和癌症中起作用，而另一些细菌代谢物，例如次级胆汁酸、羟基胆酸和石胆酸可通过增加细胞内 ROS 来导致 DNA 损伤，促进癌的发生。潜在致癌微生物，比如 Fn，在 CRC 的发生发展中起的作用也越来越被人们所重视。关于细菌代谢物和肠道微生物群功能的进一步研究将为微生物群相关癌症的发展提供有价值的新见解、提供预防和治疗的可能性。

（沈通一）

参 考 文 献

[1] Clemente JC, Ursell LK, Parfrey LW, et al. Parfrey, et al. The impact of the gut microbiota on human health: an integrative view. Cell, 2012, 148（6）: 1258-1270.

[2] Song M, Garrett WS, Chan AT. Chan, Nutrients, foods, and colorectal cancer prevention. Gastroenterology, 2015, 148（6）: 1244-1260 e1216.

[3] Chen W, Zheng R, Baade PD, et al. Cancer statistics in China, 2015. CA Cancer J Clin, 2016, 66（2）: 115-132.

[4] Vogelstein B, Papadopoulos N, Velculescu VE,. et al. Velculescu, et al. Cancer genome landscapes. Science, 2013, 339（6127）: 1546-1558.

[5] Collins D, Hogan AM, Winter DC. Microbial and viral pathogens in colorectal cancer. Lancet Oncol, 2011, 12（5）: 504-512.

[6] Bultman SJ. Molecular pathways: gene-environment interactions regulating dietary fiber

induction of proliferation and apoptosis via butyrate for cancer prevention. Clin Cancer Res, 2014, 20（4）: 799–803.

［7］ Ma Y, Yang Y, Wang F, et al. Obesity and risk of colorectal cancer: a systematic review of prospective studies. PLoS One, 2013, 8（1）: e53916.

［8］ Sears C., Garrett WS. Microbes, microbiota, and colon cancer. Cell Host Microbe, 2014, 15（3）: 317–328.

［9］ Marchesi JR, Adams DH, Fava F, et al. The gut microbiota and host health: a new clinical frontier. Gut, 2016, 65（2）: 330–339.

［10］ Dejea CM, Wick EC, Hechenbleikner EM, et al. Microbiota organization is a distinct feature of proximal colorectal cancers. Proc Natl Acad Sci U S A, 2014, 111（51）: 18321–18326.

［11］ Smith K. Microbiota: Manipulating the microbiota could affect colorectal cancer development. Nat Rev Gastroenterol Hepatol, 2014, 11（1）: 4.

［12］ Belcheva A, Irrazabal T, Robertson SJ, et al. Gut microbial metabolism drives transformation of MSH2-deficient colon epithelial cells. Cell, 2014, 158（2）: 288–299.

［13］ Arthur JC, Perez-Chanona E, Muhlbauer M, et al. Intestinal inflammation targets cancer-inducing activity of the microbiota. Science, 2012, 338（6103）: 120–123.

［14］ Ursell LK, Metcalf JL, Parfrey LW, et al. Defining the human microbiome. Nutr Rev, 2012, 70 Suppl 1: S38–44.

［15］ DeWeerdt S. Microbiome: Microbial mystery. Nature, 2015, 521（7551）: S10–11.

［16］ Castellarin M, Warren RL, Freeman JD, et al. Fusobacterium nucleatum infection is prevalent in human colorectal carcinoma. Genome Res, 2012, 22（2）: 299–306.

［17］ Kostic AD, Gevers D, Pedamallu CS, et al. Genomic analysis identifies association of Fusobacterium with colorectal carcinoma. Genome Res, 2012, 22（2）: 292–298.

［18］ Kostic AD, Chun E, Robertson L, et al. Fusobacterium nucleatum Potentiates Intestinal Tumorigenesis and Modulates the Tumor-Immune Microenvironment. Cell Host Microbe, 2013, 14（2）: 207–215.

第 26 章　泌尿生殖道微生物组与疾病

正常阴道内微生物组保持动态平衡，可以使阴道保持酸性环境（pH3.8~4.5），刺激黏膜免疫应答，保持阴道环境的健康。一旦这种平衡遭到打破，优势微生物的数量减少或者被加德纳菌属（*Gardnerella*）、阿托波菌属（*Atopobium*）、戴阿利斯特菌属（*Dialister*）、纤毛菌属（*Leptotrichia*）、巨球型菌属（*Megasphaera*）、动弯杆菌属（*Mobiluncus*）、消化链球菌属（*Peptostreptococcus*）、普雷沃菌属（*Prevotella*）和斯尼思氏梭杆菌属（*Sneathia*）等厌氧菌替代，会导致与细菌性阴道病相关的阴道炎疾病。虽然多种阴道病均会引起阴道微生物组变化，然而阴道微生物组失衡直接引起的阴道炎疾病主要为细菌性阴道病（bacterial vaginosis，BV）及厌氧性阴道炎（aerobic vaginitis）。

一、细菌性阴道病

细菌性阴道病是一种最常见的妇科疾病，最早于 1955 年由 Gardner 和 Dukes 描述为阴道嗜血杆菌性阴道炎（Haemophilus vaginalis vaginitis）和线索细胞，之后才被命名为细菌性阴道病并被描述为阴道内乳杆菌大量减少，阴道分泌物中乳酸含量下降。1983 年 Amsel 等人首先提出了细菌性阴道病诊断的 4 项标准，有其中的 3 项即可诊断 BV，即：①阴道分泌物增多，均匀稀薄；②阴道 pH>>4.5；③氨试验阳性；④镜检找到线索细胞。1989 年 Eschenbach 等认为缺少产生 H_2O_2 的乳杆菌和加德纳菌及厌氧的革兰氏阴性杆菌和革兰氏阳性球菌的大量增殖应作为 BV 的诊断条件。1991 年 Nugent 根据革兰氏染色的结果提出了 Nugent 评分作为临床等级评分标准，0~3= 正常，4~6= 中间型，7~10=BV。但约有 20% 的怀孕妇女临床上评分为 BV 实际上无任何临床症状。有研究显示妇科门诊有症状的女性细菌性阴道病发病率在 10%~35% 之间，而正常体检的女性发病率约 6%。国内报道在妊娠女性中 BV 患病率为 6.8%~11.4%。另外，有报道显示细菌性阴道病发病率正逐年上升，可能与现在较为开放的性行为有关，还可能与经济的发展、患者的就诊率增高以及诊断水平的提高有密切关系。

一直以来细菌性阴道病被描述为与加德纳菌的增殖有关，其中产唾液酸酶多少是诊断加德纳菌的主要标准。但近年来的研究表明，从临床分离到的阴道加德纳菌其中有一半不产唾液酸酶，且仅有部分细菌性阴道病伴随加德纳菌的大量增殖。因此，目前的观点认为在阴道中检测到加德纳菌并非细菌性阴道病的诊断条件。

随着对女性阴道微生物组的认识不断深入，目前观点认为细菌性阴道病并非由某一种类型的细菌引起，而是由于微生物组失衡造成的，如 BVAB 1、2 和 3，加德纳菌、纤毛菌属、螺杆菌及巨型球菌的大量增殖均可引起细菌性阴道病。另外，也有研究认为，惰性乳杆菌（*L. iners*）为正常阴道微生物组的"潜在危害分子"，以惰性乳杆菌为优势菌群的正常阴道微生物组由正常转变为阴道炎的机会更大，但也有研究不支持此观点。

（一）细菌性阴道病的致病性

BV 在不同人群中的感染率有明显差异，受遗传环境的共同影响。遗传背景的不同，如不同种族的个体会影响加德纳菌、惰性乳杆菌及阴道阿托波菌的出现几率。同时，个人卫生习惯、生活环境、年龄、激素水平、基础疾病会影响阴道乳杆菌的数量及类型。

目前对于阴道微生物组紊乱而引起的细菌性阴道病的致病机制尚不清楚,虽然有观点认为乳杆菌产生的 H_2O_2 及低的 pH 环境使阴道保持健康状态,但在部分细菌性阴道病中乳杆菌及 H_2O_2 依然可以检测低水平检测到,因此有观点认为乳杆菌及产 H_2O_2 产生只能作为细菌性阴道病的检测 marker,与致病性之间的关系尚不清楚。

在细菌性阴道病中女性阴道上皮细胞经常发现有细菌性生物膜的形成,而在初次月经前及绝经后的健康女性阴道上皮细胞中则极少出现。BV 患者临床检查中观察到的线索细胞可能来源于阴道壁上的细菌性生物膜。而阴道分离加德纳菌有 50%~90% 均有生物膜成膜能力,10%~40% 的阴道阿波托菌有生物膜成膜能力,但乳杆菌和其他阴道来源的菌也有成膜能力。体外的实验也表明,加德纳菌在具核杆菌及普雷沃菌存在的情况下,成膜能力更强,这是否说明细菌性阴道病不是某一种菌而是多种菌共同作用的效果。但细菌性阴道病的细菌成膜能力能够降低药物的作用效果,这可以在一定程度上解释细菌性阴道病为什么复发率高。

细菌性阴道病多发于性活跃年龄的女性,Allsworth 等研究显示:首次性行为在 14~19 岁之间的女性细菌性阴道病的发病率显著高于首次性行为在 20 岁以上的女性,年龄大于 50 岁的女性性生活明显减少,细菌性阴道病的检出率明显降低。不洁性生活可破坏阴道的防御功能,使用避孕套避孕可阻断两生殖器的直接接触,减少感染机会。反复人工流产可造成子宫内膜损伤、子宫出血、破坏阴道微生境,导致厌氧菌及其他需氧菌的繁殖并产生毒素,易引起反复流产。Wilson 等研究表明,冲洗阴道次数过多,特别是月经后进行阴道冲洗,细菌性阴道病患病率明显增加。Schwebke 等研究指出冲洗阴道可使阴道炎的患病风险提高 5 倍;研究显示滴虫性阴道炎史是细菌性阴道病的危险因素,滴虫能消耗或吞噬糖原,乳酸生成减少,阴道 pH 升高,滴虫消耗氧,使阴道成为厌氧环境,厌氧菌如阴道加德纳菌大量繁殖,引起细菌性阴道炎。

（二）BV 与不孕、早产的关系

BV 如果不接受及时、正规治疗会影响正常受孕。正常阴道 pH3.8~4.5,这种弱酸环境适宜精子生存并能顺利受精,一旦这种环境被破坏,就容易不孕。细菌性阴道病患者阴道 pH 大于 4.5,阴道内酸碱度的改变会抑制精子活动度;同时,致病菌吞噬精子,且患细菌性阴道病时,阴道内分泌物大量增多,分泌物中含有大量白细胞,抑制精子的存活,导致精子数量减少引起不孕。另外,如果炎症上行至宫腔,造成输卵管炎、盆腔炎等,也会造成不孕。Pretorius 等报道,引起早产的因素很多,其中感染因素占 40%,特别是细菌性阴道病与早产的关系最为密切。

患 BV 妊娠妇女的阴道分泌物中唾液酸酶、黏蛋白酶、磷脂酶 A_2、磷脂酶 C、非特异性蛋白水解酶等有不同程度的升高。黏蛋白酶和唾液酸酶能有效地分解保护性黏液增强细菌的黏附性。阴道分泌物中唾液酸酶浓度与 BV 致病过程有关,其活性及剂量水平与早产、胎膜早破、低体重儿等一系列不良妊娠后果有直接关系。妊娠期间,非特异性蛋白酶、磷脂酶 A_2 和磷脂酶 C 可能作用于宫颈和羊膜绒毛膜结缔组织,并促使宫颈扩张和局部羊膜绒毛膜脆性增加,最终使前列腺素合成并释放,引起患者强烈的宫缩从而引发早产。微生物感染也可能引发组织中金属蛋白酶的释放,该酶可促进绒毛膜和羊膜水肿弹性降低,导致胎膜早破。此外,BV 时厌氧性类杆菌属产生大量磷脂酶 A_2,诱导子宫局部组织细胞膜磷脂分解,使花生四烯酸增加,从而前列腺素增加,导致妊娠早期发生流产。

二、需氧性阴道炎

2002 年 Donders 等研究者提出来一种新类型的阴道炎。与 BV 主要由厌氧菌为优势菌不同,这一类型的阴道炎主要以无乳链球菌和大肠埃希菌为优势菌,因此命名为需氧性阴道炎。患者的阴道分泌物呈黄绿色,阴道炎症反应严重,pH 为 5.5~6.5,镜检可见阴道未成熟鳞状上皮细胞脱落、大量脓性白细胞以及稀疏的球状分泌物,少见乳杆菌。由于需氧性阴道炎(AV)导致严重的阴道炎症反应,因此是不育及早产的危险因素。目前观点认为,AV 可能是由于患者自身的免疫性疾病从而影响了阴道微生物组的组成,或者是患者的阴道上皮细胞具有某种异常引起。目前的调查结果认为约有 5%~23% 的育龄期妇女为 AV 患者。

三、阴道微生物组失衡的"常见致病菌"

引起阴道微生物组失衡的常见原因有长期大量应用抗菌药物、卵巢功能下降、机体免疫力低下、全身性疾病、阴道灌洗不当、频繁性交、性激素变化、宫内节育器(IUD)的使用等。越来越多的证据表明,多数女性一生中均患过不同程度、不同类型的生殖道感染,严重者通过上行感染,造成不孕、盆腔炎、宫外孕、流产、胎膜早破、早产等不良后果;增加获得性和传染性感染的风险,包括 HIV 及 HPV 等病毒感染。

加德纳菌(Gardiner bacteria)为阴道微生物组的正常组成成员之一,为革兰氏阴性杆菌,显微镜下一般显示为球杆状。但加德纳菌及其他厌氧菌在阴道细胞中会产生代谢产物组织多胺,其含量的多少与细菌性阴道病之间呈正相关。而正常阴道微生物组的女性阴道内由于加德纳菌所占比例低,阴道中基本检测不到该类物质。而当正常微生物组平衡打破,厌氧菌特别是加德纳菌的比例增加时,阴道内可以产生大量磷脂酶 A_2,使子宫内膜细胞膜上的膜磷脂分解,而后花生四烯酸分泌增加,导致前列腺素合成及分泌增加,最终引起早产或流产等不良妊娠结局。另外,阴道加德纳菌能明显刺激 HIV 在单核 – 巨噬细胞系统、T 淋巴细胞中的表达,与 HIV 的传播率增高有关。

同时动弯杆菌属的感染与细菌性阴道病关系密切,细菌性阴道病患者阴道分泌物中,动弯杆菌的检出率高达 97%。动弯杆菌属也有报道分离自乳腺脓肿液、脐脓肿液、血培养及早产孕妇胎盘羊膜,绒毛膜羊膜炎患者。而在健康妇女阴道分泌物中动弯杆菌检出率却相对低得多,其致病机制尚未完全清楚。动弯杆菌在 pH5.4 时对生殖道上皮细胞的黏附力最强,影响乳酸杆菌等正常菌群的定植。动弯杆菌在细菌性阴道病患者的阴道中大量增殖,其数量可为正常人的 100 倍,甚至 1000 倍,从而引起阴道菌群失调,表现出一系列的临床症状。

具核梭杆菌(Fusobacterium nucleatum)为近年来被发现的微生物种类之一,主要分布于口腔,在女性阴道病患者中亦有检出。但女性阴道来源的具核梭杆菌与女性阴道病及生殖健康之间的关系尚未有研究。近来的研究表明,牙周感染导致的菌血症可使具核梭杆菌通过血行扩散至子宫,具核梭杆菌是引起子宫内感染最常见的细菌之一,与早产和死胎等妊娠并发症有关。黏附素 FadA 是新近发现的具核梭杆菌菌体表面黏附素,从宫内感染中分离获得的具核梭杆菌含有 fadA 基因,证实宫内的具核梭杆菌来自于口腔,而非阴道。通过动物实验证实:具核梭杆菌能经血行到达胎盘并黏附到胎盘内皮细胞上,引发怀孕大鼠的早产和死胎。研究还显示:FadA 在具核梭杆菌黏附侵入胎盘内皮细胞中发挥重要作用,因为 FadA 缺陷的具核梭杆菌菌株无法在胎盘上定植。有研究认为该菌产生的磷脂酶能使细胞膜中的磷脂水解、花生四烯酸释放,产生的前列腺素诱发宫缩,导致早产。另有研究报道在有牙周疾病存在时,在早产并留有完整胎膜的孕妇羊水中分离出来的最高的菌是具核梭杆菌,此外,具核梭杆菌与那些口腔牙龈下部位的菌同时出现,并有新数据将母亲牙周疾病与早产儿、低体重儿联系起来。

四、展望

女性生殖道健康与生活质量和家庭幸福指数密切相关。近年来微生态系统研究有了巨大的进展,带动了一系列技术、研究和治疗方法的革命性更新,为实现对阴道菌群演变的精准调控,使其维持在"理想"生理状态奠定了坚实的基础。随着人体微生态与人类健康和疾病关系的深入研究,我们可以用不同的微生态调节方法,如抗生素、益生菌、益生元等方法,实现人体健康菌群的重建,从而使人体恢复健康,远离疾病的困扰。

(张　宁)

参 考 文 献

[1] Gardner HL. DC: Haemophilus vaginals vaginitis-a newly defined specific infection previously classified "non-specific" vaginitis. American Journal of Obstetrics and Gynecology, 1955, 69: 962-976.

[2] Amsel R, Totten PA, Spiegel CA, et al. Nonspecific vaginitis. Diagnostic criteria and microbial and epidemiologic associations. The American Journal of Medicine, 1983, 74(1): 14-22.

[3] Eschenbach DA, Davick PR, Williams BL, et al. Prevalence of hydrogen peroxide-producing Lactobacillus species in normal women and women with bacterial vaginosis. Journal of Clinical Microbiology, 1989, 27(2): 251-256.

[4] Nugent RP, Krohn MA, Hillier SL. Reliability of diagnosing bacterial vaginosis is improved by a standardized method of gram stain interpretation. Journal of Clinical Microbiology, 1991, 29(2): 297-301.

[5] Hutchinson KB, Kip KE, Ness RB. Gynecologic Infection Follow-Through I: Vaginal douching and development of bacterial vaginosis among women with normal and abnormal vaginal microflora. Sexually Transmitted Diseases, 2007, 34(9): 671-675.

[6] Paramel Jayaprakash T, Schellenberg JJ, Hill JE. Resolution and characterization of distinct cpn60-based subgroups of Gardnerella vaginalis in the vaginal microbiota. PLoS One, 2012, 7(8): e43009.

[7] Schwiertz A. Microbiota of the Human Body: Implications in Health and Disease. Preface. Advances in Experimental Medicine and Biology, 2016, 902: v.

[8] Marrazzo JM, Fiedler TL, Srinivasan S, et al. Extravaginal reservoirs of vaginal bacteria as risk factors for incident bacterial vaginosis. The Journal of Infectious Diseases, 2012, 205(10): 1580-1588.

[9] Fredricks DN, Fiedler TL, Marrazzo JM. Molecular identification of bacteria associated with bacterial vaginosis. The New England Journal of Medicine, 2005, 353(18): 1899-1911.

[10] Lamont RF, Sobel JD, Akins RA, et al. The vaginal microbiome: new information about

genital tract flora using molecular based techniques. BJOG: An International Journal of Obstetrics and Gynaecology, 2011, 118（5）: 533–549.

[11] Machado A, Jefferson KK, Cerca N. Interactions between Lactobacillus crispatus and bacterial vaginosis（BV）-associated bacterial species in initial attachment and biofilm formation. International Journal of Molecular Sciences, 2013, 14（6）: 12004–12012.

[12] Allsworth JE, Peipert JF. Prevalence of bacterial vaginosis: 2001–2004 National Health and Nutrition Examination Survey data. Obstetrics and Gynecology, 2007, 109（1）: 114–120.

[13] Wilson JD, Lee RA, Balen AH, et al. Bacterial vaginal flora in relation to changing oestrogen levels. International Journal of STD & AIDS, 2007, 18（5）: 308–311.

[14] Schwebke JR, Desmond RA, Oh MK. Predictors of bacterial vaginosis in adolescent women who douche. Sexually Transmitted Diseases, 2004, 31（7）: 433–436.

[15] Pretorius C, Jagatt A, Lamont RF. The relationship between periodontal disease, bacterial vaginosis, and preterm birth. Journal of Perinatal Medicine, 2007, 35（2）: 93–99.

[16] Donders GG, Vereecken A, Bosmans E, et al. Definition of a type of abnormal vaginal flora that is distinct from bacterial vaginosis: aerobic vaginitis. BJOG : An International Journal of Obstetrics and Gynaecology, 2002, 109（1）: 34–43.

[17] Han YW, Redline RW, Li M, et al. Fusobacterium nucleatum induces premature and term stillbirths in pregnant mice: implication of oral bacteria in preterm birth. Infection and Immunity, 2004, 72（4）: 2272–2279.

第 27 章　多囊卵巢综合征与人体微生物组

第一节　多囊卵巢综合征概述

近年来,在中国育龄期夫妇中,不孕不育的发生率不断上升,平均发病率为 12.5%~15%,已成为当前影响社会发展的一个重要问题。多囊卵巢综合征(polycystic ovary syndrome,PCOS)是育龄期妇女中最常见的内分泌紊乱性疾病,在不孕症的发病率中占了 25%~30%,是导致不孕的重要病因之一。在中国育龄期妇女中 PCOS 的群体发病率已高达 5.6%。PCOS 是女性生殖障碍相关疾病中一直以来的研究重点。

PCOS 常见的临床表现包括高雄激素血症或生化证据、稀发排卵或不排卵、B 超见卵巢呈多囊结构等,此外,PCOS 患者的内分泌和代谢异常还表现在血浆黄体生成素(LH)水平升高、黄体生成素(LH)/卵泡刺激素(FSH)增高、高胰岛素血症、胰岛素抵抗、肥胖以及异常脂质血症等,其发生代谢综合征、糖耐量减低、2 型糖尿病、高脂血症、心血管疾病和高血压的风险也显著增加。

PCOS 患者卵巢功能的失调,具体体现在卵泡的数量增多和功能亢进,其发病基础是卵泡的程序化发育发生改变,即窦前卵泡生成过多和窦卵泡发育停滞。PCOS 患者的卵泡发育障碍,包括了早期卵泡生长加速和优势卵泡选择障碍两大方面,这是由一系列异常的卵巢内外因素共同导致的。这一病理结局与内分泌紊乱、胰岛素抵抗及高胰岛素血症、高雄激素血症,以及可能受这些因素调控的卵巢局部调节因子、卵巢颗粒细胞与卵泡膜细胞的功能异常均有不同程度的关联。

PCOS 患者的另一个主要表现是患者血清中的 LH/FSH 比值升高。FSH 可刺激卵巢卵泡的生长和募集,而高水平的 LH 则与显著降低的卵细胞成熟率和受精率直接相关。PCOS 患者中,卵泡直径达 4mm 时颗粒细胞即出现黄体生成素受体(LHR),小窦卵泡中高表达的 LHR 可能使得颗粒细胞提早获得对 LH 的反应性。在卵泡生成过程中,过多分泌的 LH 会抑制 FSH 的功能,导致 PCOS 患者颗粒细胞功能异常,促使小窦卵泡颗粒细胞发生提前黄素化及卵泡闭锁,并通过抑制卵泡成熟抑制因子,使卵母细胞过早成熟。

此外,PCOS 患者常出现雄激素水平升高,同时伴有相应底物浓度的升高,是患者临床表现为多毛、痤疮、男性脱发的生化基础。PCOS 患者增高的雄激素主要来源于卵巢,其次是肾上腺和少量脂肪组织来源。许多学者认为,卵巢局部的高雄激素与 PCOS 患者卵泡发育障碍直接相关,过多的雄激素可通过刺激小卵泡生长,和阻断卵泡向优势卵泡阶段发育成熟两方面损害卵泡的生长。

高胰岛素血症也在一定程度上参与了 PCOS 的病理发展。PCOS 患者中,40%~60% 的患者存在胰岛素抵抗,其病理机制包括胰岛素受体丝氨酸残基的过度磷酸化,胰岛素受体基因突变、受体底物 –1 或受体后葡萄糖转运的缺陷等。胰岛素抵抗发生后,由于促代谢作用途径受损,机体会代偿性地升高胰岛素水平,从而形成高胰岛素血症。细胞内胰岛素 / 类胰岛素样生长因子的促分裂途径的作用因而放大,胰岛素与位于卵泡膜细胞上的胰岛素受体结合,可增加卵泡的募集,并导致卵泡膜细胞和间质细胞的过度增殖,促进卵泡膜细胞和颗粒细胞类固醇激素的合成,加重高雄激素血症。此外,高胰岛素血症还可通过抑制肝脏中性激素结合球蛋白(sex hormone-binding globulin,SHBG)的合成,使得体内游离睾酮增加,促进其生物学作用。PCOS 患者增高的胰岛素可使窦前卵泡对 FSH 的敏感性增加,导致卵泡募集过多,同时可诱导颗粒细胞上 LH 受体的表达和提前黄素化,使得大量窦卵泡聚积,从而导致无排卵和卵巢多囊形态。

PCOS 对女性的生殖健康影响重大,从青春期发病,可以贯穿女性一生。其病因复杂,临床表现异质化,发病机制仍不完全明确。近年来,多个生殖内分泌机构,如雄激素过多和 PCOS 协会(2009 年)、美国国立健康研究院(2012 年)、美国内分泌学会联合欧洲内分泌学会(2013 年)等陆续发表了新的 PCOS 诊治共识或建议,均强调将 PCOS 的代谢异常等并发症纳入 PCOS 的诊治之中。PCOS 的诊治和研究范畴已经远不止于月经失调和不孕等生殖相关的领域,也涉及代谢性疾病、心血管疾病、肿瘤等多个方面。在对 PCOS 发病机制的探究中,联合机体免疫、代谢变化进行系统分析,具有重要的研究意义。

人体微生物组与免疫、代谢有着密切的关系,在 PCOS 这一复杂的内分泌代谢疾病中可能也起到了重要作用。近年来多项研究表明,PCOS 的病理机制及其发生发展,与人体微生物组,尤其是肠道菌群、口腔菌群与生殖道菌群等有着重要的关联。

第二节 多囊卵巢综合征与人体微生物组的关系

一、PCOS 与肠道菌群的关系

肠道菌群可以形成巨大的微生物群落,通过与宿主细胞的相互作用,以及在多种饮食中对能量和营养物质的摄取和对所摄入化合物的复杂生物转化作用,在不同程度上影响人体的健康。相关菌群种类的变化、内环境稳态的改变,都可能会引起疾病的发生。肠道菌群被视为一个"肠脑器官""成人的第二大脑",肠道菌群基因又被看作"人类第二基因组"。近年对肠道菌群的研究愈发受到重视。肥胖、胰岛素抵抗等疾病的发生与肠道菌群谱的改变有着极为重要的关系,肠道菌群结构的动态变化更是影响了多种内分泌代谢性疾病的发生和发展。

PCOS 是一种复杂的内分泌代谢综合征,其发病和病理过程与肠道菌群谱的改变存在重要的相关性。PCOS 患者常伴有代谢相关性疾病,在多项针对 PCOS 遗传背景的研究中发现,多个致病相关基因均与碳水化合物代谢、类固醇合成途径等有关联,提示了代谢性因素与PCOS 病理机制的重要相关性。近年来有研究发现,人体代谢水平与肠道菌群有着密切的联系。有害的革兰氏阴性结肠菌的细胞壁上含有脂多糖,可进入系统循环,激活免疫系统,免疫细胞会进而释放细胞因子,干扰位于细胞内的胰岛素受体,从而增加血清胰岛素水平。这些增多的血清胰岛素可直接作用于卵巢,使雄激素产生增加,干扰正常的卵泡发育,这与PCOS 的发病有着密切的关联。

有研究分析了 PCOS 患者和正常排卵妇女之间的多项代谢组学差异,检测发现 PCOS患者血浆中的二甲胺(DMA)水平升高,而甘油磷脂酰胆碱(GPC)/磷脂酰胆碱(PC)比值和胆碱含量则下降。DMA 是肠道菌群分解代谢胆碱后所得的产物,这提示 PCOS 患者的肠道菌群活性增加。Zhang 等进一步证实 PCOS 患者的肠道通透性确实发生了改变,且这一改变与胰岛素抵抗、月经失调有关。这些研究提示,肠道菌群可能参与了 PCOS 的发病机制。

二、PCOS 与口腔菌群的关系

现有针对口腔菌群的研究,大部分关注于牙周病等口腔疾病。近期的研究认为,牙周病的起因其实较为复杂,涉及存在于口腔的全部微生物群落。口腔菌群甚至可以通过牙周病与全身疾病的发生发展产生一定关联,如糖尿病、类风湿关节炎、代谢综合征及心血管疾病等。而牙周病也与许多代谢相关疾病及免疫相关疾病存在着一定的关联性。

目前,PCOS 与口腔菌群是否存在相互作用尚无明确定论。然而已有不止一项研究证实,在临床牙科检查中,PCOS 患者的探诊出血(BOP)阳性率与牙龈附着水平(CAL)明显高于对照组,说明 PCOS 患者的牙周病易感性升高。另一项试验证实,PCOS 患者唾液中的牙周致病菌水平及其血清抗体反应高于对照组。当 PCOS 组与健康对照组同时患牙周炎的情况下,PCOS 患者唾液中牙龈卟啉单胞菌、具核梭杆菌、口腔链球菌和福赛斯坦纳菌水平高于相配对的健康女性。而 PCOS 患者血清中牙龈卟啉单胞菌、中间普雷沃菌以及口腔链球菌抗体水平也高于对照组,说明 PCOS 可能会改变口腔菌群的组成,并引起机体对特定菌种的免疫应答,加重了牙周炎症。近期有研究发现,PCOS 患者中唾液样本中放线菌的相对丰度显著下降。放线菌作为口腔菌群中的益生菌,可以抑制牙周病致病菌的侵袭。牙周病作为一种由微生物引起的慢性炎症性疾病,会间接诱导全身循环中炎症介质的产生和升高。而慢性炎症反应在 PCOS 的病理过程中有着重要的作用。此外,与 PCOS 密切相关的胰岛素抵抗、肥胖等临床表现,也与口腔菌群有着重要的关联。这提示我们,口腔菌群可能通过介导炎症因子,引发慢性炎症反应、代谢异常,对 PCOS 的发生发展产生影响。

三、PCOS 与生殖道菌群的关系

Salah 等将 371 例 PCOS 导致不孕女性、289 例特发性不孕女性,和 382 个生育力正常的女性对照,将所有受试者的阴道分泌液进行革兰氏染色,以确定各组女性中细菌性阴道病(BV)的患病率。研究结果显示,PCOS 组和特发性不孕组的 BV 患病率最高,分别为 60.1%、37.4%,均显著高于生育力正常组的 BV 患病率 15.4%。这提示生殖道菌群的改变,阴道乳酸杆菌的缺失或减少,其他微生物的大量生长,与 PCOS 之间存在着一定的联系。PCOS 患者血清中的炎症因子,如 CRP、IL-6、TNF-α 等均有不同程度的升高,这提示 PCOS 患者的机体处于低度慢性炎症反应状态。细菌性阴道病作为育龄女性中引起阴道炎的常见疾病,可能参与改变全身血液循环中炎症因子的浓度,进而与 PCOS 患者的多项临床表现有一定的关联。

以上研究表明,肠道菌群、口腔菌群及生殖道菌群可能通过胰岛素抵抗、慢性炎症反应、代谢异常等多个途径影响 PCOS 的发生发展。联合人体微生物组来探究 PCOS 的发病机制,具有重要的意义。

第三节　人体微生物组在多囊卵巢综合征发生发展中可能的作用

一、肠道菌群与 PCOS 相关临床表现的作用关系

（一）肠道菌群与胰岛素抵抗

胰岛素抵抗是 PCOS 的重要临床特性。PCOS 患者中 50%~70% 伴有胰岛素抵抗。研究表明，胰岛素抵抗的发生与肠道菌群的改变有一定的关联。Karlsson 等通过宏基因组测序，鉴定得到了糖耐量异常、2 型糖尿病患者与对照组间的肠道菌群谱差异。Brahe 等同样找到了一系列肠道菌群，如嗜黏蛋白阿克曼菌（*Akkermansia muciniphila*）、沃氏嗜胆菌、长双歧杆菌和柔嫩梭菌等菌种，均与多个代谢指标呈显著相关性，包括体重指数、体脂比、血糖、胰岛素、血脂因子、炎症因子等。

此外，Vrieze 等将正常健康人群的肠道菌群移植到代谢综合征患者体内，6 周后发现受者的胰岛素敏感性较前增加。这进一步证明了肠道菌群的构成差异与胰岛素抵抗的发生有着密切的关系。血清中增多的胰岛素可以和胰岛素样生长因子共同作用于卵巢中的卵泡膜细胞，增加游离睾酮的产生，导致痤疮和多毛，并干扰正常的卵泡发育。

在 PCOS 长期病程患者中，胰岛素抵抗和慢性炎症可能是引发糖尿病、代谢综合征和心血管疾病的原因之一，而肠道病变，包括肠道通透性的增加和肠道菌群失调，可能在胰岛素抵抗和慢性炎症的发生上起到了一定的作用。在胰岛素抵抗状态下，高胰岛素血症和高循环水平炎症细胞因子可能也导致了肠道通透性的增加。

（二）肠道菌群与高雄激素血症

高雄激素血症是 PCOS 的重要临床表现之一，对胰岛素抵抗和相关代谢症状的发生也有着重要的作用。过高的雄激素会使得卵巢基质增生、卵巢被膜增厚，加速卵泡闭锁，在肝脏中抑制性激素结合球蛋白 SHBG 的合成，促使睾酮和雄烯二酮在外周组织中转化为双氢睾酮和雌酮，导致女性痤疮和多毛，加剧性腺轴激素分泌紊乱，导致卵泡生长发育异常，出现排卵障碍。

有动物实验发现，肠道菌群可以影响血液中的睾酮含量。Poutahidis 等给小鼠喂食罗伊氏乳杆菌（*L. reuteri*）后发现，血液中的睾酮水平升高。在无菌环境中，非肥胖型糖尿病小鼠的睾酮水平低于有菌环境中的小鼠，将成年雄性小鼠的肠道菌群移植到幼年雌性小鼠后，可使后者的睾酮水平升高。这提示肠道菌群可以改变睾酮水平，改善激素依赖性自身免疫性疾病。此外，在 PCOS 患者中高糖饮食可作为饮食触发物引起免疫反应和氧化应激，产生部分炎症介质，刺激呈多囊形态的卵巢产生更多的雄激素。高糖饮食、肠道菌群、高雄激素血症和 PCOS 之间存在多重因果关系。因此，高雄激素血症和肠道菌群在 PCOS 病理生理过程中可能存在着重要的关系，有待于更进一步的研究。

（三）肠道菌群与代谢综合征

代谢综合征是由肥胖、糖耐量异常、脂代谢异常和高血压组成的一组疾病，是人体的蛋白质、脂肪、碳水化合物等物质发生代谢紊乱的病理状态，是一组复杂的代谢紊乱症候群。PCOS 患者与正常对照组相比更易发生代谢综合征，其发病风险是后者的 6~8 倍。有研究

统计了我国香港地区的 PCOS 患者发现,其中有 24.9% 患有代谢综合征,而对照组中仅有 3.1% 患有代谢综合征,这显示出代谢性因素在 PCOS 发病中的重要性。

有研究对 PCOS 的遗传背景进行了大规模分析,找到了一系列候选基因,主要与碳水化合物的代谢和类固醇合成途径有关。微生物种群类别的改变会引起内环境生态失调,引发代谢综合征等多种疾病。已有研究通过微生物移植实验证明了肠道菌群失调对代谢综合征的影响,且代谢综合征可以通过微生物群进行传播。在 TLR-5 缺陷型小鼠中,代谢状态的变化与肠道菌群组分的改变直接相关,包括厚壁菌门和拟杆菌门等;而将 TLR-5 缺陷型小鼠的肠道菌群移植到野生型无菌小鼠后,后者也会出现代谢综合征的相关临床表现。

代谢综合征与胰岛素抵抗、血脂紊乱、肥胖等有着密切的关系,在 PCOS 患者中发病率较高,其发生与饮食结构的改变、肠道菌群的失调也存在着重要的相关性。因此我们推测,肠道菌群可能通过影响代谢综合征的发生,在多个病理生理过程中间接影响 PCOS 的发生和发展。

(四)肠道菌群与慢性炎症反应

慢性炎症反应是 PCOS 的重要临床特性之一,在其发生发展中有着重要的作用。有研究发现,PCOS 患者中出现多个与氧化应激、炎症相关标志物的增加,且这一改变与患者血清雄激素水平的升高存在相关性。慢性炎症反应的发生和发展与肠道菌群的改变亦有一定的关联。

Cani 等研究发现,假丝酵母菌、链球菌、葡萄球菌等致病性肠道菌群可产生脂多糖,使肠道通透性增加。脂多糖可通过血液循环激活免疫系统,引起慢性系统性炎症,最终导致肥胖的发生。有研究发现,不孕症妇女的血清脂多糖结合蛋白水平与 C 反应蛋白水平、卵泡液中 IL-6 水平呈正相关,与孕酮水平则呈负相关。这提示在高肠道通透性状态下,脂多糖会引起卵巢炎症,进而抑制孕激素的合成。脂多糖亦会损坏胰岛素受体,引发胰岛素抵抗。在免疫状态下产生的过量胰岛素会使体内雄激素升高,导致痤疮和多毛的发生。

此外,González 等认为,在 PCOS 患者中,高糖饮食亦可引发免疫反应和氧化应激,产生炎症介质,刺激多囊形态的卵巢产生雄激素。同时,由饮食引发的炎症反应可能在部分 PCOS 患者中引起了胰岛素抵抗和卵巢功能失调,从而导致高雄激素血症,引起 PCOS 的发生和发展。

饮食、胰岛素抵抗和高雄激素血症可通过慢性炎症反应影响 PCOS 的病程。因此,肠道菌群对慢性炎症反应的影响显得尤为重要,可能参与构成了肠道菌群在 PCOS 发生和发展中的重要作用机制。

(五)肠道菌群与肥胖

肠道菌群可能参与了宿主的多种病理生理相互作用,特别是在肥胖和相关代谢疾病中。肠道菌群的改变可影响肥胖、糖尿病表型的发病机制。Cani 等研究发现,肠道菌群产生的脂多糖会改变肠道渗透性,进而引起慢性系统性炎症,并最终导致肥胖的发生。无菌小鼠即使进食高脂饮食,也不会发生肥胖、代谢功能障碍和葡萄糖耐受。从肥胖者中采集肠道菌群移植到无菌小鼠后,小鼠的身体脂肪含量则会明显增加,出现胰岛素抵抗。这表明肠道菌群的改变可增强宿主从给定饮食中获取能量的能力,从而引发肥胖和糖尿病的发生,提示肠道菌群和宿主的糖尿病表型之间存在关联。

在 PCOS 患者中约 50% 伴有超重或肥胖。PCOS 患者的肥胖可能与遗传、环境因素(饮食、生活习惯等)及内分泌环境有关。PCOS 患者血液循环中的高雄激素血症、高胰岛素血症及高皮质醇血症可能与腹型肥胖的形成有关,肥胖又加重 PCOS 患者的胰岛素抵抗状态。肥胖亦可改变患者的雄激素和促性腺激素的分泌,影响 PCOS 的临床特征表现。对于伴有肥胖的 PCOS 患者,改善生活方式,摄入低脂膳食并增强运动,比单纯使用促排卵药物更能促进妊娠结局的改善。

（六）肠道菌群与肠道通透性

肠道屏障是指肠道能够防止肠内的有害物质,如细菌和毒素穿过肠黏膜进入人体内其他组织、器官和血液循环的结构和功能的总和,包括肠黏膜上皮、肠黏液、肠道菌群、分泌性免疫球蛋白、肠道相关淋巴组织等。完整的肠道屏障可以保护肠道菌群不受免疫反应。然而,长期摄入高糖高脂饮食会引起肠道菌群组成结构紊乱,包括双歧杆菌属、直肠真杆菌 – 梭菌、乳酸杆菌 – 肠球菌和拟杆菌属等菌种均出现丰度改变,导致肠壁黏膜受损,肠道通透性增加。病原菌及其内毒素会向肠腔外组织、器官扩散,引发感染。PCOS 患者亦有出现肠道通透性的改变。人体血清连蛋白可通过拆解肠道紧密连接,可逆性调节肠道的通透性,因此常被作为检测肠道通透性的生物标志物。Zhang 等研究发现,PCOS 患者的血清连蛋白含量显著高于对照组,且其升高水平与胰岛素抵抗、月经周期失调等临床表现存在相关性。

总之,通过损伤肠道黏膜,致病性肠道菌群及其内毒素可干扰胰岛素受体,引起卵巢炎症,降低性激素合成等,从多个方面影响 PCOS 的发生和发展。

（七）肠道菌群与胆汁分泌异常

胆汁可作为一种排泄分泌物排出胆固醇和废弃产物,并可作为一种消化液促进小肠对脂类的吸收。胆汁在雌激素代谢、胰岛素抵抗和小肠细菌过度增生（small intestinal bacteria overgrowth, SIBO）方面都有重要作用;而后三者均可见于 PCOS 患者,部分 PCOS 患者亦有出现胆汁分泌异常。

食物、环境中的类雌激素过量,或通过次优级功能性肝脏排毒途径使体内雌激素积聚。雌激素富集会导致胆汁稠厚缓慢,难以有效清除毒素。胆汁酸是重要的细胞信号因子,可激活多个信号通路,以调节脂类、碳水化合物代谢和炎症反应等生物学过程。因此,胆汁分泌适量可防止胰岛素抵抗的发生。

此外,胆汁盐可以抑制小肠中细菌的增生。因此,胆汁生成障碍会增加一些疾病的发病风险,如 SIBO 等,并常伴有肠道通透性受损,从而使毒性菌株进入血液循环,引发内毒素血症,引起胰岛素抵抗,影响雄激素向雌激素转变的芳香化过程。进而影响卵泡的发育,导致排卵障碍。

（八）肠道菌群与非酒精性脂肪性肝病

非酒精性脂肪性肝病（nonalcoholic fatty liver disease, NAFLD）是一种与胰岛素抵抗和遗传易感性密切相关的获得性代谢应激性肝损伤,其疾病类型包括单纯性非酒精性脂肪肝（non-alcoholic fatty liver, NAFL）、非酒精性脂肪性肝炎（non-alcoholic steatohepatitis, NASH）、肝硬化和肝细胞癌。

有研究表明,NAFLD 与 PCOS 在肥胖、胰岛素抵抗、代谢综合征、心血管疾病、肝硬化和肝脏肿瘤等多方面都有不同程度的相关性;与对照组相比,PCOS 患者中 NAFLD 的发病率更高,且肝脏病变形式更为复杂,包括肝纤维化、肝硬化等。NAFLD 可能通过加重全身性胰岛素抵抗,释放多种促炎、促凝、促纤维化介质,进而在代谢、内分泌等多个层面影响 PCOS 的病理过程。

NAFLD 的发生与肠道菌群改变也有着重要的关联。多项研究发现,NAFLD 的发病与

SIBO 存在密切的相关性,且后者在 NAFLD 患者中的发病率与其脂肪变性的严重程度相关。Miele 等发现,NAFLD 患者不仅常伴发 SIBO,也常出现肠道通透性增加。细菌的过度增长和肠壁通透性的改变会导致革兰氏阴性结肠菌易位,产生内毒素进入血液循环,在一定程度上引起肝脏细胞脂肪变性。

（九）肠道菌群与 PCOS 患者的饮食结构

影响个体肠道菌群种属的最重要因素是饮食。饮食结构的变化可使肠道菌群的相对丰度和种类迅速随之改变。高脂、高糖饮食除了引起菌谱紊乱,更会损伤肠壁黏膜,增加肠道通透性,引起内毒素血症,干扰胰岛素受体,使血清胰岛素水平增加,引起高雄激素血症和排卵障碍。

一项研究分析了非肥胖型 PCOS 患者的饮食结构,与对照组相比,这些患者更偏向于高糖饮食;而在给予以低碳水化合物为主的饮食干预后患者的排卵情况有了一定的改善。在代谢综合征患者中,饮食中脂肪和碳水化合物的种类和含量上的差异同样会使肠道菌群发生显著的变化。有研究分析了 6 项随机对照研究,比较了 PCOS 患者的不同生活方式对生育力和代谢的影响,发现血糖生成指数较低的 PCOS 患者的月经周期更为规律,代谢指数更接近正常;而且,在建议 PCOS 患者减轻体质量后,无论其饮食结构如何,都可以在一定程度上改善 PCOS 的临床表现。肠道菌群、饮食结构和 PCOS 之间可能有着重要的相关性。低碳水化合物饮食有助于增加短链脂肪酸的产生,可减少慢性炎症的发生。高糖食物可能是 PCOS 的诱因之一,导致了肠道菌群的失调,并引发慢性炎症反应、胰岛素抵抗和高雄激素血症的发生。通过饮食干预,甚至移植肠道菌群,可能将有助于治疗 PCOS。

（十）肠道菌群与 PCOS 患者的运动水平

运动也会影响 PCOS 患者的内分泌代谢状态。有研究发现,运动可改善 PCOS 患者的促卵泡生成素、性激素结合球蛋白、总睾酮和雄激素等水平,降低多毛评分。适量运动结合低脂饮食可进一步改善游离睾酮指数和促黄体生成素的水平。运动与肠道菌群的关系近年来也逐渐得到重视。Clarke 等比较了运动员与普通人群的肠道菌群结构发现,运动有助于增加肠道菌群的多样性。Mika 等在大鼠中研究了运动对肠道菌群结构的影响,发现与一般活动组相比,在进行 6 周的滚轮运动后大鼠的肠道菌群多样性增加,拟杆菌门丰度升高,厚壁菌门丰度下降。这两类菌群均和代谢综合征有着重要的相关性。

运动有助于改善 PCOS 患者的体脂代谢状态,改善内分泌水平,而代谢综合征、肥胖及内分泌紊乱的发生、发展与肠道菌群谱关系密切。运动是否可改变肠道菌谱结构,进而在内分泌代谢水平影响 PCOS 的临床表现,值得研究。

肠道菌群可能通过以上多种途径、多种因素影响 PCOS 的发生和发展,研究 PCOS 患者的肠道菌谱特征,解析与 PCOS 发生和发展有关的特异菌谱,将有助于深入阐明 PCOS 的发病机制,并可指导临床对 PCOS 患者的干预治疗。

（十一）仁济医院生殖医学中心上海市辅助生殖与优生重点实验室实验结果

为研究肠道菌群与 PCOS 发病机制的关系,仁济医院生殖医学中心上海市辅助生殖与优生重点实验室课题组已招募在上海仁济医院生殖学中心就诊的多囊卵巢综合征患者作为病例组;另选取同期单纯因输卵管因素或男方不孕因素前来就诊的患者作为对照组。初步结果表示:

（1）受试者样本菌群主要由厚壁菌门（Firmicutes）、拟杆菌门（Bacteroidetes）、变形菌门（Proteobacteria）、放线菌门（Actinobacteria）、梭杆菌门（Fusobacteria）组成,其中厚壁菌门为

最优势菌门。

（2）在 PCOS 与对照组之间，根据 Mann-Whitney U 检验可知，巨单胞菌属（*Megamonas*）、罕见小球菌属（*Subdoligranulum*）、乳杆菌属（*Lactobacillus*）、毛螺菌属（*Lachnospira*）有显著差异；经独立样本 t 检验分析，两组样本之间多样性无显著差异。

（3）在 BMI≥24 的 PCOS 患者与对照组间，根据 Mann-Whitney U 检验可知，双歧杆菌属（*Bifidobacterium*）、毛螺菌属（*Lachnospira*）在两组之间有显著差异。

（4）在 BMI<24 的 PCOS 患者与对照组间，根据 Mann-Whitney U 检验可知，罕见小球菌属（*Subdoligranlum*）、毛螺菌属（*Lachnospira*）在两组之间有显著差异。

以上初步结果表明，PCOS 患者与对照组间存在肠道菌群差异，且与受试者体重指数有一定关联。肠道菌群与代谢、免疫有着密切的关系，且易受到环境中饮食、运动等因素的影响。对肠道菌谱的检测分析有助于揭示环境因素、免疫、代谢在 PCOS 发生发展中的具体作用机制。

二、口腔菌群与 PCOS 相关临床表现的作用关系

（一）口腔菌群与低度慢性炎症

如前所述，PCOS 患者的机体处于低度慢性炎症反应状态。低度慢性炎症是一种亚临床炎症，主要反映在 C 反应蛋白（CRP）、白细胞介素 6（IL-6）、肿瘤坏死因子 α（TNF-α）、单核细胞趋化因子 1（MCP-1）及血浆纤溶酶原激活物抑制剂 1（TAI-1）等急相产物增加。一项 META 分析对纳入 31 项临床研究的 2359 例 PCOS 患者及 1289 例对照组进行分析，发现 PCOS 女性的循环血 CRP 水平比对照组高 96%。多项研究表明，PCOS 患者血清中 TNF-α、IL-6、IL-18 以及 PAI-1 水平皆有升高。

牙周病作为慢性的微生物引起的炎症性疾病，间接诱导了全身循环中炎症介质的产生和升高。在一项纳入 18 项研究的 META 分析中，大部分研究显示牙周病患者血中 CRP 水平高于对照组。而一项有 94 名排除其他疾病的严重牙周炎受试者参加的前瞻性双盲试验中，在标准非手术牙周治疗 6 个月后，其血清 IL-6 和 CRP 水平显著降低。

近几年，有研究试图在慢性炎症水平探讨 PCOS 和牙周病的关系。一项临床试验选取了 31 名有健康牙周的 PCOS 女性、30 名患牙龈炎的 PCOS 女性，以及 12 名牙周健康，并排除其他疾病的女性，评价其龈沟液（GCF）、唾液及血清中 TNF-α 和 IL-6 水平。发现 PCOS-牙龈炎组比 PCOS-健康牙周组有更高的 GCF，唾液和血清 IL-6 浓度。两个 PCOS 组均有比对照组更高的唾液 TNF-α 浓度。这说明 PCOS 和牙龈炎症似乎协同作用于炎症因子 IL-6 和 TNF-α。随后的试验用同样的方法检测了 IL-17 水平。发现与对照组相比，两组 PCOS 患者的血清中 IL-17A、IL-17F 和 IL-17A/F 水平更高，GCF 和唾液中 IL-17A 和 IL-17F 水平更高，但血清 IL-17E 水平下降。在正常体重的 PCOS 患者中，IL-17 水平发生改变，可能影响牙龈发炎。亦有研究显示 PCOS 患者唾液中 MMP-8（基质金属蛋白酶 8）水平及 MMP-8/TIMP-1（MMP-1 的组织抑制剂）的比例，较全身健康女性明显升高，更易导致牙龈炎。通过局部和全身炎症引发的 MMP/TIMP 系统改变可能在 PCOS 的发病机制中起作用，或影响了其临床表现。

由此我们可以看出，PCOS 与牙周病之间存在共同的炎症因子，但仅限于描述性研究，具体机制仍待深入。这些炎症因子可能会作为致病因素或结局指标，在两种疾病之间起到一定的相互作用关系。

(二)口腔菌群与胰岛素抵抗

20世纪60年代以来,胰岛素抵抗与牙周病的关联集中在对糖尿病的研究中,多项试验证实,糖尿病是牙周病的一个已确定的危险因素。在一项纳入了49项横断面研究和8项纵向研究的META分析中,与非糖尿病受试者相比,纳入的这49项横断面研究中的27项在糖尿病受试者中检测到更高的牙周病发病率,并且发现牙周病的高发病率与2型糖尿病相关。随着研究的深入,人们发现两种疾病的关联是双向的,且倾向于从炎症和氧化应激的方向来阐释其作用机制。

糖尿病可导致牙周病中攻击细菌的高炎症反应,并损害牙周修复功能。研究表明牙周病的严重程度与血糖控制水平之间呈正相关,并且在血糖控制程度为中度及较差的糖尿病患者中,中性粒细胞释放超氧化物显著增加,且蛋白激酶C(PKC)活性增加,这说明高血糖可导致中性粒细胞的激活。一类慢性高血糖小鼠模型同样证实,在高血糖小鼠的牙龈组织中,血管通透性增加,而牙周血管中的中性粒细胞附着性增加,在体外表现为趋化作用受损、超氧化物释放增加。同时患有牙周炎和糖尿病的人群,与只患有牙周炎而无糖尿病的人群相比,牙龈组织中的超氧化物歧化物(SOD)活性升高,这可能是组织对超氧化物的一种适应性反应。因此,高血糖可协同增加由细菌引发的炎症反应水平,并且加重牙周组织的氧自由基负荷,而这些作用至少有一部分是由糖基化终产物受体(RAGE)介导的。

另外,牙周感染对糖尿病的不良影响可能是由全身性炎症的加重而引起的,并进而导致了胰岛素抵抗。在一项2009—2010年美国国家健康和营养调研中,科学家调查了牙周病、牙周感染的临床表现和糖尿病前期之间的关系,该调查纳入了年龄30~80岁的1165名无糖尿病成人(51%为女性),进行全口腔牙周检查和口服葡萄糖耐量试验。发现相对于没有牙周炎或仅轻度牙周炎的参与者,患有中度或重度牙周炎的参与者中,空腹葡萄糖受损(IFG)及葡萄糖耐量受损(IGT)发生比例均较高。更多的研究证据表明,在无糖尿病的个体中,患有牙周炎会增加血清中促炎症和血栓前介质的水平。我们已知肥胖和高脂饮食可通过激活肝细胞、脂肪细胞和相关巨噬细胞的多条通路,使促胰岛素抵抗的炎症介质增加,诱导胰岛素抵抗的发生。据此人们猜想,牙周病诱导的全身炎症也可以通过类似方式引发胰岛素抵抗,从而加重血糖升高。而随后的临床试验也部分证实了这一猜想,对13例2型糖尿病患者的牙周病进行规律性的抗菌治疗后,患者牙周袋中的微生物数量显著减少、循环血 TNF-α 水平显著降低、HbA1c值也显著降低。这说明,治疗牙周病可通过降低全身炎症反应来改善胰岛素抵抗。

胰岛素抵抗引起的代偿性高胰岛素血症和高雄激素血症,在PCOS的病理生理改变中发挥着重要作用,是PCOS的重要临床特性。根据上述已有研究可以推测,牙周病可能通过诱发体内胰岛素抵抗,引起PCOS发病。而PCOS也可能通过高发的胰岛素抵抗表型,增加了牙周病的易感性。

(三)口腔菌群与肥胖

肥胖是牙周病的危险因素。来自美国第三次国家卫生和营养调查(NHANES Ⅲ)的数据分析表明,BMI水平和牙周附着丢失呈正相关。与健康个体相比,超重或肥胖个体更易患牙周病。在不同年龄段的比较中,年轻成年人的身体脂肪和牙周病的临床测量指数之间显著关联,总体肥胖和腹部肥胖与牙周病的发病率增加相关,而体重不足(BMI<18.5)与发病率降低相关。

在一项分析313个超重女性的唾液菌群结构的研究中,共分析了40个菌种。与健康个体的唾液水平相比,超重妇女的唾液中许多细菌的含量存在差异。其中,有害月形单胞菌(*S. noxia*)大于总唾液细菌的 1.05%,可以作为预测肥胖的标准,具有 98.4% 的敏感性和 80.2% 的特异性。由于该菌具有高度准确的诊断能力,有望作为筛查超重状况的生物指标。据报道,该菌在分娩早产低出生体重婴儿的母亲的口腔中也有升高。

肥胖与牙周病关联的潜在机制尚无定论。然而,脂肪组织来源的细胞因子和激素可能发挥了关键作用。脂肪组织不仅仅是身体的甘油三酯储存库,而且会产生大量的细胞因子和激素,统称为脂肪因子或脂肪细胞因子。已有研究证明了脂肪因子,例如瘦素、抵抗素和脂联素等在炎症过程中的密切参与。脂肪组织可分泌促炎细胞因子,如肿瘤坏死因子 α(TNF-α)和白细胞介素 6(IL-6),与牙周炎、肥胖症和其他慢性疾病之间发生多向联系。其中肿瘤坏死因子 α(TNF-α)是牙周组织产生的多种促炎细胞因子之一,也是促进肥胖的关键炎性细胞因子。

另外有研究从免疫细胞的角度对口腔菌群做出解释。该实验比较了来自感染口腔牙龈卟啉单胞菌(*Porphyromonas gingivalis*)的瘦型小鼠和肥胖伴胰岛素抵抗的小鼠,两组小鼠又各分为野生型(WT)和 B 细胞缺失型。其中肥胖 -WT 小鼠在感染口腔牙龈卟啉单胞菌后出现显著的牙周骨组织丢失,而肥胖 -B 细胞缺失型小鼠完全不发生牙周病。相比之下,瘦型 -WT 小鼠和瘦型 -B 细胞缺失型小鼠在感染牙周病原菌后遭受了相似的牙周骨组织丢失。来自肥胖 / 胰岛素抵抗宿主的 B 细胞还能促进牙周破骨细胞的形成以及炎性细胞因子(包括前破骨细胞生成的 TNF-α 和 MIP-2 以及人 IL-8 同源体)在局部(口腔)和全身的产生。这些数据表明,在瘦型和肥胖宿主中存在不同的牙周病调节机制,只有当宿主被肥胖"引发"时,B 细胞才能促进牙周病。

近期也有研究通过识别肥胖症患者患牙周病时牙龈组织中微小 RNA(miRNA)表达谱的差异,寻找 miRNA 网络这类新的分子途径可能发挥的作用。肥胖患者的牙龈组织 miRNA 谱与正常体重患者相比,有 13 个上调的 miRNA 和 22 个下调的 miRNA,其中 miR-200b 通过 qRT-PCR 验证在肥胖症中显著增加。通过 miR-200b 基因靶标的功能分析确定该 miRNA 参与了细胞运动、分化、DNA 结合、应激和血管发育等通路。这为我们研究口腔菌群与疾病的关系提供了新的思路。PCOS 患者中,肥胖作为重要的临床特征,可能会加重 PCOS 患者的高雄激素血症及胰岛素抵抗。如果能通过改变口腔菌群改善肥胖,对于 PCOS 的治疗将有积极作用。

目前对于口腔菌群与 PCOS 的直接研究仍比较少见。深入研究口腔菌群与 PCOS 的作用关系,不仅可以为 PCOS 复杂的机制研究提供新思路,而且有助于开发 PCOS 的无创诊断新方法以及治疗新策略。

三、生殖道菌群与 PCOS 相关临床表现的作用关系

(一)生殖道菌群与胰岛素抵抗

已有研究发现,多种生殖道菌群可刺激机体分泌炎症因子 TNF-α,这种炎症因子可能参与形成高胰岛素血症及胰岛素抵抗。Vick 研究发现,阴道加德纳菌(*Gardnerella vaginalis*)可作用于人类单核细胞系 THP-1 表面的 Toll 样受体 2(TLR-2),激活转录因子 NF-κB,从而引发炎性细胞因子 TNF-α 的大量分泌。完整的淋病奈瑟菌(*Neisseria gonorrhoeae*)和苍白密螺旋体(*Treponema pallidum*)的糖脂体亦可通过 TLR-2 通路刺激阴道上皮细胞,诱导循环中炎性细胞因子 TNF-α 显著升高。而沙眼衣原体(*Chlamydia trachomatis*)

的内毒素、阴道毛滴虫（*Trichomonas vaginalis*）可通过 TLR-4 激活 NF-κB，诱导炎性细胞因子 TNF-α 的表达。Doerflinger 在体外实验中发现，阴道阿托波菌（*Atopobium vaginae*）在 3-D 阴道上皮细胞聚合物中的定植会引起膜相关黏液素的分泌，产生强烈的免疫炎症反应，增加 TNF-α、IL-1β、IL-6、IL-8 等炎性因子的表达。

上述研究均证明了生殖道菌群可通过固有免疫系统作用于机体，增加循环中炎症因子 TNF-α 的浓度。而血浆中升高的 TNF-α 可能参与形成 PCOS 患者的胰岛素抵抗。一方面，TNF-α 可急性作用于脂肪细胞、肝脏细胞及骨骼肌细胞，干扰细胞中胰岛素受体的信号转导；另一方面，持续性的 TNF-α 暴露可减少胰岛素敏感的葡萄糖转运蛋白 GLUT4 的表达。两者均会导致机体胰岛素敏感性下降。这种变化与 PCOS 患者机体的表现是相吻合的。根据 Chen 的研究，PCOS 患者体内 GLUT4 和胰岛素受体底物（IRS1）表达下降，内脏脂肪组织中氧化应激水平升高。这说明炎症因子 TNF-α 可参与局部氧化应激反应，形成脂肪组织中胰岛素敏感性异常，并在 PCOS 患者胰岛素抵抗形成中发挥重要作用。

另有研究显示，某些生殖道菌群刺激机体产生的炎症介质 IL-6，可能也与 PCOS 患者胰岛素抵抗存在一定关联。前文中提及，阴道阿托波菌和阴道加德纳菌可通过 TLR-2，刺激 NF-κB 信号通路，引发阴道上皮细胞分泌 IL-6 等炎性因子。而循环中的高 IL-6 浓度已被证明与胰岛素抵抗有密切联系。一项汇集了 20 篇文章、25 个案例对照研究的 meta 分析提示，PCOS 组患者较对照组 IL-6 水平显著升高。作者排除 meta 分析异质性后发现，在 PCOS 患者中 IL-6 水平与胰岛素抵抗密切相关。由此可以看出，炎症因子 IL-6 与 PCOS 患者胰岛素抵抗存在一定程度的联系。我们猜测，IL-6 可能参与引起了 PCOS 患者的胰岛素抵抗，而生殖道菌群可能通过刺激机体产生 IL-6，在一定程度上参与了这一过程。

综上所述，TNF-α、IL-6 等炎症因子在 PCOS 患者胰岛素抵抗的形成中可能发挥了一定作用，而阴道加德纳菌、阴道阿托波菌等生殖道菌群均可作用于机体，引发固有免疫反应，增加循环中 TNF-α 等炎症因子含量。我们推测，在免疫炎症反应水平上，生殖道菌群与 PCOS 患者胰岛素抵抗表现有所关联。但目前尚未有研究验证两者之间存在必然联系，还需进一步探究，以证实 PCOS 患者生殖道菌群与胰岛素抵抗之间是否存在直接关联。

（二）生殖道菌群与高雄激素血症

细胞分泌的炎症因子同样也参与 PCOS 患者高雄激素血症状态的发生、发展过程。Spaczynski 在对大鼠进行的体外研究中发现，TNF-α 可刺激其卵泡膜细胞增生，促进雄激素产生，引发高雄激素血症。另一项体内研究发现，机体高血糖状态可刺激单核细胞发生免疫反应，释放 TNF-α 和 IL-6。这种血糖诱导的炎症反过来可促进卵泡膜细胞产生雄激素。上述两项研究说明炎症状态本身可能促进雄激素产生，引发高雄激素血症，而且炎症因子 TNF-α 和 IL-6 可能在形成高雄激素血症的某一环节中发挥一定作用。

从上述研究中我们可以看出，在 PCOS 患者高雄激素血症的发生、发展过程中，部分炎症因子可能参与了其中某一环节。炎症因子本身可能触发卵泡膜增生，增加雄激素分泌，从而导致高雄激素血症；炎症因子亦可能参与高雄激素血症发生过程中的部分环节，加重高雄激素血症水平。依据现有资料，我们推测生殖道菌群产生的炎症因子可能参与了 PCOS 患者高雄激素血症的发生、发展过程，但目前尚缺乏描述性研究证实这一推测。还需要更多研究阐述两者之间是否存在相关性，此类炎症因子作用于 PCOS 患者引起高雄激素血症的具体机制也需要深入研究。

（三）生殖道菌群与女性不孕症

有研究表明，生殖道菌群在一定程度上会导致女性不孕症的发生。Salah 等人进行了一项队列研究，评估细菌性阴道病（bacterial vaginosis，BV）治疗对不孕症女性受孕率的影响。他们将 278 例 PCOS 不孕女性和 170 例特发性不孕女性分别分为两组，一组给予 BV 治疗，另一组不予治疗，与生育力正常的健康女性对照。经过 6 个月的随访后，研究者发现，PCOS 不孕的女性中，BV 阳性组较阴性对照组受孕率较低（5.9% vs 14.2%，$P=0.03$），而给予治疗的 BV 组受孕率高于不予治疗的 BV 组。在特发性不孕女性组中的研究结果与之相似。这项研究说明生殖道菌群的改变确实可导致部分女性不孕症的发生，对 BV 的治疗亦可在一定程度上改善不孕症女性的受孕率。

一些研究者认为，生殖道菌群可能是通过改变血浆中 IL-1β、IL-8、IL-10、IL-17 和 IL-35 等炎症因子的浓度，继而参与引发女性不孕。在健康女性的阴道中，卷曲乳酸杆菌作为优势菌种，能维持生殖道正常菌群的稳定，并避免泌尿生殖道中病原体的感染。同时，卷曲乳杆菌可降低炎症因子 IL-6、IL-8 及 TNF-α 的产生，增加抗炎症细胞因子 IL-10 表达，减轻炎性反应程度。多项研究证实，乳酸杆菌具有抗炎效果，能够显著抑制阴道加德纳菌，减轻其引起的炎症反应。生殖道中间型菌群患者血清中 IL-10 水平比 BV 患者高，佐证了 IL-10 可能具有抗炎效果这一观点。而生殖道菌群的改变，如阴道乳酸杆菌的缺失或减少，而阴道加德纳菌、普雷沃菌属、厌氧杆菌、链球菌、支原体等过度生长，则会导致抗炎因子 IL-10 分泌减少，IL-6、IL-8 及 TNF-α 等炎症因子增多。

这些炎症因子的变化同样也出现在不孕症女性体内。Ozkan 研究发现，与生育力正常的女性相比，不孕症女性的阴道灌洗液中 TNF-α/IL-10、IFN-γ/IL-10、IFN-γ/IL-6 和 IFN-γ/IL-4 比值显著升高。类似的是，在感染了衣原体或淋病奈瑟菌的女性中，其阴道灌洗液的 IL-17 水平显著高于阴性对照组。而在特发性不孕女性的血浆中，IL-17 水平显著升高，且血浆 IL-17 水平与生育力之间呈负相关。

通过上述研究，我们可以发现，生殖道菌群的变化，包括优势菌阴道乳酸杆菌的减少，以及阴道加德纳菌、厌氧菌等其他菌群的增多，可作用于机体产生不同的细胞炎性因子。阴道乳酸杆菌的减少将导致抗炎因子 IL-10 分泌下降。而其他菌群的增多可导致循环内 IL-1β、IL-8、IL-17 和 IL-35 等炎症因子的升高。相应研究也发现了不孕症女性机体内类似的炎症因子水平的变化。由此我们推测，生殖道菌群的变化可能通过影响机体内的细胞炎性因子水平，参与引发女性不孕。

根据上述研究可以看出，生殖道菌群可能通过分泌细胞炎症因子，改变机体内炎性因子水平，参与引发女性不孕症。其中，健康女性阴道中的优势菌，阴道乳酸杆菌不仅可以产生乳酸维持阴道 pH、分泌 H_2O_2 抵御致病病原体的侵袭，还可刺激机体分泌抗炎症因子 IL-10。生殖道菌群的异常变化，如阴道乳酸杆菌的减少，阴道阿托波菌、沙眼衣原体和淋病奈瑟菌的增加可能通过诱导炎性细胞因子的分泌，引起体内免疫系统紊乱，从而影响女性生育能力。尽管有研究指出，生殖道菌群的改变可在一定程度上导致女性不孕症的发生，但还需要更多研究去验证生殖道菌群的变化是否与 PCOS 所致不孕症有所关联。目前关于生殖道菌群对女性不孕症的相关作用机制的研究亦较为匮乏，还需要更多针对生殖道菌群与 PCOS、女性不孕症的研究来提供论据支持。

综上所述，多种生殖道菌群可通过引起固有免疫反应，刺激机体分泌炎症因子，导致机体慢性炎症反应的发生。这些炎症因子水平的改变可能与 PCOS 的各项临床表现有所关联。生殖道菌群产生的 TNF-α、IL-6 等炎症因子可能在 PCOS 患者胰岛素抵抗的形成中发挥了一定作用,并参与了高雄激素血症的发生发展过程。阴道乳酸杆菌的减少、消失和其他菌群的增多,会引发 IL-10、IL-17 和 IL-35 等炎症因子的水平改变,与不孕症之间亦有相关联系。生殖道菌群可能是通过影响机体免疫,进而导致了不孕症的发生。现阶段上述情况尚属于推测,还需要更多描述性研究证明生殖道菌群与 PCOS 之间的相关性,两者之间的具体作用机制也需要进一步的研究。

此外,仁济医院生殖医学中心上海市辅助生殖与优生重点实验室还进行了一项关于育龄期与绝经期妇女的生殖道菌群差异研究,通过 16S 测序发现两组间的生殖道菌群结构有着明显差异。我们在两组间找到了大量差异菌种,包括乳酸杆菌(*Lactobacillus*)、普雷沃菌(*Prevotella*)、链球菌(*Streptococcus*)、奇异菌(*Atopobium*)、埃希氏杆菌(*Escherichia-Shigella*)、巨型球菌(*Megasphaera*)等。有较多菌种的丰度更与患者的年龄、BMI 值、阴道 pH 存在着不同程度的相关性。此外,我们通过功能预测发现,大量的组间差异菌种与氨基酸代谢、碳水化合物代谢途径有着密切的关联。这说明随着女性生育力的下降,机体内分泌代谢的变化,生殖道菌群结构亦会发生显著改变。生殖道菌群与机体内分泌、慢性炎症反应等有着密切的联系,值得进一步研究。

第四节　总　结

人体微生物组在机体的代谢、免疫等多个方面有着重要的作用,值得进一步探索。PCOS 作为一种复杂的内分泌代谢综合征,与慢性炎症反应、代谢异常、肥胖、高雄激素血症等有着密切的联系,与肠道菌群、口腔菌群和生殖道菌群等有着多重关联。该章节从多个角度,对菌群在 PCOS 发生发展过程中可能的作用机制进行了初步总结探讨。仁济医院生殖医学中心上海市辅助生殖与优生重点实验室课题组也已有关于肠道菌群与 PCOS 发病机制、生殖道菌群与生育力关系等初步研究成果,抛砖引玉,希望能共同结合人体微生物组的研究,进一步深入解析生殖障碍疾病的发病机制,促进女性生殖健康。

(杜艳芝)

参 考 文 献

[1] Li R, Zhang Q, Yang D, et al. Prevalence of polycystic ovary syndrome in women in China: a large community-based study. Hum Reprod, 2013, 28(9): 2562-2569.

[2] 陈子江,刘嘉茵. 多囊卵巢综合征——基础与临床. 北京:人民卫生出版社,2009.

[3] 陈子江. 生殖内分泌学. 北京:人民卫生出版社,2016.

[4] Wild R A, Carmina E, Diamanti-Kandarakis E, et al. Assessment of Cardiovascular Risk and Prevention of Cardiovascular Disease in Women with the Polycystic Ovary Syndrome: A Consensus Statement by the Androgen Excess and Polycystic Ovary Syndrome(AE-PCOS)Society. The Journal of Clinical Endocrinology & Metabolism, 2010, 95(5): 2038-2049.

[5] Johnson T, Kaplan L, Ouyang P. National Institutes of Health evidence-based methodology workshop on polycystic ovary syndrome(PCOS): NIH EbMW report, Bethesda, 2012. National Institutes of Health.

［6］ Legro RS, Arslanian SA, Ehrmann DA, et al. Diagnosis and Treatment of Polycystic Ovary Syndrome: An Endocrine Society Clinical Practice Guideline. The Journal of Clinical Endocrinology & Metabolism, 2013, 98（12）: 4565–4592.

［7］ Mayer EA. Gut feelings: the emerging biology of gut-brain communication. Nat Rev Neurosci, 2011, 12（8）: 453–466.

［8］ Shi Y, Zhao H, Shi Y, et al. Genome-wide association study identifies eight new risk loci for polycystic ovary syndrome. Nat Genet, 2012, 44（9）: 1020–1025.

［9］ Cui L, Zhao H, Zhang B, et al. Genotype-phenotype correlations of PCOS susceptibility SNPs identified by GWAS in a large cohort of Han Chinese women. Hum Reprod, 2013, 28（2）: 538–544.

［10］ Li T, Wu K, You L, et al. Common variant rs9939609 in gene FTO confers risk to polycystic ovary syndrome. PLoS One, 2013, 8（7）: e66250.

［11］ Brahe LK, Le Chatelier E, Prifti E, et al. Specific gut microbiota features and metabolic markers in postmenopausal women with obesity. Nutrition & Diabetes, 2015, 5（6）: e159.

［12］ Vijay-Kumar M, Aitken JD, Carvalho FA, et al. Metabolic Syndrome and Altered Gut Microbiota in Mice Lacking Toll-Like Receptor 5. Science, 2010, 328（5975）: 228–231.

［13］ Cani PD, Amar J, Iglesias MA, et al. Metabolic endotoxemia initiates obesity and insulin resistance. Diabetes, 2007, 56（7）: 1761–1772.

［14］ Cani PD, Neyrinck AM, Fava F, et al. Selective increases of bifidobacteria in gut microflora improve high-fat-diet-induced diabetes in mice through a mechanism associated with endotoxaemia. Diabetologia, 2007, 50（11）: 2374–2383.

［15］ Tremellen K, Syedi N, Tan S, et al. Metabolic endotoxaemia—a potential novel link between ovarian inflammation and impaired progesterone production. Gynecol Endocrinol, 2015, 31（4）: 309–312.

［16］ Sun L, Hu W, Liu Q, et al. Metabonomics reveals plasma metabolic changes and inflammatory marker in polycystic ovary syndrome patients. J Proteome Res, 2012, 11（5）: 2937–2946.

［17］ Zhang D, Zhang L, Yue F, et al. Serum zonulin is elevated in women with polycystic ovary syndrome and correlates with insulin resistance and severity of anovulation. European Journal of Endocrinology, 2014, 172（1）: 29–36.

［18］ 徐洁颖, 陈子江, 杜艳芝. 肠道菌群与多囊卵巢综合征发病关系的研究进展. 上海交通大学学报（医学版）, 2016, 36（8）: 1250–1255.

［19］ Hajishengallis G. Immunomicrobial pathogenesis of periodontitis: keystones, pathobionts, and host response. Trends Immunol, 2014, 35（1）: 3–11.

［20］ Herring ME, Shah SK. Periodontal disease and control of diabetes mellitus. J Am Osteopath Assoc, 2006, 106（7）: 416–421.

［21］ Mercado FB, Marshall RI, Klestov AC, et al. Relationship between rheumatoid arthritis and periodontitis. Journal of Periodontology, 2001, 72（6）: 779–787.

［22］ Thanakun S, Pornprasertsuk-Damrongsri S, Gokyu M, et al. Inverse Association of Plasma IgG Antibody to Aggregatibacter actinomycetemcomitans and High C-Reactive Protein Levels in Patients with Metabolic Syndrome and Periodontitis. PLoS One, 2016, 11（e01486382）.

［23］D'Aiuto F, Sabbah W, Netuveli G, et al. Association of the metabolic syndrome with severe periodontitis in a large U.S. population-based survey. J Clin Endocrinol Metab, 2008, 93（10）: 3989–3994.

［24］Ford PJ, Yamazaki K, Seymour GJ. Cardiovascular and oral disease interactions: what is the evidence?. Prim Dent Care, 2007, 14（2）: 59–66.

［25］Paquette DW, Brodala N, Nichols TC. Cardiovascular disease, inflammation, and periodontal infection. Periodontol, 2000, 2007, 44: 113–126.

［26］Rahiminejad ME, Moaddab A, Zaryoun H, et al. Comparison of prevalence of periodontal disease in women with polycystic ovary syndrome and healthy controls. Dent Res J（Isfahan）, 2015, 12（6）: 507–512.

［27］Dursun E, Akalin FA, Guncu GN, et al. Periodontal disease in polycystic ovary syndrome. Fertil Steril, 2011, 95（1）: 320–323.

［28］Akcali A, Bostanci N, Ozcaka O, et al. Association between polycystic ovary syndrome, oral microbiota and systemic antibody responses. PLoS One, 2014, 9（9）: e108074.

［29］Lindheim L, Bashir M, Munzker J, et al. The Salivary Microbiome in Polycystic Ovary Syndrome（PCOS）and Its Association with Disease-Related Parameters: A Pilot Study. Front Microbiol, 2016, 7: 1270.

［30］Salah RM, Allam AM, Magdy AM, et al. Bacterial vaginosis and infertility: cause or association?. European Journal of Obstetrics & Gynecology and Reproductive Biology, 2013, 167（1）: 59–63.

［31］Ben-Shlomo I. The polycystic ovary syndrome: what does insulin resistance have to do with it?. Reprod Biomed Online, 2003, 6（1）: 36–42.

［32］González F. Inflammation in Polycystic Ovary Syndrome: Underpinning of insulin resistance and ovarian dysfunction. Steroids, 2012, 77（4）: 300–305.

［33］Fernandez-Real JM, Pickup JC. Innate immunity, insulin resistance and type 2 diabetes. Diabetologia, 2012, 55（2）: 273–278.

［34］Shen J, Obin MS, Zhao L. The gut microbiota, obesity and insulin resistance. Mol Aspects Med, 2013, 34（1）: 39–58.

［35］Karlsson FH, Tremaroli V, Nookaew I, et al. Gut metagenome in European women with normal, impaired and diabetic glucose control. Nature, 2013, 498（7452）: 99–103.

［36］Vrieze A, Van Nood E, Holleman F, et al. Transfer of intestinal microbiota from lean donors increases insulin sensitivity in individuals with metabolic syndrome. Gastroenterology, 2012, 143（4）: 913–916.

［37］Tremellen K, Pearce K. Dysbiosis of Gut Microbiota（DOGMA）—a novel theory for the development of Polycystic Ovarian Syndrome. Med Hypotheses, 2012, 79（1）: 104–112.

［38］Yang SQ, Lin HZ, Lane MD, et al. Obesity increases sensitivity to endotoxin liver injury: implications for the pathogenesis of steatohepatitis. Proc Natl Acad Sci U S A, 1997, 94（6）: 2557–2562.

［39］Huang R, Zheng J, Li S, et al. Characteristics and contributions of hyperandrogenism to insulin resistance and other metabolic profiles in polycystic ovary syndrome. Acta Obstet Gynecol

Scand, 2015,94（5）: 494–500.

［40］ Poutahidis T, Springer A, Levkovich T, et al. Probiotic microbes sustain youthful serum tes-
tosterone levels and testicular size in aging mice. PLoS One, 2014, 9（1）: e84877.

［41］ Markle JG, Frank DN, Mortin-Toth S, et al. Sex differences in the gut microbiome drive hor-
mone-dependent regulation of autoimmunity. Science, 2013, 339（6123）: 1084–1088.

［42］ González F, Minium J, Rote NS, et al. Hyperglycemia Alters Tumor Necrosis Factor–α
Release from Mononuclear Cells in Women with Polycystic Ovary Syndrome. The Journal of
Clinical Endocrinology & Metabolism, 2005, 90（9）: 5336–5342.

［43］ González F. In vitro evidence that hyperglycemia stimulates tumor necrosis factor-release
in obese women with polycystic ovary syndrome. Journal of Endocrinology, 2006, 188（3）:
521–529.

［44］ Shroff R, Syrop CH, Davis W, et al. Risk of metabolic complications in the new PCOS pheno-
types based on the Rotterdam criteria. Fertil Steril, 2007, 88（5）: 1389–1395.

［45］ Cheung LP, Ma RC, Lam PM, et al. Cardiovascular risks and metabolic syndrome in Hong
Kong Chinese women with polycystic ovary syndrome. Hum Reprod, 2008, 23（6）: 1431–
1438.

［46］ Turnbaugh PJ, Ley RE, Mahowald MA, et al. An obesity-associated gut microbiome with
increased capacity for energy harvest. Nature, 2006, 444（7122）: 1027–1131.

［47］ Turnbaugh PJ, Backhed F, Fulton L, et al. Diet-induced obesity is linked to marked but
reversible alterations in the mouse distal gut microbiome. Cell Host Microbe, 2008, 3（4）:
213–223.

［48］ González F, Rote NS, Minium J, et al. Reactive oxygen species-induced oxidative stress in
the development of insulin resistance and hyperandrogenism in polycystic ovary syndrome. J
Clin Endocrinol Metab, 2006, 91（1）: 336–340.

［49］ Cani PD, Possemiers S, Van de Wiele T, et al. Changes in gut microbiota control inflammation
in obese mice through a mechanism involving GLP-2-driven improvement of gut permeabili-
ty. Gut, 2009, 58（8）: 1091–1103.

［50］ Backhed F, Ding H, Wang T, et al. The gut microbiota as an environmental factor that
regulates fat storage. Proc Natl Acad Sci U S A, 2004, 101（44）: 15718–15723.

［51］ Backhed F, Manchester JK, Semenkovich CF, et al. Mechanisms underlying the resistance to
diet-induced obesity in germ-free mice. Proc Natl Acad Sci U S A, 2007, 104（3）: 979–984.

［52］ Gambineri A, Pelusi C, Vicennati V, et al. Obesity and the polycystic ovary syndrome. Int J
Obes Relat Metab Disord, 2002, 26（7）: 883–896.

［53］ Teede HJ, Misso ML, Deeks AA, et al. Assessment and management of polycystic ovary
syndrome: summary of an evidence-based guideline. Med J Aust, 2011, 195（6）: S65–S112.

［54］ Witchel SF, Recabarren SE, Gonzalez F, et al. Emerging concepts about prenatal genesis, ab-
errant metabolism and treatment paradigms in polycystic ovary syndrome. Endocrine, 2012,
42（3）: 526–534.

［55］ Bischoff SC, Barbara G, Buurman W, et al. Intestinal permeability—a new target for disease
prevention and therapy. BMC Gastroenterol, 2014, 14: 189.

[56] Sirmans S, Pate K. Epidemiology, diagnosis, and management of polycystic ovary syndrome. Clinical Epidemiology, 2013（6）: 1–13.

[57] Lynn J, Williams L, O'Brien J, et al. Effects of estrogen upon bile: implications with respect to gallstone formation. Ann Surg, 1973, 178（4）: 514–524.

[58] Li Y, Jadhav K, Zhang Y. Bile acid receptors in non-alcoholic fatty liver disease. Biochem Pharmacol, 2013, 86（11）: 1517–1524.

[59] Fuchs M. Non-alcoholic Fatty liver disease: the bile Acid-activated farnesoid x receptor as an emerging treatment target. J Lipids, 2012, 2012: 934396.

[60] Hofmann AF, Eckmann L. How bile acids confer gut mucosal protection against bacteria. Proc Natl Acad Sci U S A, 2006, 103（12）: 4333–4334.

[61] Pasquali R, Gambineri A. Insulin sensitizers in polycystic ovary syndrome. Front Horm Res, 2013, 40: 83–102.

[62] Targher G, Rossini M, Lonardo A. Evidence that non-alcoholic fatty liver disease and polycystic ovary syndrome are associated by necessity rather than chance: a novel hepato-ovarian axis?. Endocrine, 2015.

[63] Solga SF, Diehl AM. Non-alcoholic fatty liver disease: lumen-liver interactions and possible role for probiotics. J Hepatol, 2003, 38（5）: 681–687.

[64] Sabate JM, Jouet P, Harnois F, et al. High prevalence of small intestinal bacterial overgrowth in patients with morbid obesity: a contributor to severe hepatic steatosis. Obes Surg, 2008, 18（4）: 371–377.

[65] Miele L, Valenza V, La Torre G, et al. Increased intestinal permeability and tight junction alterations in nonalcoholic fatty liver disease. Hepatology, 2009, 49（6）: 1877–1887.

[66] Turnbaugh PJ, Ridaura VK, Faith JJ, et al. The effect of diet on the human gut microbiome: a metagenomic analysis in humanized gnotobiotic mice. Sci Transl Med, 2009, 1（6）: 6799–6806.

[67] Jakubowicz D, Barnea M, Wainstein J, et al. Effects of caloric intake timing on insulin resistance and hyperandrogenism in lean women with polycystic ovary syndrome. Clin Sci（Lond）, 2013, 125（9）: 423–432.

[68] Fava F, Gitau R, Griffin BA, et al. The type and quantity of dietary fat and carbohydrate alter faecal microbiome and short-chain fatty acid excretion in a metabolic syndrome 'at-risk' population. Int J Obes（Lond）, 2013, 37（2）: 216–223.

[69] Moran LJ, Ko H, Misso M, et al. Dietary composition in the treatment of polycystic ovary syndrome: a systematic review to inform evidence-based guidelines. J Acad Nutr Diet, 2013, 113（4）: 520–545.

[70] Haqq L, McFarlane J, Dieberg G, et al. Effect of lifestyle intervention on the reproductive endocrine profile in women with polycystic ovarian syndrome: a systematic review and meta-analysis. Endocrine Connections, 2013, 3（1）: 36–46.

[71] Clarke SF, Murphy EF, O'Sullivan O, et al. Exercise and associated dietary extremes impact on gut microbial diversity. Gut, 2014, 63（12）: 1913–1920.

[72] Mika A, Van Treuren W, González A, et al. Exercise Is More Effective at Altering Gut

Microbial Composition and Producing Stable Changes in Lean Mass in Juvenile versus Adult Male F344 Rats. PLoS One, 2015, 10（5）: e125889.

[73] Kelly C, Lyall H, Petrie JR, et al. Low grade chronic inflammation in women with polycystic ovarian syndrome. Journal of Clinical Endocrinology & Metabolism, 2001, 86（6）: 2453–2455.

[74] Escobar-Morreale HF, Luque-Ramirez M, Gonzalez F. Circulating inflammatory markers in polycystic ovary syndrome: a systematic review and metaanalysis. Fertil Steril, 2011, 95（3）: 1048–1058.

[75] Puder JJ, Varga S, Kraenzlin M, et al. Central fat excess in polycystic ovary syndrome: relation to low-grade inflammation and insulin resistance. J Clin Endocrinol Metab, 2005, 90（11）: 6014–6021.

[76] Vgontzas AN, Trakada G, Bixler EO, et al. Plasma interleukin 6 levels are elevated in polycystic ovary syndrome independently of obesity or sleep apnea. Metabolism, 2006, 55（8）: 1076–1082.

[77] Escobar-Morreale HF, Botella-Carretero JI, Villuendas G, et al. Serum interleukin-18 concentrations are increased in the polycystic ovary syndrome: relationship to insulin resistance and to obesity. J Clin Endocrinol Metab, 2004, 89（2）: 806–811.

[78] Tarkun I, Canturk Z, Arslan BC, et al. The plasminogen activator system in young and lean women with polycystic ovary syndrome. Endocr J, 2004, 51（5）: 467–472.

[79] Paraskevas S, Huizinga JD, Loos BG. A systematic review and meta-analyses on C-reactive protein in relation to periodontitis. Journal of Clinical Periodontology, 2008, 35（4）: 277–290.

[80] D'Aiuto F, Parkar M, Andreou G, et al. Periodontitis and systemic inflammation: Control of the local infection is associated with a reduction in serum inflammatory markers. Journal of Dental Research, 2004, 83（2）: 156–160.

[81] Ozcaka O, Ceyhan B O, Akcali A, et al. Is there an interaction between polycystic ovary syndrome and gingival inflammation?. J Periodontol, 2012, 83（12）: 1529–1537.

[82] Ozcaka O, Buduneli N, Ceyhan B O, et al. Is interleukin-17 involved in the interaction between polycystic ovary syndrome and gingival inflammation?. J Periodontol, 2013, 84（12）: 1827–1837.

[83] Akcali A, Bostanci N, Ozcaka O, et al. Elevated matrix metalloproteinase-8 in saliva and serum in polycystic ovary syndrome and association with gingival inflammation. Innate Immunity, 2015, 21（6）: 619–625.

[84] Mealey BL, Oates TW. Diabetes mellitus and periodontal diseases. J Periodontol, 2006, 77（8）: 1289–1303.

[85] Taylor GW, Borgnakke WS. Periodontal disease: associations with diabetes, glycemic control and complications. Oral Dis, 2008, 14（3）: 191–203.

[86] Chavarry NG, Vettore MV, Sansone C, et al. The relationship between diabetes mellitus and destructive periodontal disease: a meta-analysis. Oral Health Prev Dent, 2009, 7（2）: 107–127.

[87] Lalla E, Papapanou PN. Diabetes mellitus and periodontitis: a tale of two common interrelated diseases. Nat Rev Endocrinol, 2011, 7（12）: 738–748.

[88] Karima M, Kantarci A, Ohira T, et al. Enhanced superoxide release and elevated protein kinase C activity in neutrophils from diabetic patients: association with periodontitis. J Leukoc Biol, 2005, 78（4）: 862–870.

[89] Gyurko R, Siqueira CC, Caldon N, et al. Chronic hyperglycemia predisposes to exaggerated inflammatory response and leukocyte dysfunction in Akita mice. J Immunol, 2006, 177（10）: 7250–7256.

[90] Akalin FA, Isiksal E, Baltacioglu E, et al. Superoxide dismutase activity in gingiva in type-2 diabetes mellitus patients with chronic periodontitis. Arch Oral Biol, 2008, 53（1）: 44–52.

[91] Lalla E, Lamster IB, Feit M, et al. Blockade of RAGE suppresses periodontitis-associated bone loss in diabetic mice. J Clin Invest, 2000, 105（8）: 1117–1124.

[92] Katz J, Bhattacharyya I, Farkhondeh-Kish F, et al. Expression of the receptor of advanced glycation end products in gingival tissues of type 2 diabetes patients with chronic periodontal disease: a study utilizing immunohistochemistry and RT-PCR. J Clin Periodontol, 2005, 32（1）: 40–44.

[93] Arora N, Papapanou PN, Rosenbaum M, et al. Periodontal infection, impaired fasting glucose and impaired glucose tolerance: results from the Continuous National Health and Nutrition Examination Survey 2009–2010. J Clin Periodontol, 2014, 41（7）: 643–652.

[94] Kebschull M, Demmer RT, Papapanou PN. "Gum bug, leave my heart alone!" —epidemiologic and mechanistic evidence linking periodontal infections and atherosclerosis. J Dent Res, 2010, 89（9）: 879–902.

[95] Loos BG. Systemic markers of inflammation in periodontitis. J Periodontol, 2005, 76（11 Suppl）: 2106–2115.

[96] Shoelson SE, Lee J, Goldfine AB. Inflammation and insulin resistance. J Clin Invest, 2006, 116（7）: 1793–1801.

[97] Iwamoto Y, Nishimura F, Nakagawa M, et al. The effect of antimicrobial periodontal treatment on circulating tumor necrosis factor-alpha and glycated hemoglobin level in patients with type 2 diabetes. J Periodontol, 2001, 72（6）: 774–778.

[98] Chang RJ, Nakamura RM, Judd HL, et al. Insulin resistance in nonobese patients with polycystic ovarian disease. J Clin Endocrinol Metab, 1983, 57（2）: 356–359.

[99] Dunaif A, Segal KR, Shelley DR, et al. Evidence for distinctive and intrinsic defects in insulin action in polycystic ovary syndrome. Diabetes, 1992, 41（10）: 1257–1266.

[100] Chaffee BW, Weston SJ. Association between chronic periodontal disease and obesity: a systematic review and meta-analysis. J Periodontol, 2010, 81（12）: 1708–1724.

[101] Ritchie CS. Obesity and periodontal disease. Periodontol, 2000, 2007, 44: 154–163.

[102] Wood N, Johnson RB, Streckfus CF. Comparison of body composition and periodontal disease using nutritional assessment techniques: Third National Health and Nutrition Examination Survey（NHANES Ⅲ）. J Clin Periodontol, 2003, 30（4）: 321–327.

[103] Genco RJ, Grossi SG, Ho A, et al. A proposed model linking inflammation to obesity, diabe-

tes, and periodontal infections. Journal of Periodontology, 2005, 76S（11）: 2075–2084.

［104］Socransky SS, Haffajee AD. Periodontal microbial ecology. Periodontol, 2000, 2005, 38: 135–187.

［105］Suvan JE, Petrie A, Nibali L, et al. Association between overweight/obesity and increased risk of periodontitis. Journal of Clinical Periodontology, 2015, 42（8）: 733–739.

［106］Al-Zahrani MS, Bissada NF, Borawski EA. Obesity and periodontal disease in young, middle-aged, and older adults. Journal of Periodontology, 2003, 74（5）: 610–615.

［107］Goodson JM, Groppo D, Halem S, et al. Is Obesity an Oral Bacterial Disease?. Journal Of Dental Research, 2009, 88（6）: 519–523.

［108］Buduneli N, Baylas H, Buduneli E, et al. Periodontal infections and pre-term low birth weight: a case-control study. J Clin Periodontol, 2005, 32（2）: 174–181.

［109］Pischon N, Heng N, Bernimoulin J P, et al. Obesity, inflammation, and periodontal disease. Journal Of Dental Research, 2007, 86（5）: 400–409.

［110］Zhu M, Belkina AC, DeFuria J, et al. B cells promote obesity-associated periodontitis and oral pathogen-associated inflammation. J Leukoc Biol, 2014, 96（2）: 349–357.

［111］Kalea AZ, Hoteit R, Suvan J, et al. Upregulation of Gingival Tissue miR-200b in Obese Periodontitis Subjects. Journal Of Dental Research, 2015, 941（3）: 59S–69S.

［112］Victor VM, Rovira-Llopis S, Bañuls C, et al. Insulin Resistance in PCOS Patients Enhances Oxidative Stress and Leukocyte Adhesion: Role of Myeloperoxidase. PLoS One, 2016, 11（3）: e151960.

［113］González F, Kirwan JP, Rote NS, et al. Evidence of mononuclear cell preactivation in the fasting state in polycystic ovary syndrome. American Journal of Obstetrics and Gynecology, 2014, 211（6）: 631–635.

［114］Vick EJ, Park HS, Huff KA, et al. Gardnerella vaginalis triggers NLRP3 inflammasome recruitment in THP-1 monocytes. Journal of Reproductive Immunology, 2014, 106: 67–75.

［115］Zariffard MR, Novak RM, Lurain N, et al. Induction of tumor necrosis factor-alpha secretion and toll-like receptor 2 and 4 mRNA expression by genital mucosal fluids from women with bacterial vaginosis. J Infect Dis, 2005, 191（11）: 1913–1921.

［116］Lien E, Sellati TJ, Yoshimura A, et al. Toll-like Receptor 2 Functions as a Pattern Recognition Receptor for Diverse Bacterial Products. 1999, 274（47）: 33419–33425.

［117］Massari P, Ram S, Macleod H, et al. The role of porins in neisserial pathogenesis and immunity. Trends in Microbiology, 2003, 11（2）: 87–93.

［118］Prebeck S, Brade H, Kirschning CJ, et al. The Gram-negative bacterium Chlamydia trachomatis L2 stimulates tumor necrosis factor secretion by innate immune cells independently of its endotoxin. Microbes Infect, 2003, 5（6）: 463–470.

［119］Han I H, Goo SY, Park SJ, et al. Proinflammatory cytokine and nitric oxide production by human macrophages stimulated with Trichomonas vaginalis. Korean J Parasitol, 2009, 47（3）: 205–212.

［120］Zariffard MR, Harwani S, Novak RM, et al. Trichomonas vaginalis infection activates cells through toll-like receptor 4. Clin Immunol, 2004, 111（1）: 103–107.

［121］Doerflinger SY, Throop AL, Herbst-Kralovetz MM. Bacteria in the Vaginal Microbiome Alter the Innate Immune Response and Barrier Properties of the Human Vaginal Epithelia in a Species-Specific Manner. Journal of Infectious Diseases, 2014, 209（12）: 1989-1999.

［122］Chen L, Xu WM, Zhang D. Association of abdominal obesity, insulin resistance, and oxidative stress in adipose tissue in women with polycystic ovary syndrome. Fertility and Sterility, 2014, 102（4）: 1167-1174.

［123］Yudkin JS, Kumari M, Humphries SE, et al. Inflammation, obesity, stress and coronary heart disease: is interleukin-6 the link?. Atherosclerosis, 2000, 148（2）: 209-214.

［124］Pradhan AD, Manson JE, Rifai N, et al. C-reactive protein, interleukin 6, and risk of developing type 2 diabetes mellitus. JAMA, 2001, 286（3）: 327-334.

［125］Peng Z, Sun Y, Lv X, et al. Interleukin-6 Levels in Women with Polycystic Ovary Syndrome: A Systematic Review and Meta-Analysis. PLoS One, 2016, 11（2）: e148531.

［126］Spaczynski RZ, Arici A, Duleba A J. Tumor necrosis factor-alpha stimulates proliferation of rat ovarian theca-interstitial cells. Biol Reprod, 1999, 61（4）: 993-998.

［127］Rizzo A, Fiorentino M, Buommino E, et al. Lactobacillus crispatus mediates anti-inflammatory cytokine interleukin-10 induction in response to Chlamydia trachomatis infection in vitro. International Journal of Medical Microbiology, 2015, 305（8）: 815-827.

［128］Joo H, Hyun Y, Myoung K, et al. Lactobacillus johnsonii HY7042 ameliorates Gardnerella vaginalis-induced vaginosis by killing Gardnerella vaginalis and inhibiting NF-κB activation. International Immunopharmacology, 2011, 11（11）: 1758-1765.

［129］Ozkan ZS, Deveci D, Kumbak B, et al. What is the impact of Th1/Th2 ratio, SOCS3, IL17, and IL35 levels in unexplained infertility?. Journal of Reproductive Immunology, 2014, 103: 53-58.

［130］Masson L, Salkinder AL, Olivier AJ, et al. Relationship between female genital tract infections, mucosal interleukin-17 production and local T helper type 17 cells. Immunology, 2015, 146（4）: 557-567.

第 28 章 微生物组与呼吸道变应性疾病

变应性鼻炎和哮喘都是以 IgE 增高为特征的呼吸道变应性疾病,变应性鼻炎与哮喘的发病部位不同,症状不同,是同一特征性疾病在不同部位的不同表现,且在新生儿时期变应性鼻炎与哮喘的发病存在一个时间顺序,变应性鼻炎往往先于哮喘发生,患有变应性鼻炎的婴儿不及时治疗会有较大概率导致哮喘的发生,这种变态反应症状发生发展的自然进程被描述为"特应性进程"。变应性鼻炎和哮喘是呼吸道特应性进程的两个重要环节。近年来,变应性鼻炎和哮喘的发病率均呈逐年增加的趋势,据不完全统计全球有近 3 亿哮喘、5 亿变应性鼻炎患者。呼吸道变应性疾病已成为一个全球性的健康问题,给患者、家庭和社会带来了巨大的负担。

呼吸道变应性疾病的发病原因极其复杂,涉及遗传学、表观遗传学和环境因素的共同作用。全球近三十年发病率不断提高,发病具有明显的地域性,发达工业化国家比发展中国家发病率高得多,提示我们环境因素在免疫耐受形成和维持及变应性疾病发生的过程中起到越来越关键的作用。目前的观点认为过敏症起源于生命的早期,婴儿应该在环境抗原的刺激下发育自己的免疫耐受功能,如果发育不良就易形成对抗原的超敏反应。这种发育依赖于环境和基因的相互作用。其中微生物的作用越来越引起研究者的重视。

一、微生物与呼吸道变应性疾病的关系起源和发展

1989 年,Strachan 提出了"卫生假说",揭示新生儿期环境中微生物的多少与免疫耐受形成和哮喘的发生相关,可能由于过度的清洁使其免疫系统不能接触足够的微生物和其他激发免疫的物质,从而使免疫系统的发育不完全,导致哮喘等过敏疾病的发生。

随着研究的深入,研究者发现共生菌的正常定植较个别致病菌的感染对免疫发育的作用更大,外环境对新生儿菌群的影响与免疫耐受形成和过敏性疾病的发生发展密切相关,卫生学假说发展为微生物剥夺假说(Microbial Deprivation Hypothesis)。Couzin-Frankel J 2010年报道了细菌和哮喘之间可能存在的关系,指出幼年生活环境相对洁净的儿童或者剖宫产的婴儿长大后更容易得哮喘。Song I.Yang 等研究表明幼年期大量服用抗生素的儿童,之后患变应性鼻炎的几率较高。Shannon L.Russell 的研究显示:在生命初期用一定剂量抗生素扰乱肠道菌群发展,会影响小鼠的免疫耐受功能,并增加之后出现哮喘和变应性肺炎的风险。这些研究提示我们正常菌群的早期定植状态可能会影响机体免疫耐受的发育和易感体质的形成。

二、微生物组建立对呼吸道变应性疾病发生发展的影响

(一)肠道微生物组建立对呼吸道变应性疾病发生发展的影响

肠道微生物组在婴儿期的正常建立与否,与儿童期呼吸道变应性疾病发生发展相关。双歧杆菌是健康婴儿的主导菌群,婴儿肠道以短双歧、两歧双歧、长双歧婴儿亚种数量居多,而成人肠道菌群中青春双歧和假链状双歧杆菌(*Bifidobacterium pseudocatenulatum*)更有代表性。研究证明过敏症妈妈比健康妈妈传递更多成年类型双歧杆菌,导致婴儿肠道中倾向

于过敏性疾病的不正常的菌群发育,在出生 1 周内肠道双歧杆菌数明显偏低的人日后容易发生哮喘。也有研究证明婴儿肠道菌群的建立不完全引起肠道菌群失衡的主要由 4 种细菌的减少引起:肠球菌属、毛螺菌属、军团菌属以及罗氏菌属,这四种菌属的正常建立可能是预防和防止哮喘进一步发展的关键。

成年期哮喘患者与正常人的肠道菌群也有显著差别。Arancha Hevia 检测了 21 个哮喘患者的粪便菌群和 22 个正常人,结果显示虽然菌群的 α 多样性没有显著差异,各个样本也没有明显的聚类,但是长期哮喘患者的双歧杆菌水平明显低于正常人,同时哮喘患者中青春双歧杆菌在双歧杆菌中占了上风。这些数据提示肠菌群的不同种类对产生于肠道或肠道以外诸如肺或者皮肤位点的致敏疾病既可以起到致病作用又可以起到保护作用,肠道菌群紊乱可能与呼吸道变应性疾病发生发展相关。

(二)呼吸道微生物组建立对呼吸道变应性疾病发生发展的影响

1. 健康状态下人体呼吸道微生物组分布　鼻、咽、喉组成的上呼吸道以及气管、主支气管及肺内的各级支气管组成的下呼吸道共同构成了呼吸道。作为进入机体内部的一道大门,上呼吸道定植着大量的微生物,Charlson 等研究显示正常人上呼吸道主要定植厚壁菌门、放线菌门、类杆菌门、变形菌门、梭杆菌门 5 大门类的细菌。成人鼻黏膜上常有表皮葡萄球菌和金黄色葡萄球菌存在,也有甲型链球菌和棒状杆菌等。在健康儿童呼吸道中检出率最高的是甲型链球菌,其次是表皮葡萄球菌、韦荣球菌;上呼吸道感染儿童呼吸道中检出率最高的是奈瑟菌,其次是肺炎链球菌、甲型链球菌。

传统观点认为下呼吸道是无菌的。2010 年伦敦帝国学院国家心肺研究所 Markus Hilty 通过对肺(左上和右下肺叶)支气管镜取样进行 16S rRNA 测序研究,发现我们的肺实际上生活着各种各样的微生物群落。之后来自宾夕法尼亚大学医学院医学系 Charlson 等运用 Q-PCR、DNA 条形码和 454 测序技术第一次为人们系统阐述了整个呼吸道垂直层面上(上、下呼吸道)微生态的分布特点及其多样性。为了避免上、下呼吸道样本的交叉污染,他通过特殊的取样方法和取样工具,对上、下呼吸道进行多点取样。发现我们的上、下呼吸道菌群具有高度同源性,他们称之为"地貌连续性"(topographical continuity)。上、下呼吸道菌群多样性基本是一致的,并不存在特异性微生物,上呼吸道菌群数量要比下呼吸道多。可能由于下呼吸道支气管以及微支气管具有"微抽吸作用",把上呼吸道的细菌抽吸到下呼吸道,因而生物多样性上相差无几,同时由于呼吸道上皮细胞的纤毛向上摆动作用的阻碍,下呼吸道微生物的数量要比上呼吸道少。

高通量基因组测序技术的发展促进了人体呼吸道微生物全基因组序列信息的获得,并促使呼吸道菌群多样性的研究经历了一次革新。Blainey 等研究证实,健康人呼吸道内主要定植着 5 大菌门:厚壁菌门、拟杆菌门、变形菌门、放线菌门和梭杆菌门,厚壁菌门和拟杆菌门是呼吸道内的优势菌群。通过 Charlson 的研究也可以看出,拟杆菌门的普雷沃菌科和厚壁菌门的链球菌科是呼吸道中的优势菌科。

2. 呼吸道变应性疾病患者呼吸道微生物组的变化　Drilling A 等人的研究表明表皮葡萄球菌的降低和金黄色葡萄球菌的增高可能与鼻炎的发生相关,表皮葡萄球菌是鼻腔中的正常菌群,它的降低意味着平衡被破坏,防御能力降低,金黄色葡萄球菌更容易快速增殖,造成更明显的失衡。鼻炎患者鼻腔中金黄色葡萄球菌是主要的致病因素之一。

为了研究呼吸道内多种细菌与哮喘的关系,美国加州大学的研究员 Huang 通过收集患有轻度至中度哮喘的 65 例成年患者及 10 例健康被试者呼吸道内壁的样本,进行基因芯片和克隆文库测序,多元统计分析显示气道菌群的组成和其丰度的高低与支气管气道高反应性(airway hyper reactivity, AHR)的强弱程度密切相关。AHR 的强弱程度主要与下呼吸道中大约 100 种特殊的细菌种属密切相关,如变形菌门的草酸杆菌科(Oxalobacteraceae)、假单胞菌科(Pseudomonadaceae)、丛毛单胞菌科(Comamonadaceae)和拟杆菌门的鞘氨醇杆菌科(Sphingomonadaceae)等。结果表明相对于正常人来说,哮喘患者的下呼吸道中微生物的整体结构发生改变,条件致病菌多样性增加,而有益肺部健康的细菌种类减少。Bisgaard 等人通过哥本哈根初生哮喘队列分析研究发现,无哮喘临床症状的新生儿若出生 1 个月内在呼吸道内有肺炎链球菌、流感嗜血杆菌以及卡他莫拉菌等的定植,患儿发生喘息几率大大增加,并通常在 5 岁左右形成哮喘。有趣的是,金黄色葡萄球菌的定植并没有促进哮喘发生反而有抑制作用,可能由于排除了其他微生物定植的原因。以上研究提示呼吸道微生物组早期定植影响哮喘发生。

Hilty 教授通过使用支气管镜细胞刷对 11 名哮喘患者和 8 名正常人的左上肺叶和右下肺叶取样测序发现,罹患支气管哮喘的成年人下呼吸道发现了很多致病菌,特别是变形杆菌门的嗜血杆菌属。同样还发现儿童型支气管哮喘肺部中的变形杆菌要比正常患者高很多。相反,正常人肺脏中拟杆菌门中的普雷沃菌的要比成人或儿童哮喘多。提示我们哮喘患者呼吸道内菌群失衡可能以变形杆菌增加,普雷沃菌的缺失形式表现,会对哮喘的发生发展起着不可或缺的作用。上述研究表明哮喘患者下呼吸道内菌群失衡可能与哮喘的发生发展相关。

但是这些研究基于小量患者,也许就像在慢性炎症性肠病中得到的一些结果显示的那样只有小类人群中存在影响疾病的特殊微生物,需要过大样本量才能进一步确定菌群变化与疾病关系。

(三)环境因素通过影响消化道、呼吸道微生物组建立对呼吸道变应性疾病发生发展的影响

卫生学假说揭示了环境微生物对于哮喘发生的影响,暴露于农场等微生物浓度高的环境降低哮喘发病率,环境微生物的多样性对于构建一个特异性免疫应答和调节炎性免疫应答非常必要。肠道菌群和呼吸道菌群被认为是免疫成熟的重要指导者。环境微生物在生命早期改变皮肤肠道和呼吸道免疫,可能通过改变这些部位的菌群定植从而塑造免疫应答,进而影响哮喘的发生。

三、微生物组影响呼吸道变应性疾病发生发展的可能机制

肠道菌群对于免疫系统的发育和免疫耐受的形成都起到关键的作用。利用无菌动物进行的研究证明缺乏共生菌的无菌鼠免疫系统的发育受到了阻碍,包括淋巴组织发育不完善,抗体产生细胞迁移延迟,抗体丰度和淋巴细胞响应能力降低。研究表明确定的共生菌在肠道的定植或者 TLR 通路的活化能增强免疫系统的发育和功能。除了免疫系统的成熟外菌群的存在还能影响肠道的结构和生理,肠道上皮细胞的细菌抗原对 TLR 的刺激能够促进紧密连接的发育。肠道的免疫耐受功能的形成也离不开正常菌群的帮助,正常菌群能够促进调节性 T 细胞的发育和分泌型 IgA 的产生,这些功能都是重要的免疫耐受机制。在可塑性发育的关键时期,菌群与宿主的相互作用可能对免疫系统的发育发挥长期持续性的影响。如果在围产期或出生前后让菌群在小鼠体内定植,无菌小鼠中所观察到的免疫异常现象可

以被逆转,然而后期的菌群定植不能恢复这种免疫异常。在孕期子宫内的免疫环境可能会导致新生儿期免疫系统 Th2 的偏向性,这种偏向性在婴儿日后发展成过敏性疾病中表现更明显,围产期免疫环境的可以影响过敏性疾病的发展。

菌群定植对过敏性哮喘发生影响的机制非常复杂,迄今仍未完全明了。目前研究认为免疫耐受发育不完全与过敏性哮喘发生密切相关。在菌群影响下,天然免疫和获得性免疫相互作用,促进免疫耐受发育,与哮喘形成相关免疫耐受功能发育不全或紊乱的机制主要包括 Th1/Th2 的失衡学说、Th17/Treg 平衡转换学说。

（一）Th1/Th2 淋巴细胞失衡理论

T 淋巴细胞的分化具有重要生理意义。近年来,越来越多的证据表明 Th1 和 Th2 在过敏性哮喘发生中扮演着不同的角色。Th1 细胞表达的细胞因子具有抗微生物所致炎症和过敏反应的作用,而 Th2 细胞分泌的细胞因子则具有加速过敏性疾病发生和发展的作用,在过敏性哮喘中 Th2 细胞占主要优势。Mosmann 等报道了 Th1 细胞以表达 IFN-γ 和 IL-2 为主,与体液免疫相关。而 Th2 细胞以表达 IL-4、IL-5、IL-10 为主,其主要功能为刺激 B 细胞增殖并产生抗体,与体液免疫相关。近年来,有报道称肠道内正常菌群的生长和繁殖对 Th1/Th2 细胞的平衡起着重要的作用。随着婴儿的肠道菌群定植,逐渐形成以 Th1 主导的 Th1/Th2 平衡,可以有效抑制过敏反应和自身免疫反应。菌群的平衡和失衡会影响 Th1/Th2 平衡从而影响过敏性哮喘的发生。乳酸杆菌可以通过 Toll 样受体把信息传递给肠黏膜细胞中的树突状细胞,诱导产生 IL-10 从而调节 T 淋巴细胞的分化,使 Th1/Th2 趋于平衡,抑制 CD4⁺T 淋巴细胞的增殖活性,降低 IL-4、IL-5 等细胞因子的含量;而双歧杆菌可以刺激产生 IL-12 与 IL-10,增加树突状细胞表面的 CD86 的表达,调节 Th2 分化优势,促进树突状细胞成熟,使 Th1/Th2 趋于平衡。因此,当肠道菌群紊乱时,优势菌群减少,非优势菌群增多,Th1 细胞成熟被阻止,Th2 细胞进一步分化成熟,可导致哮喘加重。

Moussu 通过给小鼠舌下含服双歧杆菌益生菌制剂,增强了小鼠的免疫耐受功能,有效下调了 Th2 反应,减轻了小鼠的气道高反应,提示菌群定植可通过与调节 Th1/Th2 的失衡,增强免疫耐受从而对过敏性哮喘发生影响。

（二）Th17/Treg 淋巴细胞分化失衡学说

Th1/Th2 比例失衡理论不能够完全解释过敏性哮喘的发病机制,需要寻求用其他理论补充。有研究报道过敏性哮喘的发生除了有 Th1/Th2 细胞的参与外,还可能存在其他的 T 淋巴细胞参与。Th17 细胞是一种新型辅助 T 淋巴细胞亚群,2010 年 Littman 等综述了 Th17 淋巴细胞在炎症反应中的作用。后续的研究也证明了 IL-17A 由 Th17 细胞特异性产生,并且与气道慢性炎症性疾病的发生发展有着密切的关系。研究报道 CD4⁺CD25⁺ 调节性 T 细胞（Treg 细胞）具有抗炎性,可以抑制 OVA 诱导的过敏性炎症的扩散,控制 IL-4 介导的气道炎症病理模式。还有研究表明调节性 T 细胞（Treg 细胞）在保持外周耐受中具有重要作用,它一方面能抑制 Th2 的活性,另一方面能产生 IL-10 和 IFN-γ,可持续抑制从中心耐受中逃脱的 T 细胞。Yoshiki Yamamoto 等探究了 Treg/Th17 在儿童支气管过敏性哮喘的作用。研究认为 Treg 和 Th17 淋巴细胞的生物学功能和分化过程是相互拮抗的,促炎的 Th17 细胞和抑炎的 Treg 细胞相互制约以维持平衡,一旦平衡被打破,可能会出现炎症反应,即 Th17 优势反应,可引发异常免疫反应、造成病理状态,可能导致过敏性哮喘等疾病的发生。目前已有实验已经证实 Th17 和 Treg 细胞是连接肠道菌群和肠道免疫功能的关键细胞亚群。Lee 等研究表明,与无菌小鼠相比,普通小鼠体内 IL-17 以及 IFN-γ 等细胞因子表达水平相对较高,而与之相对应的 $CD4^+CD25^+Foxp3^+$ 调节性 T 细胞数量明显减少。这一研究结果表明肠道微生物影响了机体内 IL-17 与 Treg 之间的平衡。因此 Treg 含量分泌不足,进而 Th17/Treg 向 Th17 转换可能是肠道菌群影响哮喘发病的机制之一。

四、影响微生物组建立和菌群平衡的主要因素

(一)分娩方式是影响婴儿微生物组建立的重要因素之一

以往认为人出生时肠道内是无菌的,经过几小时后大量细菌开始进入并繁殖。目前也有胎盘、羊水、脐带血、胎粪中发现细菌 DNA 的研究,提示胎儿中可能有少量微生物存在。自然分娩过程中,婴儿通过接触母亲产道及分娩环境的细菌,在肠道会逐渐产生不同菌群的定植。然而剖宫产儿却是暴露于特定的相对洁净的医院环境,其肠道菌群的定植是延迟的,并且双歧杆菌定植率低。已有研究显示剖宫产与婴儿出生后第 1 年内致敏或过敏的发病率升高有关,并且增加胃肠道感染的风险,普遍认为这是剖宫产影响了新生儿早期肠道菌群的正常定植,进而影响到了新生儿免疫系统的发展和成熟,这可能是剖宫产婴儿易患胃肠道感染和过敏风险升高的主要原因。

(二)喂养方式影响肠道微生物组建立

母乳可以提供最佳质量和数量的营养素,含有增强婴儿主动及被动免疫力的多种组分,不仅含有低聚糖等双歧因子,可促进乳酸菌和双歧杆菌的定植,而且有报道母乳本身含有双歧杆菌等肠道优势菌群,抑制病原微生物的生长,与潜在致病菌竞争养分和上皮黏附部位。双歧杆菌和乳酸杆菌对于新生儿免疫系统的发育及保护其免受肠道感染和过敏的侵袭具有重要作用。母乳喂养可通过促进肠道菌群正常定植促进免疫发育、预防过敏发生。

(三)抗生素滥用

扰乱肠道菌群抗生素的使用会破坏肠道内的菌群平衡。有学者通过研究抗生素诱导肠道菌群失调与气道变应性的关系,发现抗生素治疗引起的肠道菌群紊乱是过敏性哮喘等过敏性疾病的一个危险因素,揭示了肠道菌群的改变和抗生素的广泛应用与儿童发生过敏性疾病和过敏性哮喘增多趋势存在密切关系。Russell SL 研究表明抗生素导致的菌群失调会增加儿童患过敏性哮喘风险。研究者给不同年龄组的小鼠口服抗生素后,分析其肠道微生物菌落组成与外因引起的过敏性哮喘的关系。结果发现,幼年小鼠在口服抗生素后,肠道内细菌的种类减少,菌群组成明显改变同时对于人为外因的敏感性增强,更易发生过敏性哮喘。耶鲁大学科学家 Risnes 通过对 1401 名儿童的调查发现,如果婴儿在生命早期就接受一个疗程的抗生素治疗,那么日后罹患不可治愈型过敏性哮喘的风险会增加 40%。为了治疗难治感染而接受第二个疗程抗生素治疗的婴儿,其过敏性哮喘危险会增加 70%。指出过早的使用抗生素(特别是广谱抗生素)的使用,会改变婴儿的肠道菌群组成,进而导致免疫系统失衡,抗过敏反应能力削弱。这些研究提示我们,抗生素使用引起的肠道菌群结构和数量的紊乱会增加过敏性哮喘等过敏性疾病的发生风险,人们在使用抗生素时需要谨慎。而且不同于一般的理解,抗生素破坏掉肠道的菌群平衡后肠道菌群会在短期内恢复到原来的状态,美国加利福尼亚州斯坦福大学的 Dethlefsen 和 Relman 发现抗生素的使用可能导致人体肠道中定植的细菌长期改变。

五、微生态调节剂对哮喘等变应性疾病的预防和治疗

微生态调节剂包括益生菌、益生元和合生元。益生菌是一类有活性的细菌,通过定植

在肠道中、改变宿主菌群平衡状态而产生效应。目前益生菌已广泛用于临床预防和治疗多种疾病,尤其在小儿感染性腹泻、抗生素相关性腹泻、炎症性肠病、功能性便秘和消化不良等疾病的治疗上取得了显著疗效。迄今为止,已有多项临床研究显示,益生菌在预防以血清中 IgE 分泌增多为特征的变态反应性疾病中有很好的效果。芬兰科学家 Kallionäki 等通过对 150 名母亲和婴儿临床跟踪调查研究表明,服用益生菌不少于 6 个月的儿童在生后 2 年内发生变态反应性疾病的风险明显降低,表明益生菌可以作为免疫调节剂来治疗和预防过敏性疾病的发生。LGG(鼠李糖乳杆菌 GG 株)依旧是近年来研究最多的菌株。

研究表明在产前 2~4 周和婴儿 1 岁内服用益生菌牛奶,其摄入量和 AD 的发病率呈负相关。另一项研究评估服用短双歧杆菌 M−16V 的和长双歧杆菌 BB536 在产前 1 个月时间内,婴儿期 6 个月与 18 个月和过敏性疾病发病率的关系,AD 的发病率在服用益生菌后降低。同时,通过 Rautava 等人进行的一项研究。研究了产前 2 个月服用鼠李糖乳杆菌 LPR、长双歧杆菌 BL999 和副干酪乳杆菌 ST11 对 AD 的发生有预防作用,然而,在皮肤点刺试验中两组未见差异。大量的研究表明益生菌菌株的组合和益生元的混合物在预防 AD 方面有很好的效果。随机 − 双盲 − 安慰剂对照研究调查了使用植物乳杆菌 CJLP133 菌株在预防 AD 症状中的作用,发现 AD 评分(SCORAD)有改善,并伴随着 IFN−γ,嗜酸性粒细胞和细胞因子 IL−4 的减少。另一组实验将接受清酒乳酸杆菌(L.sakei)补充的儿童与在双盲 − 安慰剂对照试验中接受安慰剂的儿童进行比较,结果发现,补充的清酒乳酸杆菌的儿童不仅有了实质的临床改善并且伴随着部分趋化因子水平的降低。另一项随机 − 双盲 − 安慰剂对照研究调查了儿童中副干酪乳杆菌(LP)、发酵乳杆菌(LF)和 LP+LF 的使用,并且观察到在停止益生菌治疗后 4 个月,接受益生菌的组中的 AD 评分低于那些安慰剂组。目前益生菌治疗结果并不一致。在这些众多分析中,最近的一篇综述总结认为,益生菌显著改善 1 岁或以上 AD 患者的 SCORAD 指数。益生菌种类、给药方式以及给药途径均对实验的结果产生着影响。

在最近的一篇关于益生菌和过敏性鼻炎的 meta 分析中指出,其分析的 22 个独立随机双盲实验中有 17 个显示益生菌对于过敏性鼻炎有效,并且与安慰剂组相比其中 8 个试验的免疫学参数的显著改善。同时与安慰剂相比,5 株副干酪乳杆菌(Lactobacillus paracasei)的使用均有着临床显著改善。与安慰剂相比,益生菌的使用显示着鼻和眼的症状评分的显著减少。尽管研究中有着高度异质性,仍然提供了我们益生菌治疗 AR 的可用数据,特别是对于季节性 AR,有证据表明副干酪乳杆菌 −33(LP−33)有着良好的临床和免疫效应。也有研究使用微生态调节剂来治疗哮喘。益生菌不仅可以促进 Th1 细胞的免疫反应,抑制过敏抗体的产生,同时也可以使黏膜的屏障功能加强,降解蛋白质抗原,缓解过敏性疾病的相关症状。有研究还评估了益生菌调节对于哮喘的作用,用 meta 分析的方法,包括 4 种随机对照试验,但没有明显作用。总的来说,现有的证据不足以支持益生菌用于治疗已确立哮喘。Cuello-Garcia 等认为即使目前没有有力的证据支持益生菌可以减少其他过敏性疾病措施(而不是湿疹)的风险,也没有证据排除其治疗的可能性。

综上所述,肠道中分离的益生菌作为免疫调节剂对于湿疹等过敏性疾病效果较好,但对于过敏性哮喘等呼吸道过敏性疾病效果不好。提示我们也许可以从呼吸道中寻找有益菌来调节并改善呼吸道的免疫耐受状况,进而达到对过敏性哮喘等变应性疾病的预防和治疗。

(文 姝)

参 考 文 献

[1] Weinberg EG. The Atopic March. Current Allergy & Clinical Immunology, 2005, 18 (1): 4–5.

[2] Passalacqua G, Ciprandi G, Canonica GW. The nose-lung interaction in allergic rhinitis and asthma: united airways disease. Curr Opin Allergy Clin Immunol, 2001, 1 (1): 7–13.

[3] Asher MI, Montefort S, Björkstén B, et al. ISAAC Phase Three Study Group. Worldwide time trends in the prevalence of symptoms of asthma, allergic rhinoconjunctivitis, and eczema in childhood: ISAAC Phases One and Three repeat multicountry cross-sectional surveys. Lancet, 2006, 368: 733–743.

[4] Yacoub MR, Colombo G, Marcucci F, et al. Effects of sublingual immunotherapy on allergic inflammation: an update. Inflamm Allergy Drug Targets, 2012, 11 (4): 285–291.

[5] Masoli M, Fabian D, Holt S, et al. The global burden of asthma: executive summary of the GINA Dis-semination Committee report. Allergy, 2004, 59 (5): 469–478.

[6] Yang IA, Savarimuthu S, Kim ST, et al. Gene-environmental interaction in asthma. Curr Opin Allergy Clin Immunol, 2007, 7 (1): 75–82.

[7] Vercelli D. Gene-environment interactions in asthma and allergy: the end of the beginning? Curr Opin Allergy Clin Immunol, 2010, 10 (2): 145–148.

[8] Strachan DP. Hay fever, hygiene, household size. BMJ, 1989, 299 (6710): 1259–1260.

[9] Bjorksten B. The hygiene hypothesis: do we still believe in it?. Nestle NutrWorkshop Ser Pediatr Program, 2009, 64: 11–8; discussion 18–22, 251–7.

[10] Couzin-Frankel J. Bacteria and asthma: untangling the links. Science, 2010, 330 (6008): 1168–1169.

[11] Yang SI. Effect of antibiotic use and mold exposure in infancy on allergic rhinitis in susceptible adolescents. Ann Allergy Asthma Immunol, 113 (2014)160e165.

[12] Russell SL, Gold MJ, Hartmann M, et al. Early life antibiotic-driven changes in microbiota enhance susceptibility to allergic asthma. EMBO Reports, 2012 (13): 440–447.

[13] Ventura M, Canchaya C, Fitzgerald GF, . et al. Genomics as a means to understand bacterial phylogeny and ecological adaptation: the case of bifidobacteria. Antonie Van Leeuwenhoek, 2007, 91, 351–372.

[14] Kalliomaki M, Salminen S, Arvilommi H, et al. Probiotics in primary prevention of atopic disease: a randomised placebo-controlled trial. Lancet, 2001, 357, 1076–1079.

[15] Arrieta MC, Stiemsma LT. Early infancy microbial and metabolic alterations affect risk of childhood asthma. Science Translational Medicine, 2015, 7 (307): 152.

[16] Bjorksten B, Sepp E, Julge K, et al. Allergy development and the intestinal microflora during the first year of life. J Allergy Clin Immunol, 2001, 108 (4): 516–520.

[17] Renz-Polster H, David MR, Buist AS, et al. Caesarean section delivery and the risk of allergic disorders in childhood. Clin Exp Allergy, 2005, 35 (11): 1466–1472.

[18] Matsuki T, Watanabe K, Tanaka R, et al. Distribution of bifidobacterial species in human intestinal microflora examined with 16S Rrna-gene-targeted species-specific primers. . Appl

Environ Microbiol, 1999, 65（10）: 4506–4512.

［19］ Abrahamsson TR, Jakobsson HE, Andersson AF, et al. Low gut microbiota diversity in early infancy precedes asthma at school age. Clin Exp Allergy, 2014, 44（6）: 842–850.

［20］ Forsythe P, Bienenstock J. Immunomodulation by commensal and probiotic bacteria. Immunological Investigations, 2010, 39, 429–448.

［21］ Charlson ES, Bittinger K, Haas AR, et al. Topographical Continuity of Bacterial Populations in the Healthy Human Respiratory Tract. Am J Respir Crit Care Med, 2011, 184（8）: 957–963.

［22］ Lemon KP, Klepac-Ceraj V, Schiffer HK, et al. Comparative analyses of the bacterial microbiota of the human nostril and oropharynx. MBio, 2010, 1（3）: e00129–10.

［23］ Hilty M, Burke C, Pedro H, et al. Disordered Microbial Com-munities in Asthmatic Airways. PLoS One, 2010, 5（1）: e8578.

［24］ Blainey PC, Milla CE, Cornfield DN, et al. Pervasive signature for cysticfibrosis quantitative analysis of the human airway microbial ecology reveals-a Pervasive Signature for Cystic Fibrosis. Sci Transl Med, 2012, 4（153）: 153r a130.

［25］ Marri PR, Stern DA, Wright AL, et al. Asthma-associate-d differences in microbial composition of induced sputum. J Allergy Clin I-mmunol, 2013, 131（2）: 346–352. e1–3.

［26］ Alzoubi HM, Aqel AA, Al-Sarayreh SA, et al. Methicillin-resistant Staphylococcus aureus nasal carriage among primary school-aged children from Jordan: prevalence, antibiotic resistance and molecular characteristics. J Egypt Public Health Assoc, 2014, 89（3）: 114–118.

［27］ Drilling A, Morales S, Jardeleza C, et al. Bacteriophage reduces biofilm of Staphylococcus aureus ex vivo isolates from chronic rhinosinusitis patients. Am J Rhinol Allergy, 2014, 28（1）: 3–11.

［28］ Huang YJ, Nelson CE, Brodie EL, et al. Airway microbiota and bronchial hyperresponsiveness in patients withsuboptimally controlled asthma. J Allergy Clin Immunol, 2011, 127: 372–381, e1–3.

［29］ Bisgaard H, Hermansen MN, Buchvald F, et al. Childhood asthma after bacterial colonization of the airway in neonates. N Engl J Med, 2007, 357（15）: 1487–1495.

［30］ Frank DN, St Amand AL, Feldman RA, et al. Molecularphylogenetic characterization of microbial community imbalances in human infl amatory bowel disease . Proc Natl Acad Sci USA, 2007, 104（34）: 13780–13785.

［31］ Von Mutius E. The microbial environment and its influence on asthma prevention in early life. J Allergy Clin Immunol, 2016, 137（3）: 680–689.

［32］ Kelly D, Conway S. Commensal gut bacteria: mechanisms of immune modulation. Trends Immunol, 2005, 26: 326–333.

［33］ Cario E, Gerken G, Podolsky DK. Toll-like receptor 2 enhances ZO-I-associated intestinal epithelial barrier integrity via protein kinase C. Gastroenterology, 2004, 127: 224–238.

［34］ Macpherson AJ, Uhr T. Induction of Protective IgA by Intestinal Dendritic Cells Carrying Commensal Bacteria. Science, 2004, 303: 1662–1665.

［35］ Belkaid Y, Hand TW. Role of the microbiota in immunity and inflammation. Cell, 2014, 157: 121–141.

[36] West CE, Jenmalm MC, Prescott SL. The gut microbiota and its role in the development of allergic disease: a wider perspective. Clin Exp Allergy, 2015, 45: 43-53.

[37] Jenmalm MC. Childhood immune maturation and allergy development: regulation by maternal immunity and microbial exposure. Am J Reprod Immunol, 2011, 66 Suppl 1 (Suppl 1): 75-80.

[38] Abelius MS, Lempinen E, Lindblad K, et al. Th2-like chemokine levels are increased in allergic children and influenced by maternal immunity during pregnancy. Pediatr Allergy Immunol, 2014, 25: 387-393.

[39] Bettelli E, Carrier Y, Gao W, et al. Reciprocal developmental pathways for the generation of pathog-enic effector TH17 and regulatory T cells. Nature, 2006, 441 (7090): 235-238.

[40] Zhu J, Paul WE. CD4 T cells: fates, functions, and faults. Blood, 2008, 112 (5): 1557-1569.

[41] Neurath MF, Finotto S, Glimcher LH. The role of Th1/Th2 polarization in mucosal immunity. Nat Med, 2002, 8 (6): 567-573.

[42] Petra IP, René T, Harald R. The immunological basis of the Hygiene Hypothesis. Allergy Front, 2009, 1 (3): 325-348.

[43] Mosmann TR, Cherwinski H, Bond MW, et al. Two typ-es of murine helper T cell clone. I. Definition according to profiles of lympho-kine activities and secreted proteins. J Immunol, 2005, 175 (1): 5-14.

[44] Fujimura KE, Lynch SV. Microbiota in allergy and asthma and the emerging relationship with the gut microbiome. Cell Host Microbe, 2015, 17 (5): 592-602.

[45] Foligne B, Zoumpopoulou G, Dewulf J, et al. A key role of dendritic cell sinprobiotic functionality. PLoS One, 2007, 2 (3): 313.

[46] Moussu H, Van Overtvelt L, Horiot S, et al. Bifidob-acterium bifidum NCC 453 promotes tolerance induction in murine models of sublingual immunotherapy. Int Arch Allergy Immunol, 2012, 158 (1): 35-42.

[47] Tato CM, Cua DJ. Alternative lifestyles of T cells. Nat Immunol, 2008, 9 (12): 1323-1325.

[48] Littman DR, Rudensky AY. Th17 and regulatory T cells in mediating and restraining inflammation. Cell, 2010, 140 (6): 845-858.

[49] Korn T, Bettelli E, Oukka M, et al. IL-17 and Th17 Cells. Annu Rev Immunol, 2009, 27 (1): 485-517.

[50] Lajoie S, Lewkowich IP, Suzuki Y, et al. Complement-mediated regulation of the IL-17A axis is a central genetic determinant of the severity of experimental allergic asthma. Nat Immunol, 2010, 11 (10): 928-935.

[51] Holgate ST. Innate and adaptive immune responses in asthma. Nat Med, 2012, 18 (5): 673-83.

[52] Lloyd CM, Murdoch JR. Tolerizing allergic responses in the lung. Mucosal Immunol, 2010, 3 (4): 334-44.

[53] Westerberg LS, Klein C, Snapper SB. Breakdown of T cell tolerance and au-toimmunity in primary immunodeficiency-lessons learned from monogeni-c disorders in mice and man. Curr Opin Immunol, 2008, 20 (6): 646-654.

［54］Yoshiki Yamamoto, Takaharu Negoro, Akiko Wakagi, et al. Participation of Th17 and Treg cells in pediatric Bronchial asthma. J Health Sci, 2010, 56（5）: 589–597.

［55］Lee YK, Menezes JS, Umesaki Y, et al. Proinflammatory T-cell re-sponses togut microbiota promote experimental autoimmune encephalomyelitis. Proc Natl Acad Sci USA, 2011, 108（Suppl 1）: 4615–4622.

［56］Musilova S, Rada V, Vlkova E, et al. Colonisation of the gut by bifidobacteria is much more common in vaginal deliveries than Caesarean sections. Acta Paediatr, 2015, 104（4）: e184–186.

［57］Salam MT, Margolis HG, Mcconnell R, et al. Mode of delivery is associated with asthma and allergy occurrences in children. Ann Epidemiol, 2006, 16（5）: 341–346.

［58］Osborn DA, Sinn JK. Probiotics in infants for prevention of allergic disease and food hypersensitivity. Cochrane Database Syst Rev, 2007（4）: CD006475.

［59］Vangay P, Ward T, Gerber JS, et al. Antibiotics, pediatric dysbiosis, and disease. Cell Host Microbe, 2015, 17（5）: 553–564.

［60］Russell SL, Gold MJ, Reynolds LA, et al. Perinatal antibiotic-induced shifts in gut microbiota have differential effects on inflammatory lung diseases. J Allergy Clin Immunol, 2015 Jan; 135（1）: 100–109.

［61］Risnes KR, Belanger K, Murk W, et al. Antibiotic exposure by 6 months and asthma and allergy at 6 years: Findings in a cohort of 1401 US children Am J Epidemiol, 2011, 173（3）: 310–318.

［62］Dethlefsen L, Relman DA. Incomplete recovery and individualized responses of the human distal gut microbiota to repeated antibiotic perturbation Proc Natl Acad Sci USA, 2011, 108（Suppl 1）: 4554–4561.

［63］Kalliomäki M, Salminen S, Arvilommi H, et al. Pro-biotics in primary prevention of atopic disease: a randomised placebo-controlled trial. Lancet, 2001, 357（9262）: 1076–1079.

［64］Kalliomäki M, Salminen S, Poussa T, et al. Probiotics an-d prevention of atopic disease: 4-year follow-up of a randomized placebo-con-trolled trial. Lancet, 2003, 361（9372）: 1869–1871.

［65］Frei R, Akdis M, O'Mahony L. Prebiotics, probiotics, synbiotics, and the immune system: experimental data and clinical evidence. Curr. Opin. Gastroenterol, 2015, 31, 153–158.

［66］Enomoto T, Sowa M, Nishimori K, et al. Effects of bifidobacterial supplementation to pregnant women and infants in the prevention of allergy development in infants and on fecal microbiota. Allergol Int, 2014, 63, 575–585.

［67］Rautava S, Kainonen E, Salminen S, et al. Maternal probiotic supplementation during pregnancy and breast-feeding reduces the risk of eczema in the infant. J Allergy Clin Immunol, 2012, 130, 1355–1360.

［68］Kukkonen K, Savilahti E, Haahtela T, et al. Probiotics and prebiotic galactooligosaccharides in the prevention of allergic diseases: a randomized, double-blind, placebo-controlled trial. J Allergy Clin Immunol, 2007, 119, 192–198.

［69］Kuitunen M. Probiotics and prebiotics in preventing food allergy and eczema. Curr Opin Allergy Clin Immunol, 2013, 3（3）: 280–286.

［70］Foolad N, Armstrong AW. Prebiotics and probiotics: the prevention and reduction in severity of atopic dermatitis in children. Benef Microbes, 2014, 5（2）: 151–160.

［71］Han Y, Kim B, Ban J, et al. A randomized trial of Lactobacillus plantarum CJLP133 for the treatment of atopic dermatitis. Pediatr Allergy Immunol, 2012, 23（7）: 667–673.

［72］Woo SI, Kim JY, Lee YJ, et al. Effect of Lactobacillus sakei supplementation in children with atopic eczemadermatitis syndrome. Ann Allergy Asthma Immunol, 2010, 104（4）: 343–348.

［73］Wang IJ, Wang JY. Children with atopic dermatitis show clinical improvement after Lactobacillus exposure. Clin Exp Allergy, 2015, 45（4）: 779–787.

［74］Boyle RJ, Bath-Hextall FJ, Leonardi-Bee J, et al. Probiotics for treating eczema. Cochrane Database Syst Rev, 2008, 4: CD006135.

［75］Lee J, Seto D, Bielory L. Meta-analysis of clinical trials of probiotics for prevention and treatment of pediatric atopic dermatitis. J Allergy Clin Immunol, 2008, 121（1）: 116–121.

［76］Kim SO, Ah YM, Yu YM, et al. Effects of probiotics for the treatment of atopic dermatitis: a meta-analysis of randomized controlled trials. Ann Allergy Asthma Immunol, 2014, 113（2）: 217–226.

［77］Guvenc IA, Muluk NB, Mutlu FS, et al. Do probiotics have a role in the treatment of allergic rhinitis?: A comprehensive systematic review and meta analysis. Am J Rhinol Allergy, 2016 Jul 20.

［78］Larsen JN, Broge L, Jacobi H. . Allergy immunotherapy: the future of allergy treatment. Drug Discovery Today, 2016, 21（1）: 26–37.

［79］Giovannini M, Agostoni C, Riva E, et al. A randomized prospective double blind controlled trial on effects of long-termconsumption of fermented milk containing lactobacillus case in pre-school children with allergic asthma and/or rhinitis. Pediatr Res, 2007, 62（2）: 215–220.

［80］Michail S. The role of probiotics in allergic diseases. Allergy Asthma Clin Immunol, 2009, 5: 5.

［81］Viljanen M, Savilahti E, Haahtela T, et al. Probiotics in the treatment of atopic eczema/dermatitis syndrome in infants: a doubleblind placebo-controlled trial. Allergy, 2005, 60（5）: 494–500.

［82］Rosenfeldt V, Benfeldt E, Nielsen SD, et al. Effect of probiotic Lactobacillus strains in children with atopic dermatitis. J Allergy Clin Immunol, 2003, 111（2）: 389–395.

［83］Weston S, Halbert A, Richmond P, et al. Effects of probiotics on atopic dermatitis: a randomised controlled trial. Arch Dis Child, 2005, 90（7）: 892–897.

［84］Vliagoftis H, Kouranos VD, Betsi GI, et al. Probiotics for the treatment of allergic rhinitis and asthma: systematic review of randomized controlled trials. Ann Allergy Asthma Immunol, 2008, 101: 570–579.

［85］Zuccotti G, Meneghin F, Aceti A, et al. Probiotics for prevention of atopic diseases in infants: systematic review and meta-analysis. Allergy, 2015, 70: 1356–1371.

［86］Fiocchi A, Burks W, Bahna SL, et al. Clinical use of probiotics in pediatric allergy（CUPPA）: A world allergy organization position paper. World Allergy Organ J, 2012, 5: 148–167.

第五篇

微生物群的干预与健康

第 29 章 益生菌与益生元

第一节 概　　述

　　益生菌（probiotics）是一类摄入足够的量能对宿主产生有益作用的活的微生物。益生菌主要来源于人体肠道的正常菌群，涉及多个属，包括乳杆菌、双歧杆菌、乳球菌和肠球菌等，其中以乳杆菌和双歧杆菌最为常见。目前，益生菌在食品、医药和畜牧等领域都有广泛应用，对宿主具有多方面的有益作用，如调节肠道菌群、拮抗病原菌以及调节免疫状态等。早在 4000 年前，人类就已经开始利用益生菌。在 20 世纪初，俄国微生物学家 Metchnikoff 提出"酸奶长寿"理论，这一理论使得益生菌的生理功能逐渐被关注。目前，活性状态益生菌、死菌及其代谢产物等益生菌相关制品已经广泛应用于食品、药品以及畜牧业等诸多领域。

　　益生元（prebiotics）是一类可以选择性促进宿主肠道微生物生长的物质。人体干预研究发现：饮食成分中的某些物质能够引起肠道菌群的显著变化。早在 1980 年，日本学者 Tamura 等提出：一些特殊的非消化性低聚糖可以被双歧杆菌等发酵，促进其在肠道中的生长。Gibson 和 Roberfroid 进一步证实、深化了上述结论，提出了益生元的概念：一类可通过促进宿主肠道中某些细菌生长从而发挥健康促进作用的非消化性食物组分。这些益生元包括功能性寡糖、膳食纤维等，其不能被人和动物肠道内的消化酶消化，但可促进益生菌的增殖并参与其生长调节，从而达到平衡肠道微生态、有益于人和动物健康的作用。目前，益生元已经成为营养与生物医学领域的研究热点。

　　实际上，益生菌和益生元本身并没有营养，是食物中的"非营养"成分。但是益生菌具有多种功能，如减少潜在致病菌、减少肠道中有害代谢产物、调节机体免疫反应等，而益生元能够促进人类肠道益生菌的生长或提高益生菌的存活能力从而促进机体健康。添加益生菌的发酵酸奶是最古老的功能食品之一，而益生元通常被视为一类有益健康的食品添加剂。市场上有许多添加低聚果糖、菊粉等益生元的食品或饮料。许多产品中同时含有益生菌和益生元，这类益生菌和益生元的混合制剂被称为合生元（synbiotics）。

第二节 益　生　菌

　　Carre、Metchnikoff 等学者提出通过口服有益细菌以抑制或取代肠道中有害细菌从而平衡肠道菌群、促进健康，延长寿命的设想。诺贝尔生理学或医学奖获得者 Metchnikoff 认为：食用含乳杆菌的酸奶可以减少肠道中产毒素细菌，从而延年益寿。益生菌不仅可以通过平衡肠道菌群调节肠道功能，还可以调节肠道通透性、细菌转位、机体免疫反应或产生生物活性代谢产物进而影响机体的其他器官。世界粮农组织将益生菌定义为：一类活的、摄入足够量对人体产生有益作用的一类微生物。益生菌大多来源于人或动物肠道的正常菌群，涉及乳酸杆菌、双歧杆菌、肠球菌、乳球菌、明串珠菌等多个菌属。目前益生菌已经广泛地应用于食品发酵、医疗保健等领域中。

一、益生菌的功能

人体原籍益生菌主要存在于机体内体表,包括肠道、阴道等部位。肠道中含有大量的细菌,菌群在小肠远端和结肠形成一个异常复杂的微生物群落,在回肠末端及结肠主要定植乳酸杆菌、双歧杆菌、肠球菌、拟杆菌等。人体肠道中的益生菌在维持肠道微生态稳态过程中发挥重要的积极作用。

益生菌的多种有益作用是相互联系的。食品或药品中的益生菌一般都是口服使用,益生菌功能的发挥要依赖于与肠道某群细菌或肠道黏膜免疫活性细胞的相互作用。肠道菌群在人体免疫系统的成熟、发育过程发挥着重要的作用,而肠道是机体最大的免疫器官。肠道黏膜表面是益生菌及其他细菌与机体发生相互作用的主要位点。作为正常肠道菌群的重要组成部分,益生菌除了与肠道中的其他细菌发生相互作用,如可以拮抗某些致病菌的生长外,还与机体之间具有复杂的相互作用关系,可影响机体多方面的生理功能。

许多益生菌株已被证实具有多种功能,如调节肠道菌群、拮抗潜在致病菌的定植和生长和抑制致病菌的转位、调控肠道黏膜免疫、参与机体先天与获得性免疫调节、为机体提供某些营养物质,如必需氨基酸、多种维生素等。有些益生菌,如双歧杆菌等还可发酵乳糖,缓解宿主乳糖不耐受。上述益生功能的机制尚不清晰,可能的机制涉及如下几个方面:降低肠道 pH、分泌某些抗菌物质、与有害菌竞争发酵底物或黏膜上皮细胞表面受体、释放短链脂肪酸等肠道保护因子、吸收或分解致病、毒性、或致癌的酶类、代谢物等、增强肠道动力和黏液产生等。

（一）益生菌代谢产物对机体的保护作用

益生菌中的一大类如乳酸菌,能够产生有机酸,降低所在微环境的 pH,从而抑制其他许多细菌的生长。例如,乳酸杆菌、双歧杆菌等菌属可以产生乳酸,抑制其他细菌生长。除了降低环境 pH,某些乳酸杆菌还能产生细菌素或抗菌肽。一些益生菌次生代谢产物中的胞外多糖（exopolysaccharides, EPS）具有多种免疫调节、抗炎、抗氧化等生理活性。一些乳酸杆菌来源的细菌素,如嗜酸菌素、乳酸杀菌素等抗菌谱较广,对许多种致病菌和非致病菌均具有杀伤作用。Aween 等人从蜂蜜中分离出的嗜酸乳杆菌培养上清对多重耐药金黄色葡萄球菌、表皮葡萄球菌和枯草芽孢杆菌具有抗菌活性。当蛋白酶处理培养上清或将上清 pH 升高,多株乳酸菌培养上清抗菌活性降低至消失。Bendali 等人自婴儿粪便中分离的一株副干酪乳杆菌可产生细菌素类物质抑制耐药金黄色葡萄球菌的生长,减轻其所致的肠道损伤。

（二）益生菌增强机体免疫状态

益生菌可通过刺激机体的黏膜免疫反应、平衡 T 细胞反应、自限性炎症反应和 IgA 的分泌而增强宿主的免疫状态。在 Chiang 等人的研究中,多株乳酸杆菌通过诱导 DC 成熟、刺激淋巴细胞释放多种细胞因子增强宿主的天然免疫和适应性免疫。在 BALB/c 以为模型的动物实验中,一株乳酸杆菌——*L.paracasei* 能够显著促进 DC 的抗原递呈和 NK 细胞的杀伤能力,此外,小鼠淋巴细胞增殖和抗体产生也大为提高。因此,益生菌可以通过激活机体免疫系统帮助机体抵抗致病菌的感染。而口服某些具有抗炎特性的益生菌也可以通过调节肠道菌群进而改善炎症性肠病,使得患者炎症标志分子表达降低、肠道 IgA 分泌增多、服药量减少。

（三）益生菌削弱致病菌的致病力

越来越多的证据显示:益生菌可以减少某些致病菌的感染率及减轻相关的炎症反应。除了通过抑制或拮抗致病菌,益生菌还可以通过抑制致病菌的黏附能力以及降低其致病相关基因的表达,从而削弱病原菌的致病力。许多益生菌,如乳酸杆菌和双歧杆菌来源菌株能够抑制病原菌对宿主细胞的黏附,从而降低其致病力。而某些益生菌可以通过降低病原菌致病相关基因的表达而削弱其致病力。有研究称:与唾液乳杆菌共孵育的幽门螺杆菌 12 个 Cag 致病岛中的 8 个表达下调,幽门螺杆菌 CagA 发生聚集,推测可能是由于 Cag 分泌系统功能缺失所致。该研究表明:某些益生菌,如唾液乳杆菌不是通过清除病原菌而是降低其致病力从而对机体产生保护作用。

病原菌侵入宿主后,经常会引发宿主的炎症反应,导致宿主的组织损伤。某些益生菌可以降低致病菌引发的宿主细胞(前)炎症因子释放,减轻炎症反应对宿主的组织损伤,如乳酸杆菌和双歧杆菌属中的一些菌株。被幽门螺杆菌感染后,经唾液乳杆菌预处理的胃上皮细胞比未处理细胞所分泌的炎症因子 IL-8 显著减少,有助于减轻幽门螺杆菌所致的炎症反应。阴道中分离出的一株约氏乳杆菌(*Lactobacillus johnsonii*)可以降低阴道加德纳菌(*Gardnerella vaginalis*)引发的阴道组织前炎症因子 TNF-α 和 IL-1β 的释放,减轻细菌性阴道病。研究发现:益生菌可以减轻儿童和成人的急性腹泻,包括抗生素相关腹泻、病毒性腹泻以及免疫低下人群的腹泻。同样的,益生菌可以改善肠道动力性疾病患者的症状。研究发现:口服某些干酪乳杆菌、动物双歧杆菌能够减少肠道通过时间从而防治便秘。除了对肠道相关疾病的防治作用以外,益生菌对其他器官或系统性疾病的防治方面同样具有较大的潜力,如降低湿疹发病率、减少骨量丢失以及预防某些癌症复发的作用。最近的研究发现:双歧杆菌可以增强机体抗肿瘤免疫反应。益生菌以及相关代谢产物还可以影响宿主的神经和精神状态,具有改善大脑功能和促进心理健康的作用。

二、益生菌的安全性

近年来益生菌应用日益广泛,针对益生菌及其相关制剂的研究也在不断发展。益生菌领域的研究不断增多,然而关注益生菌安全性的研究论文比例较低;人们对益生菌安全性的认识尚待加强。虽然,益生菌有较长的应用历史且被认为相对安全,但是作为微生态制剂使用的益生菌被机体直接摄入而发挥作用,具有一定的特殊性,故其潜在的安全问题仍不容忽视。

肠道细菌来源的一些水解酶和还原酶,比如 β-葡糖醛酸苷酶(β-glucuronidase)、偶氮还原酶(azoreductase)和硝基还原酶(nitroreductase)等能够参与正常饮食中许多成分的代谢,形成具有毒理学活性的产物。另外,由于肠道细菌发酵碳水化合物产生的 D-乳酸(D-lactic acid)不能或者很难被人体组织代谢,容易造成短肠综合征患者的 D-乳酸中毒。而在免疫妥协患者中发生的菌血症、心内膜炎、肺炎、脓毒性关节炎和脑膜炎则与乳杆菌的某些菌株有关。我们看到,虽然益生菌株有长时间的安全使用史,但是其对免疫妥协人群的潜在感染能力还是不容忽视的。目前,随着抗生素的不合理使用,细菌的耐药性引起了越来越多的关注,而肠道共生菌,包括在医药、食品等领域作为益生菌株广泛使用的乳酸菌,在耐药基因播散过程中也有可能扮演储存宿主的角色,例如携带可转移耐药因子的益生菌株则有可能将耐药因子转移给其他肠道原籍菌。因此,益生菌株的安全性仍然需要全面、谨慎的评估。

传统的益生菌株安全性评估主要是基于表型分析的一套评估方法,包括耐药谱、黏附特性、常见有害代谢产物以及动物毒理试验等。不难看出,传统方法具有其片面性,难以全面洞察菌株潜在的安全问题。例如传统方法只能根据已经报道的菌株耐药谱来确定具体监测菌株对哪些抗生素的最小抑菌浓度（MIC）。另外,传统的评估方法也很难发现菌株中是否存在具有潜在转移风险的有害基因,如具有转移风险的耐药基因等。目前,越来越多的益生菌产品被投放市场,建立一套全面有效的益生菌菌株安全评估体系也变得更加迫切。现在随着测序技术的发展,全基因组测技术或将联合传统评价方法应用于益生菌菌株的安全性评估,从最大程度上全面揭示菌株潜在的安全问题。

第三节　益　生　元

1995 年 Gibson 等人首次将益生元定义为:通过选择性促进肠道中某些细菌的生长或提高细菌活性从而促进机体健康的一类非消化性食物成分;包括一些碳水化合物,如菊粉（inulin）、低聚果糖（oligosaccharides）、（反式）寡聚半乳糖［（trans-）galactooligosaccharides］以及乳果糖（lactulose）、多酚类等。益生元虽然不能被机体消化,但是可被肠道有益细菌发酵利用,能够促进肠道有益细菌,如双歧杆菌、乳酸杆菌等的生长,平衡肠道菌群进而促进机体健康。

一、益生元的概念

已知的益生元,如低聚果糖、乳果糖、葡聚寡糖（glucooligosaccharides）、低聚木糖（xylooligosaccharides）、低聚龙胆糖（gentiooligosaccharides）等多为非消化性寡糖。然而除了碳水化合物以外,多酚类,如姜黄素同样被肠道细菌发酵而活化进而发挥作用。姜黄素、白藜芦醇等的摄入与肠道中双歧杆菌、乳酸杆菌和阿克曼菌属（*Akkermansia spp.*）等数量增加密切相关。其中双歧杆菌和乳酸杆菌为常见益生菌,而阿克曼菌属（*Akkermansia spp.*）对缓解肥胖综合征具有积极作用。可见,益生元不仅局限于碳水化合物的范畴。根据定义,候选益生元应具有下列特征:

（1）非消化性:耐胃酸、酶的消化;肠道吸收情况已通过体外试验、动物模型和临床试验等证明。

（2）可被肠道菌群发酵:体外试验中将待测物质与粪便悬液、肠道内含物上清、纯培养或混合细菌培养物等共培养。也可以将待测物质加入动物的饲料或饮水中,检测实验动物肠道内容物和粪便中的待测物质。另外,肠道细菌对候选益生元的发酵试验也可以通过检测一次服用候选益生元一定时间内人粪便中益生元的剩余量进行。

（3）选择性促进肠道细菌的生长或提高肠道细菌的活性:由于肠道菌群的复杂性和不同肠道区段间的差异性,候选益生元对细菌选择性生长和代谢活性的促进作用较难用体外试验模拟证实。多室发酵系统（multichamber fermentation systems）是体外模型中相对较好的一个选择。

由于受传统细菌培养方法的限制,大部分肠道细菌是不能培养和特征不明的。目前用于菌株检测或鉴定的分子生物生物学技术很大程度上弥补了培养依赖的微生物学研究技术的局限性。在研究生态系统多样性,如人肠道微生态时非常有用的。目前,16S rDNA 测序技术、实时定量 PCR、棋盘式 DNA-DNA 杂交法、DNA 探针、多重 PCR 技术、末端限制性片段长度多态性分析（T-RFLP）、变性梯度凝胶电泳（DGGE）等分子生物学技术都已应用到了微生物菌群的研究中。

二、益生元的功能

自 1980 年起,低聚糖就开始被广泛应用于食品工业;它们具有中等甜度、低致龋性、低热量值和低血糖指数等特性。低聚糖具有饮食纤维的典型特征,即不能或者仅少量被机体消化道中的各种消化酶水解,但是可作为肠道某些细菌(如双歧杆菌)的发酵底物。细菌发酵低聚糖产生短链脂肪酸(乙酸、丙酸、丁酸)、乳酸等获得能量,这些代谢产物以及肠道菌群的改变会进一步影响机体健康。

(一)益生元调节肠道菌群

大量的体内、外试验表明益生元具有多种作用,如促进肠道有益细菌,如双歧杆菌、乳酸杆菌的生长、抑制潜在致病微生物的生长、降低肠道 pH 稳定肠道微环境以及释放多种有机酸等。菊粉、果糖等益生元或相应合生元(益生元与益生菌株的混合物)能够提高双歧杆菌、乳酸杆菌数目、抑制病原菌肠炎沙门菌(*Salmonellaenteritidis*)、空肠弯曲菌(*Campylobacter jejuni*)、伤寒沙门菌(*S. typhimurium*)以及大肠埃希菌等的生长。研究表明:菊粉、果糖、低聚半乳糖等益生元或相应合生元可以缓解腹泻症状,包括轮状病毒性腹泻、艰难梭菌相关腹泻和顽固性腹泻等。

(二)益生元预防癌症

菊粉和果糖可以降低不同动物模型粪便的基因毒性、降低化学诱导的致癌损伤、激活机体防御功能,如升高 IL-10、提高自然杀伤细胞活性等。从长期效应来看,饮食中添加菊粉或果糖可以降低大肠肿瘤发生率以及减少其他器官的癌症,如乳腺癌、肺部转移癌等。如果将益生元与益生菌合用,效果会更加显著。益生元预防癌症的可能机制如下:

(1)益生元被细菌发酵,释放乙酸、丙酸、丁酸等短链脂肪酸,促进某些有益细菌的生长、降低肠道 pH、降低毒性或基因毒性物质、细菌的某些代谢产物以及次级胆酸和某些促癌酶类的浓度。

(2)丁酸有利于肠道上皮的再生。

(3)免疫调节作用。

(三)益生元影响脂质代谢

菊粉等可以调节高脂、低纤维饮食动物的脂质代谢,降低其餐后血清胆固醇和甘油三酯水平,使肝脏中甘油三酯的累积减少。研究发现:菊粉可降低能量摄入和快速胰岛素水平。然而上述益生元对人体脂质代谢的影响尚存在争议,仍需临床试验数据的进一步证实。总体来说,益生元对其他代谢综合征,如肥胖、脂质代谢紊乱、高血压、胰岛素抵抗等的作用尚缺乏研究证明。

(四)益生元促进矿物质的吸收和骨骼稳定性

益生元可刺激促进双歧杆菌、乳酸杆菌等的生长,增加有机酸的释放,而肠道的低 pH 环境可促进钙、铁、镁等的吸收。降低卵巢切除大鼠(一种骨质疏松动物模型)肠道 pH 可以提高骨质的矿化、抑制骨质丢失。研究表明:益生元可以促进机体的钙吸收和骨质矿化。

(五)益生元调节免疫反应

虽然菊粉和果糖等益生元没有直接的免疫调节作用,但是它们可以通过影响肠道菌群间接影响机体免疫系统,如调节自然杀伤细胞活性、IL-10、干扰素等分泌以及淋巴细胞增殖等。喂食菊粉或果糖的小鼠 T 细胞活性升高、抗感染能力升高、肠道或系统性感染时的致死率下降。菊粉可降低大鼠化学性肠炎的肠道黏膜炎症损伤。而含低聚半乳糖、短双歧杆菌和干酪乳杆菌的合生元能够增强喉气管食管裂婴儿（laryngotracheo-esophageal cleft）的免疫力。

　　益生元最初应用于发酵乳制品、配方奶粉，随着功能性食品认知度的不断提高，益生元的应用领域已经扩展到饮料、烘焙食品、糖果等产品中。除了在食品工业中的广泛应用，益生元在渔业、畜牧业等方面同样具有巨大的潜力。随着肠道菌群研究的不断深入，靶向肠道菌群的相关益生菌、益生元或合生元制剂的应用领域将不断扩大。然而，益生菌、益生元对机体多种疾病的影响及作用机制尚不清晰，仍然需要大量研究的探索和证实。

（韦艳霞）

参 考 文 献

［1］ Bindels LB, Delzenne NM, Cani PD, et al. Towards a more comprehensive concept for prebiotics. Nat Rev Gastroenterol Hepatol, 2015, 12, 303-310.

［2］ Yazawa K, Imai K. , Tamura Z. Oligosaccharides and polysaccharides specifically utilizable by bifidobacteria. Chem Pharm Bull（Tokyo）, 1978, 26, 3306-3311.

［3］ Gibson GR, Probert HM, Loo JV, et al. Dietary modulation of the human colonic microbiota: updating the concept of prebiotics. Nutr Res Rev, 2004, 17, 259-275.

［4］ Metchnikoff E. Lactic acid as inhibiting intestinal putrefaction. The prolongation of life: optimistic studies, 1907: 161-183.

［5］ FAO/WHO. Report on joint FAO/WHO expert consultation on evaluation of health and nutritional properties of probiotics in food including powder milk with live lactic acid bacteria. 2001, http: //www. fao. org/es/ESN/Probio/probio. htm.

［6］ Zhang C, Zhang M, Wang S, et al. Interactions between gut microbiota, host genetics and diet relevant to development of metabolic syndromes in mice. Isme J, 2010, 4: 232-241.

［7］ Greer RL, Dong X, Moraes AC, et al. Akkermansia muciniphila mediates negative effects of IFNgamma on glucose metabolism. Nat Commun, 2016, 7: 13329.

［8］ Parkes GC, Sanderson JD, Whelan K. The mechanisms and efficacy of probiotics in the prevention of Clostridium difficile-associated diarrhoea. Lancet Infect Dis, 2009, 9: 237-244.

［9］ O'Hanlon DE, Moench TR, Cone RA. In vaginal fluid, bacteria associated with bacterial vaginosis can be suppressed with lactic acid but not hydrogen peroxide. BMC Infect Dis, 2011, 11: 200.

［10］ Mukherjee S, Ramesh A. Bacteriocin-producing strains of Lactobacillus plantarum inhibit adhesion of Staphylococcus aureus to extracellular matrix: quantitative insight and implications in antibacterial therapy. J Med Microbiol, 2015, 64: 1514-1526.

［11］ Ventura M, Turroni F, Lima-Mendez G, et al. Comparative analyses of prophage-like elements present in bifidobacterial genomes. Appl Environ Microbiol, 2009, 75: 6929-6936.

［12］ Wu MH, Pan TM, Wu YJ, et al. Exopolysaccharide activities from probiotic bifidobacterium: Immunomodulatory effects（on J774A. 1 macrophages）and antimicrobial properties. Int J Food Microbiol, 2010, 144: 104-110.

［13］ Aween MM, Hassan Z, Muhialdin BJ, et al. Antibacterial Activity of Lactobacillus acidophilus

Strains Isolated from Honey Marketed in Malaysia against Selected Multiple Antibiotic Resistant (MAR) Gram-Positive Bacteria. J Food Sci, 2012, 77: M364-M371.

[14] Bendali F, Madi N, Sadoun D. Beneficial effects of a strain of Lactobacillus paracasei subsp. paracasei in Staphylococcus aureus-induced intestinal and colonic injury. Int J Infect Dis, 2011, 15, e787-794.

[15] Sheu SJ, Hwang WZ, Chiang YC, et al. Use of tuf gene-based primers for the PCR detection of probiotic Bifidobacterium species and enumeration of bifidobacteria in fermented milk by cultural and quantitative real-time PCR methods. J Food Sci, 2010, 75, M521-527.

[16] Ou CC, Lin SL, Tsai JJ, et al. Heat-Killed Lactic Acid Bacteria Enhance Immunomodulatory Potential by Skewing the Immune Response toward Th1 Polarization. J Food Sci, 2011, 76: M260-M267.

[17] Guo Y, Yao J, Sun C, et al. Characterization of the Deep-Sea Streptomyces sp. SCSIO 02999 Derived VapC/VapB Toxin-Antitoxin System in Escherichia coli. Toxins (Basel), 2016, 8 (7). pii: E195.

[18] Liu C, Zhang ZY, Dong K, et al. Adhesion and immunomodulatory effects of Bifidobacterium lactis HN019 on intestinal epithelial cells INT-407. World J Gastroenterol, 2010, 16: 2283-2290.

[19] Frees D, Andersen JH, Hemmingsen L, et al. New insights into Staphylococcus aureus stress tolerance and virulence regulation from an analysis of the role of the ClpP protease in the strains Newman, COL, and SA564. J Proteome Res, 2012, 11 (1): 95-108.

[20] Ryan KA, O'Hara AM, van Pijkeren JP, et al. Lactobacillus salivarius modulates cytokine induction and virulence factor gene expression in Helicobacter pylori. J Med Microbiol, 2009, 58: 996-1005.

[21] Joo HM, Hyun YJ, Myoung KS, et al. Lactobacillus johnsonii HY7042 ameliorates Gardnerella vaginalis-induced vaginosis by killing Gardnerella vaginalis and inhibiting NF-kappaB activation. Int Immunopharmacol, 2011, 11: 1758-1765.

[22] Sivan A, Corrales L, Hubert N, et al. Commensal Bifidobacterium promotes antitumor immunity and facilitates anti-PD-L1 efficacy. Science, 2015, 350: 1084-1089.

[23] Reardon S. Gut-brain link grabs neuroscientists. Nature, 2014, 515: 175-177.

[24] O'Brien J, Crittenden R, Ouwehand AC, et al. Safety evaluation of probiotics. Trends in Food Science & Technology, 1999, 10: 418-424.

[25] Munakata S, Arakawa C, Kohira R, et al. A case of D-lactic acid encephalopathy associated with use of probiotics. Brain Dev, 2008, 32: 691-694.

[26] Liong MT. Safety of probiotics: translocation and infection. Nutr Rev, 2008, 66: 192-202.

[27] Ouoba LI, Lei V, Jensen LB. Resistance of potential probiotic lactic acid bacteria and bifidobacteria of African and European origin to antimicrobials: determination and transferability of the resistance genes to other bacteria. Int J Food Microbiol, 2008, 121: 217-224.

[28] Zhang ZY, Liu C, Zhu YZ, et al. Safety assessment of Lactobacillus plantarum JDM1 based on the complete genome. Int J Food Microbiol, 2011, 153: 166-170.

［ 29 ］Wei YX, Zhang ZY, Liu C, et al. Safety assessment of Bifidobacterium longum JDM301 based on complete genome sequences. World J Gastroenterol, 2012, 18: 479–488.

［ 30 ］Gibson GR, Roberfroid MB. Dietary modulation of the human colonic microbiota: introducing the concept of prebiotics. J Nutr, 1995, 125: 1401–1412.

［ 31 ］Everard A, Belzer C, Geurts L, et al. Cross-talk between Akkermansia muciniphila and intestinal epithelium controls diet-induced obesity. Proc Natl Acad Sci U S A, 2013, 110: 9066–9071.

［ 32 ］Roberfroid M, Gibson GR, Hoyles L, et al. Prebiotic effects: metabolic and health benefits. Br J Nutr, 2010, 104 Suppl 2: S1–63.

［ 33 ］Balakrishnan M, Floch MH. Prebiotics, probiotics and digestive health. Curr Opin Clin Nutr Metab Care, 2012, 15, 580–585.

［ 34 ］Bultman SJ. The microbiome and its potential as a cancer preventive intervention. Semin Oncol, 2016, 43: 97–106.

［ 35 ］Kumar SA, Ward LC, Brown L. Inulin oligofructose attenuates metabolic syndrome in high-carbohydrate, high-fat diet-fed rats. Br J Nutr, 2016, 116: 1502–1511.

［ 36 ］Kochan P, Chmielarczyk A, Szymaniak L, et al. Lactobacillus rhamnosus administration causes sepsis in a cardiosurgical patient-is the time right to revise probiotic safety guidelines? Clin Microbiol Infect, 2011, 17: 1589–1592.

［ 37 ］Dwivedi M, Kumar P, Laddha NC, et al. Induction of regulatory T cells: A role for probiotics and prebiotics to suppress autoimmunity. Autoimmun Rev, 2016, 15: 379–392.

［ 38 ］Kanamori Y, Hashizume K, Sugiyama M, et al. A novel synbiotic therapy dramatically improved the intestinal function of a pediatric patient with laryngotracheo-esophageal cleft（LTEC）in the intensive care unit. Clin Nutr, 2002, 21: 527–530.

第 30 章 噬菌体

近年来,人体微生物群(microbiota)与健康的研究成为生命科学研究的一个新的热点。人体微生物群不但与感染性疾病有关,也与许多系统性疾病如糖尿病、炎症性肠道疾病、肥胖等有关。过去,由于对人体微生态平衡的重要性认识的局限性,临床上泛用、滥用抗菌药物而引起各种微生态失调或感染时有发生,如抗生素相关性腹泻、假膜性肠炎、肠源性感染、医院感染等,这对患者、医院和社会都造成了不同程度的损害和负担。而目前并没有有效的治疗该类慢性炎症性疾病如炎症性肠道疾病的方法,大多数治疗方案都是直接针对疾病本身而忽略了致病因素,治标不治本。因此,近年来,调节肠道微生物群以提供对疾病的保护引起科学界广泛关注。调节微生物群的干预手段包括饮食、益生菌(probiotics)以及最近兴起的实验室疗法,如粪菌移植(fecal microbial transplantation, FMT)以及噬菌体治疗(phage therapy)。本章主要讲述通过噬菌体治疗干预微生物群。

噬菌体是感染细菌、真菌、藻类、放线菌或螺旋体等微生物的病毒的总称,多数情况下,特指细菌病毒。1915 年英国微生物学家 Frederick Twort 在培养金黄色葡萄球菌(*Staphylococcus aureus*)的过程中,首次发现菌落上有透明斑出现,并将这一现象解释为病毒感染。1917 年,法国–加拿大微生物学家 Felix d'Herelle 发现痢疾杆菌的新鲜液体培养物能被加入的某种污水的无细胞滤液所溶解,由此分离得到第一株痢疾杆菌噬菌体,并将其命名为 "bacteriophage"(即 "细菌的食者" 之意),简称 phage,从此拉开了噬菌体研究与应用的帷幕。

第一节　噬菌体的基本特征

噬菌体是目前已知的地球上数量最多的生物体以及最大的病毒群体,其中有尾噬菌体约占总噬菌体数的 96%。噬菌体具有病毒的基本特征:个体微小,可通过细菌滤器;无细胞结构,主要由蛋白质构成衣壳和包含于其中的核酸组成;只能在活的微生物细胞内复制增殖,是一种专性胞内寄生的微生物。本节将从噬菌体的生物学性状、培养技术、分布、分类、生活周期、杀菌机制、主要应用等这几个方面对噬菌体的基本特征做一简要介绍。

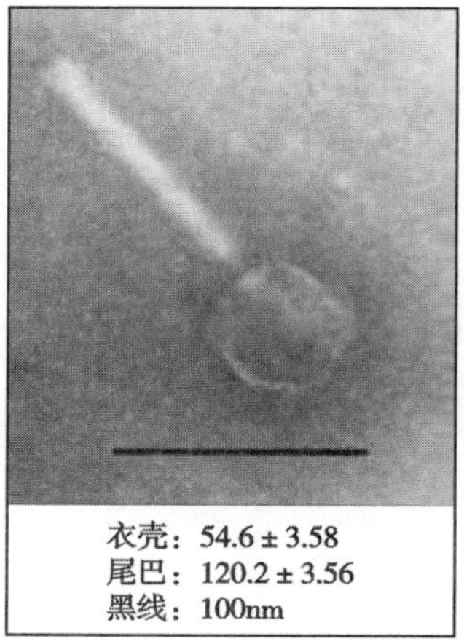

一、生物学性状

(一)形态结构

噬菌体个体微小,在光学显微镜下看不到,需要借助电子显微镜观察。噬菌体在电镜下有三种基本形态,即蝌蚪形(图 30-1)、微球形和细杆形。大多数噬菌体呈蝌蚪形,由头部和尾部组成。头部呈六边形立体对称,由蛋白质外壳包绕核酸组成。尾部是一管状结构,由一中空的尾髓和外面包裹的尾鞘组成,尾髓具有收缩功能,可将头部核酸注入宿主菌内。尾部末端有尾板、尾刺和尾丝,与吸附宿主有关。头部和

衣壳: 54.6 ± 3.58
尾巴: 120.2 ± 3.56
黑线: 100nm

图 30-1　蝌蚪形噬菌体电镜图

尾部接连处有尾领、尾须结构,尾领与头部装配有关(图 30-2,见文末彩图)。某些噬菌体的尾部很短或基本消失。

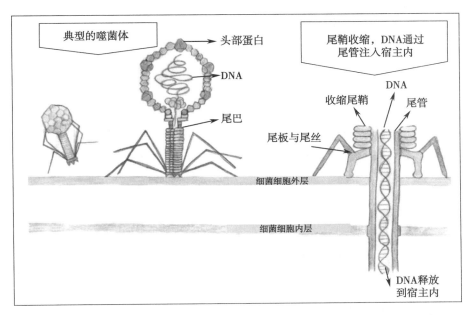

图 30-2　噬菌体的典型结构和穿透细胞壁将 DNA 注入宿主菌的收缩能力示意图

（二）化学组成

噬菌体主要由核酸和蛋白质衣壳组成,少数具有囊膜。核酸是噬菌体的遗传物质,一种噬菌体内只含有一种核酸,DNA 或者 RNA。噬菌体的基因组大小约为 2~200kb。

（三）抗原性

噬菌体具有抗原性,能刺激机体产生特异性抗体,该抗体能抑制噬菌体侵袭宿主菌,但对已吸附或已进入宿主菌的噬菌体不起作用。

（四）抵抗力

噬菌体对理化因素的抵抗力比一般细菌繁殖体强,70℃加热 30 分钟仍不失活,也能耐受低温。大多数噬菌体能抵抗乙醚、氯仿和乙醇,在过饱和氯化钙中,保持数年不失活。但对紫外线和 X 线敏感,一般紫外照射 10~15 分钟即失去活性。

二、基础的噬菌体技术

分离噬菌体的方法主要有两种,一是从外界环境中富集并分离噬菌体;二是从溶原性细菌内诱导并纯化噬菌体。目前所使用的研究噬菌体的基础技术,大部分由 d'Herelle 发明。所有关于噬菌体的研究,均以噬菌体裂解细菌培养物为基础。若是噬菌体标本经过适当稀释再接种细菌平板,经过一定时间培养,在细菌菌苔上可形成直径 0.1~0.3mm 的圆形局部透明区域,即噬斑(plaque)。每一个噬斑代表一个单一噬菌体的子代,不同噬菌体噬斑形态与大小不尽相同。通过噬斑计数,可测知一定体积内的噬斑形成单位(PFU)数目,也即噬菌体的数量。在液体培养基中,噬菌体能完全裂解细菌使得混浊菌液变澄清,但仅限于少数噬菌体。

目前,用于大量扩增噬菌体的方式主要包括三种:①液体扩增法;②单层平板扩增法;③双层平板扩增法。平板法扩增后,可以通过刮擦或者用缓冲液洗脱的方法获得噬菌体。

如果噬菌体裂解液中,有大量细菌存在,可通过密度梯度离心的方式去除细菌。无菌噬菌体裂解液,可以在4℃或者冷冻条件下,保存数月至数年。至于具体保存多久,则取决于噬菌体本身的特性以及所选用的保存技术。无菌噬菌体裂解液也可以保存在氯仿中,但是,使用此法需慎重,因为约有1/3的噬菌体对氯仿敏感。

三、分布

噬菌体以极大的数量广泛分布在自然界中,如水源、土壤、空气、植物、动物、食物等,其中以海水中蕴含的噬菌体资源最丰富。根据海洋噬菌体数目,推断生物圈中约有 10^{30}~10^{32} 个噬菌体。而从已有的元基因组数据外延推断,自然界中约有10亿个噬菌体基因组,目前已测序的噬菌体元基因组数据仅占总数的0.0002%,甚至更少。噬菌体最重要的生境是溶原性细菌。因为溶源性极其广泛,而在巨大的时间跨度下,这是一种简便的保存噬菌体基因组的方式。

四、分类

国际病毒分类委员会(International Committee on Taxonomy of viruses, ICTV)根据病毒的宿主菌类型、物理学特点(如结构、衣壳大小,以及形状)、核酸类型(单链或双链DNA或RNA)、基因组大小以及对有机溶剂的抵抗力等对目前已经确认并比较系统研究的绝大多数细菌的病毒或噬菌体进行了系统分类与命名。2015年最新公布的数据表明,目前约96%以上的噬菌体被归入有尾病毒目,底下设3个科,即长尾病毒科、肌尾病毒科以及短尾病毒科;其他噬菌体分为9个科,尚未指定目。具体分类情况参见:http://www.ictvonline.org/virusTaxonomy.asp; Krupovic et al. 2016.

五、生活周期

根据噬菌体与宿主菌作用模式的不同,通常将其分为两种:裂解性噬菌体(lytic phage)和溶原性噬菌体(lysogenic phage)。裂解性噬菌体又称毒性噬菌体,其在感染细菌后,迅速在宿主菌细胞内复制增殖,产生许多子代噬菌体,并最终裂解细菌,建立溶菌性周期。溶原性噬菌体又叫前噬菌体(prophage),其感染细菌后有两种可能性:①和裂解性噬菌体一样裂解细菌;②将其DNA整合于宿主细菌的基因组中(如 λ 噬菌体)或以质粒形式存在(如P1噬菌体),随着宿主DNA的复制而复制,在相当长的一段时间内与宿主菌稳定共存,建立溶原性周期。所以溶原性噬菌体有溶原性周期和溶菌性周期,而裂解性噬菌体只有溶菌性周期(图30-3,见文末彩图)。

(一)溶菌性周期

裂解性噬菌体在宿主内以复制方式进行增殖,增殖过程包括吸附、穿入、生物合成、成熟与释放这四个阶段。从噬菌体吸附开始至宿主菌裂解释放出子代噬菌体为止,称为溶菌周期或者复制周期。

1. 吸附 吸附是噬菌体表面蛋白与其宿主菌表面受体发生特异性结合的过程,其特异性取决于两者分子结构的互补性。不同噬菌体的吸附方式不同,细杆形噬菌体以末端吸附;蝌蚪形噬菌体以尾丝、尾刺吸附;某些细杆形及微球形噬菌体可吸附于细菌的性菌毛上,所以这些噬菌体仅感染有性菌毛的 F^+ 菌。只要细菌具有特异性受体,无论死活,噬菌体都能吸附,但噬菌体不能进入已经死亡的宿主菌内。

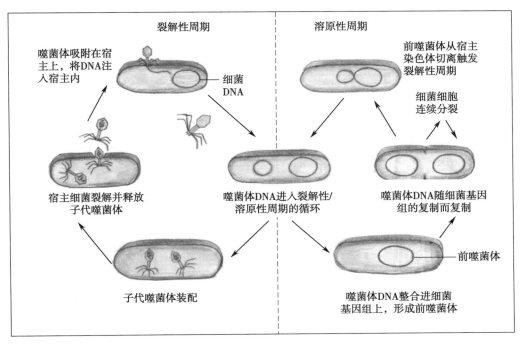

图 30-3 噬菌体的生活周期示意图

2. 穿入 有尾噬菌体吸附于宿主菌后,借助尾部末端的溶菌酶在宿主菌细胞壁上溶一小孔,然后通过尾鞘的收缩,将头部核酸注入菌体内,而蛋白质衣壳留在菌体外。无尾噬菌体和细杆形噬菌体可以脱壳的方式将核酸注入宿主菌内。

3. 生物合成 噬菌体核酸进入菌细胞后,一方面通过转录生成 mRNA,再由此翻译成噬菌体所需的与生物合成有关的酶,调节蛋白和结构蛋白;另一方面以噬菌体核酸为模板,大量复制子代噬菌体的核酸。

4. 成熟与释放 子代噬菌体蛋白质与核酸分别合成之后,在宿主菌细胞质中按照一定程序装配成完整的成熟噬菌体。当子代噬菌体达到一定数目的时候,裂解菌细胞释放子代噬菌体,后者又可以感染新的宿主。某些丝状噬菌体以出芽的方式逐个释放子代噬菌体。

(二)溶原性周期

温和性噬菌体感染细菌后,其基因组整合到宿主基因组上,即前噬菌体,随细菌染色体复制而复制,并随细菌分裂而分配到子代细菌的染色体中,即溶原性周期。带有前噬菌体基因组的细菌称为溶原性细菌(lysogenic bacterium)。

溶原性细菌具有抵抗同种或有亲缘关系噬菌体重复感染的能力,即使宿主菌处于一种噬菌体免疫状态,此种情况称为超感染免疫。这种免疫不同于细菌对噬菌体的抗性,其可使噬菌体不能吸附在细菌表面的特异性受体上。

当细菌处于溶原期时,有时由噬菌体携带的外源基因会在宿主菌内表达,从而改变细菌的某些生物学性状,这种由前噬菌体导致的细菌基因型和性状发生改变的状态叫溶原性转换(lysogenic conversion)。例如白喉棒状杆菌产生白喉毒素的机制,是因为β– 棒状杆菌噬菌体感染白喉棒状杆菌后,由于噬菌体 DNA 携带编码白喉毒素的基因,使得无毒的白喉棒状杆菌获得了产生白喉毒素的能力。此外,肉毒梭菌产生的肉毒毒素,金黄色葡萄球菌产生的溶素以及沙门菌、志贺菌等抗原结构和血清型别均与溶原性转换有关。当溶原性细菌失去前噬菌体时,有关性状随即消失。

当溶原性细菌遭遇某些不利条件,如干燥、紫外或电离辐射、曝露于某些化学诱变剂等时,其溶原状态可能会终止,这一过程称为诱导(induction)。前噬菌体从染色体切离,随后,噬菌体基因组开始表达,整合过程逆转,噬菌体增殖并最终使细菌裂解。因此,溶原性噬菌体可有溶原性周期和溶菌性周期。

六、噬菌机制

噬菌体裂解细菌是一个高度调节的程序化过程,其经典模式是穿孔蛋白 – 裂解酶途径(图 30-4,见文末彩图)。其中,穿孔素是触发细菌裂解的"分子定时器",在特定时间点,穿孔素在细胞质膜上形成跨膜通道,使裂解酶能够到达作用靶点;而裂解酶则是一种细胞壁肽聚糖水解酶。具体过程是,细菌在感染噬菌体晚期,合成穿孔素和裂解酶;穿孔素到达细胞膜并形成一种同源低聚物,仅在特定时间点上于细胞膜上形成"跨膜孔",改变宿主菌的细胞膜通透性,使得裂解酶通过细胞膜并作用于细胞壁肽聚糖之间的化学键,从而破坏胞质壁,导致宿主细胞裂解,并释放子代噬菌体,结束感染周期。

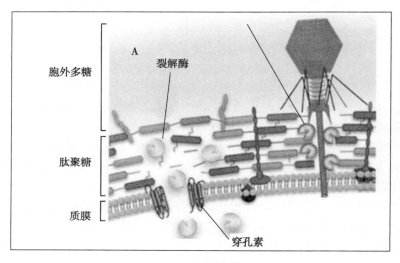

图 30-4 穿孔素 – 裂解酶途径(以 G+ 为例)

七、主要应用

(一)细菌的鉴定与分型

噬菌体有严格的宿主特异性,只寄居在易感宿主菌内并裂解细菌,故流行病学已利用噬菌体进行细菌的鉴定与分型,用以追查感染源,如沙门菌、大肠埃希菌和霍乱弧菌的分型。

(二)分子生物学研究的实验工具

噬菌体由于基因数目少,增殖速度快又易于培养,在分子生物学中被作为外源基因的载体,用于研究核酸的复制、转录以及表达等重要理论问题,因此噬菌体已成为分子生物学的重要研究工具。

(三)噬菌体展示技术

噬菌体展示技术是一项强有力的基因表达筛选技术。该技术通过将外源基因克隆到噬

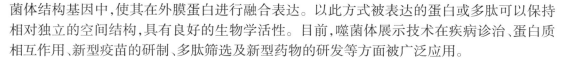

菌体结构基因中,使其在外膜蛋白进行融合表达。以此方式被表达的蛋白或多肽可以保持相对独立的空间结构,具有良好的生物学活性。目前,噬菌体展示技术在疾病诊治、蛋白质相互作用、新型疫苗的研制、多肽筛选及新型药物的研发等方面被广泛应用。

（四）噬菌体治疗

由于噬菌体能高效、特异性裂解细菌,自 1917 年 d'Herelle 发现噬菌体以来,就尝试将噬菌体用于控制细菌感染,并取得了较好的效果。目前,噬菌体控制细菌感染已广泛应用于兽医、农业、水产和食品微生物学等领域。临床上有时利用也噬菌体作为某些局部感染的辅助治疗。

第二节　噬菌体治疗概述

噬菌体治疗是指用噬菌体及其产生的杀菌蛋白控制或消灭细菌感染。20 世纪初,自噬菌体被发现起,其就被用于控制细菌感染。20 世纪 20 年代,噬菌体治愈鼠疫患者在欧洲引起轰动。此后几十年,由于技术条件的限制及产品质量标准问题,噬菌体治疗进展缓慢。第二次世界大战结束后,抗生素的发现和大规模生产及应用基本解决了细菌感染问题,并掩盖了噬菌体治疗的优越性,因此西欧及美国等大多数国家几乎完全放弃了噬菌体研究。但是,前苏联及东欧的一些国家的科学界并未受影响,仍然对噬菌体的抗感染作用进行深入研究,并一直坚持使用噬菌体疗法。20 世纪末,抗生素耐药菌尤其是泛耐药菌日渐增多,抗生素已无法达到理想的治疗效果,至此,噬菌体作为一种传统的抗菌疗法又重新受到重视。近年来,欧美国家一些学者陆续发表了有关噬菌体治疗的专稿,就噬菌体的基础研究和开发予以积极评价,认为噬菌体的天然靶向作用、抗菌专一性和高效性及其相关研究为传染病控制开创了新的领域,特别是针对耐药性细菌的噬菌体疗法具有重要的临床意义。

一、噬菌体治疗的优势

相比于抗生素,噬菌体具有一些独特的优势:①噬菌体的特异性非常高,仅针对相应致病菌,而不会破坏机体的正常菌群;②噬菌体以指数形式增殖,仅需少量的噬菌体就能取得非常可观的疗效;③噬菌体呈宿主依赖性,只在细菌感染的部位发挥作用,随着宿主菌的清除而消失,并不会残留在体内;④噬菌体资源丰富,噬菌体制剂的研制与开发所需的时间短、成本低;⑤100 多年噬菌体治疗史表明,该疗法对机体的副作用很少,几乎不会引起不良反应;⑥因为噬菌体作用于细菌的结构部位,因而细菌不易对噬菌体产生抗性,即使产生抗性,噬菌体也能与细菌共进化,进一步抵抗细菌的抗性。

二、作为抗菌剂的噬菌体的基本特征

噬菌体特异性地侵染细菌,随后以指数的方式进行增殖并最终高效裂解细菌是其能作为抗菌剂的基础。因而,并非所有噬菌体都能用于噬菌体治疗,选取合适的噬菌体是噬菌体治疗成功与否的关键。因此,在将噬菌体用于控制细菌感染前,应充分考虑以下因素。

（一）噬菌体的生活周期

用于治疗的噬菌体最好是裂解性噬菌体,一般不将溶原性噬菌体列入考虑。因为:①溶原性噬菌体不能 100% 地杀死它们感染的细菌;②它们可能通过溶原性转换,为细菌提供毒素基因、抗生素耐药基因等;③它们建立的溶原状态会导致超感染免疫,使得溶原性细菌获得抵抗相关噬菌体的能力;④溶原性噬菌体既能实现局限性转导又能介导普遍性转导,这可能会增加宿主细菌的致病能力。

（二）噬菌体的选取以及噬菌体制备与纯化的方法

噬菌体的选取以及噬菌体制备与纯化的方法:许多噬菌体以前噬菌体的形式存在于细菌中,不仅可以提高细菌的适应性、使细菌获得毒力,还能介导细菌间水平基因转移,因此,基于安全性考虑,首先排除此类噬菌体在治疗中的应用。其次,基于有效性考虑,还应尽量选取宿主范围广、杀菌能力强、吸附期和裂解期短但裂解量大、稳定性好、容易储存并具有较强的穿透细菌外部屏障能力的噬菌体。此外,在选取合适的噬菌体后,还应该选取合适的制备和纯化手段,尽量使得噬菌体制剂的制备和纯化过程既简单易操作又经济实惠。

（三）噬菌体治疗启动的先决条件

1. 因为噬菌体-宿主系统极其复杂,因而,必须充分了解用于治疗的噬菌体的生物学特性。

2. 用于治疗的噬菌体制剂必须符合所有的安全性标准,并且达到一定纯化要求,不应含细菌以及细菌产生的毒素。

3. 噬菌体制剂应该包含足够效价的感染性颗粒。

4. 噬菌体治疗必须经过动物实验验证有效后方可用于临床。

（四）噬菌体的给药途径

目前主要有以下几种:口服、直肠给药、注射以及局部给药,其中局部给药是最常用的。如涉及系统性循环,还需考虑噬菌体制剂的药效学和药物动力学。

三、噬菌体治疗的应用现状

噬菌体治疗所涉及的领域包括畜牧养殖业、水产业、食品业以及临床医学,并涵盖几乎所有的致病菌以及细菌形成的生物膜。然而,除了东欧及前苏联等少数一直使用噬菌体的国家,在其他国家,噬菌体治疗的研究基本还处于基础研究阶段以及动物实验阶段。但目前也有少数商品化的噬菌体制剂以及进入临床Ⅰ、Ⅱ期的噬菌体制剂。2006年,美国FDA首次批准了一种噬菌体鸡尾酒产品,用以控制即食食品上李斯特菌的污染。2015年,由法国生物技术公司Pherecydes Pharma领头,启动了一项噬菌体治疗的临床1~2期试验Phagoburn（NCT02116010）,该治疗主要针对由多种病原菌引起的烧伤感染。2016年,中国批准了第一个噬菌体鸡尾酒商业化产品,用于控制由副溶血弧菌引起的对虾急性肝胰腺炎坏死病。可见,噬菌体治疗正在实现从动物实验转向临床。

第三节 噬菌体治疗干预微生物群

尽管噬菌体治疗历史悠久,但是将其用于干预微生物群的研究还处于起步阶段。究其原因主要有以下几点:①缺乏对人体病毒组的认识与了解;②未弄清大多数疾病与肠道微生态失调之间的因果关系;③大多数疾病与菌群之间的关系只鉴定到属的水平,并未找到与疾病相关的特定细菌。本节将总结噬菌体治疗在调节菌群方面的研究与应用。

一、人体肠道噬菌体组

噬菌体是地球上最丰富的有机实体,密切控制着微生物群体。因此,它们调节微生物群中的作用逐渐受到重视。最近,噬菌体在胃肠道中的作用被极大地研究。针对人体肠道病毒组的元基因组研究表明,人体肠道中约有 10^{15} 个噬菌体,它们或对人体的病理学和生理学发挥重要作用。少量研究表明,克罗恩病(Crohn disease)和溃疡性结肠炎(UC)患者体内的噬菌体组与健康成人有差异。患者肠道内噬菌体组的数目显著增加,多样性的变化尚不明确可能与疾病的程度有关,但有尾病毒目的噬菌体显著增加。进一步的研究表明,噬菌体群体增加不是由于细菌多样性减少,这表明噬菌体可能促进了 IBD 中的生态失调,并因此导致炎症。因此,通过噬菌体群体干预肠道内的菌群或者通过噬菌体治疗靶向特定的病原菌,或可治疗肠道菌群失调性疾病。

二、噬菌体治疗干预肠道菌群,治疗艰难梭菌感染

艰难梭菌是肠道内的一种条件致病菌,属于肠道内正常菌群。它也可借助芽孢经粪口途径传播。通常情况下,人体的正常菌群会通过各种机制如营养争夺、调控胆汁酸代谢、构建肠黏膜屏障等抑制艰难梭菌芽孢萌发和定植,但是抗生素的使用等会造成肠道菌群失调,从而破坏这种抵抗作用,使得艰难梭菌大量增殖,释放外毒素,引发艰难梭菌感染。据统计,约 20%~30% 的抗生素相关性腹泻及 90% 以上的假膜性肠炎均由艰难梭菌感染所致。此外,艰难梭菌感染也会影响炎症性肠道疾病(IBD)的进程,延缓 IBD 的治疗。

目前,治疗艰难梭菌感染(CDI)主要依赖 3 种抗生素,即甲硝唑、万古霉素和非达霉素,至于选取何种,则因疾病的严重程度而异。但是这三种抗生素的疗后复发率都比较高,约为 20%~30%。此外,抗生素耐药性尤其是泛耐药日渐增加,人类正面临进入后抗生素时代的危险。因此,非抗生素疗法如噬菌体治疗正被作为抗生素的替代疗法而被广泛研究。

迄今为止,已有 20 多株艰难梭菌噬菌体的全基因被测序。但是,所有的这些噬菌体都是溶原性噬菌。究其原因,主要有两点:①艰难梭菌内前噬菌体的存在率极其高,导致超感染免疫;②艰难梭菌严格厌氧,在环境中基本以芽孢的形式存在,而噬菌体只能感染具有活性的细胞,因此噬菌体更倾向于进入溶原性周期,以前噬菌体的形式存在。

噬菌体治疗控制艰难梭菌感染的重点在于,噬菌体能靶向裂解艰难梭菌而对肠道内的正常菌群无影响。有研究表明,在艰难梭菌感染的仓鼠模型中,溶原性噬菌体有显著的治疗效果,能够保护感染艰难梭菌的仓鼠免于死亡。此外,还有研究表明,在模拟人类结肠环境的体外发酵模型中,噬菌体治疗能显著降低甚至抑制艰难梭菌毒素的产生和释放并抑制艰难梭菌定植,而对其他菌群无影响。但是,也有研究表明,噬菌体在治疗的过程中会进入溶原化周期。因此,溶原性噬菌体并不适合用于控制 CDI。

为了克服艰难梭菌噬菌体的溶原性性质问题,克隆具有生物学活性的噬菌体裂解酶已被作为开发基于噬菌体治疗的替代途径。来自于噬菌体 PhiCD27 的裂解酶 CD27L 已被证明能体外裂解多株艰难梭菌菌株,包括核糖体 027 型,且其宿主谱和裂解能力显著高于 phiCD27,并且对肠道内多种细菌无害。克隆自 phiCD6356 噬菌体的裂解酶也被初步证明,能高效裂解艰难梭菌 027 型,使得细菌下降 2~3 个 log 值。

此外,噬菌体尾部样颗粒(PTLP)也被作为一种噬菌体治疗的替代途径而被研究。很多实验室研究表明,在诱导艰难梭菌噬菌体的过程中,有时会产生一些具有收缩尾、基板和尾纤维的病毒样颗粒,但是没有衣壳,因此没有病毒遗传物质。遗传物质的缺乏使得这些颗粒不具备基因转移能力,因此,如果它们被证明能有效杀死艰难梭菌,那么与传统的噬菌体治疗或 FMT 相比,它们将会更具安全优势。最近,一项关于 PTLPs 的体外杀菌实验表明,它

们能有效裂解一些艰难梭菌菌株,包括核糖型027。对PTLPs进行深入研究,将为噬菌体治疗艰难梭菌感染提供新的可能。

三、噬菌体治疗干预肠道菌群,治疗肾结石

最近,有研究表明,肾结石患者具有独特的肠道微生物组。而现如今,我们可以使用噬菌体治疗来治疗继发于肾结石的尿道感染,此法治疗的是并发症而不是疾病本身。因此,可以设想,通过噬菌体治疗干预肠微生物组来治疗和预防肾结石的发展,而不仅仅是它们的并发症。

第四节　展　　望

不同于传统的抗生素,噬菌体是具有丰富多样性和超强适应性的生物实体。近年来,人们对人类微生物群的研究兴趣高涨,越来越多的研究表明,微生物群与人体健康及疾病息息相关。因此,调节微生物群将是一种有效治疗那些对现代医疗和文明构成挑战的病症的有力手段。噬菌体介导的肠道免疫系统及微生物群的免疫调节可能是这个战略成功的一个关键因素。因此,未来噬菌体治疗极有可能会集中在干预人体微生物组方面。

然而,目前使用噬菌体治疗还有很大的局限性,主要有以下几个方面的难点:①噬菌体的特异性太强,仅能裂解某种细菌的有限临床株;②尽管噬菌体资源很丰富,但是还有相当一部分细菌至今未能筛选到裂解性噬菌体,如艰难梭菌以及结核分枝杆菌;③虽然噬菌体治疗在东欧国家有100多年历史,但是到目前为止,因伦理性问题,欧洲药品管理局或美国FDA还未批准将其应用于临床治疗。但是,随着各种技术和方法的不断改进和完善,目前对解决上述难题已有一些重要进展。如采用多种噬菌体的混合制剂(鸡尾酒)可有效解决噬菌体裂解谱窄及可能产生抗性的问题;而利用分子生物学技术表达噬菌体相关的各种杀菌蛋白,如裂解酶、holin等则能有效解决溶原性这一问题;此外,DNA重组技术的飞速发展,为改造噬菌体提供了强有力的技术支撑,几乎可以解决因噬菌体的生物学性状的局限性所带来的一切问题。但是,以上技术的应用尚处于发展期,还需要不断改进。至于由噬菌体带来的伦理方面的问题,在此,引用Henein一句话:"with patients dying because of infections not treatable with conventional antibiotics, is it even ethical not to pursue phage therapy?"("当传统的抗生素无法救治因为细菌感染而濒临死亡的患者时,仍不采用可行的噬菌体治疗,难道就更符合所谓的道德伦理吗?")

噬菌体能高效特异性地裂解特定细菌而对其他微生物无影响。基于这一点,未来只要找到与某种疾病相关的特定细菌,就能利用噬菌体治疗靶向杀死该细菌,调节人体微生物群,进而从根本上治愈疾病。

(李婷华)

参 考 文 献

［1］徐志凯,郭晓奎. 医学微生物学. 北京:人民卫生出版社,2014.

［2］李凡,刘晶星. 医学微生物学. 第7版. 北京:人民卫生出版社,2008.

［3］Jan Borysowski. Phage therapy-current research and applications. Caister Academic Press,

2014.

[4] Sangster W, Hegarty JP. Phage therapy for Clostridium difficile infection: An alternative to antibiotics? Seminars in Colon and Rectal Surgery, 2014, 25 (3): 167–170.

[5] Gorski A, Miedzybrodzki R. Phage Therapy: Combating Infections with Potential for Evolving from Merely a Treatment for Complications to Targeting Diseases. Front Microbiol, 2016, 7: 1515.

[6] Rea MC, Alemayehu D. Gut solutions to a gut problem: bacteriocins, probiotics and bacteriophage for control of Clostridium difficile infection. J Med Microbiol, 2013, 62 (Pt 9): 1369–78.

[7] McCarville JL, Caminero A. Novel perspectives on therapeutic modulation of the gut microbiota. Ther Adv Gastroenterol, 2016, 9 (4): 580–593.

[8] Kelsey R. Stones: Gut microbiome is unique in kidney stone disease. Nat Rev Urol, 2016, 13 (7): 368.

[9] Sharma S, Chatterjee S, Datta S, et al. Bacteriophages and its applications: an overview. Folia Microbiol(Praha), 2017, 62 (1): 17–55.

[10] 解明旭,叶仕根,杨晓宇. 噬菌体的研究进展. 黑龙江畜牧兽医, 2016(03): 77–80.

[11] Nobrega FL, Costa AR. Revisiting phage therapy: new applications for old resources. Trends Microbiol, 2015, 23 (4): 185–191.

[12] Hargreaves KR, Clokie MR. Clostridium difficile phages: still difficult? Front Microbiol, 2014, 5: 184.

[13] 李婷华,郭晓奎. 肠道噬菌体作为健康与疾病的标志物的研究进展. 中国微生态学杂志, 2015, 27 (10): 1238–1241.

[14] Ramesh V, Fralick JA. Prevention of Clostridium difficile-induced ileocecitis with bacteriophage. Anaerobe, 1999, 5 (2): 69–78.

[15] Meader E, Mayer MJ. Bacteriophage treatment significantly reduces viable Clostridium difficile and prevents toxin production in an in vitro model system. Anaerobe, 2010, 16 (6): 549–554.

[16] Mayer MJ, Garefalaki V. Structure-based modification of a Clostridium difficile-targeting endolysin affects activity and host range. J Bacteriol, 2011, 193 (19): 5477–86.

[17] Mayer MJ, Narbad A. Molecular characterization of a Clostridium difficile bacteriophage and its cloned biologically active endolysin. J Bacteriol, 2008, 190 (20): 6734–6740.

第 31 章 微生物群移植

微生物群移植,简单地说,就是将供体,健康人肠道内的微生物菌群,转接的受体患者的肠道内,治疗由于肠道菌群紊乱而导致的各种疾病,如艰难梭菌引起的腹泻(CDI)。

东晋道教学家和中医学家葛洪在医书《肘后救卒方》中描述了患者口服其他健康人的粪便悬浮液治疗食物中毒和严重的腹泻,可以奇迹般把患者从死亡边缘救回,这应该是历史上首次记载微生物群移植。李时珍随后也在本草纲目记载了用发酵的粪便、新鲜的粪便悬液、干燥的粪便,或者是婴儿粪便有效地治疗腹泻、腹痛、呕吐和便秘。在西方 17 世纪,意大利人 Fabricius Aquapendente 将粪便移植应用与兽医治疗各种肠道疾病。到了 20 世纪 50 年代,Eiseman 报道了用灌肠的方式治疗假膜性结肠炎(pseudomembranous colitis)患者。1983年,Lancet 正式报道了第一例用菌群移植治疗 CDI。随着最近十几年的微生物学、免疫学、神经学和基因测序研究的发展,人们对粪菌移植(FMT)的认识逐渐深入,并且已经将 FMT 应用于 IBD、IBS、肥胖症和自闭症等多方面的疾病治疗中。

一、FMT 的应用适应证

(一)艰难梭菌感染

艰难梭菌是机会致病菌,一般是在人的肠道菌群失调的情况下引起腹泻或者是更严重的肠道疾病、假膜性结肠炎。另外,由于基因突变导致高毒性艰难梭菌 NAP-1 的出现,也增加了其近年来的传染性和发病率,突显了有效治疗艰难梭菌感染的重要性。平衡的肠道微生物菌群能抑制像艰难梭菌的生长从而具有保护作用,而抗生素的使用破坏了这个平衡,并且能改变肠道微生物菌群的结构和功能,因此是 CDI 的最重要的危险因素。抗生素能降低尿胆原(urobiinogen)、粪便胰蛋白酶活性(fecal tryptic activity)和胆固醇转化成粪甾醇的效率,然而这些变化可以通过 FMT 来逆转。经抗生素头孢哌酮(cefoperazone)治疗过的老鼠,它们的粪便代谢产物有所改变,成为有利于艰难梭菌生长的环境:胆酸(taurocholate)增高;糖醇(mannitol 和 sorbitol)增高;短链、中链、长链和支链脂肪酸水平降低;氨基酸水平增高。除了抗生素引起的 CDI,没有抗生素前期治疗的 CDI 也正在增多,但是关于这些病例的肠道菌群的信息还不多,需要进一步研究。

目前对于 CDI 的治疗一般是采用抗生素治疗,例如用甲硝唑(metronidazole)和万古霉素。但是这些抗生素治疗的患者中,大约有 20%~25% 患者的 CDI 会复发,可能的机制是由于这些抗生素能杀死艰难梭菌的菌体但不能有效地杀死其芽孢,而且抗生素能进一步破坏肠道菌群的平衡。在抗生素停止使用后,芽孢能继续萌发繁殖而致病。16S rDNA 测序分析显示 CDI 经常复发患者的肠道菌群的多样性比首次患 CDI 患者的要低很多。与健康人相反,在这些 CDI 经常复发的患者中,拟杆菌属(*Bacteroides*)种类数量降低,而变形菌门(Proteobacteria)和疣微菌门(Verrucomicrobia)种类数量增加。

抗生素治疗 CDI 的高复发率促使了人们需求更有效的治疗方式,例如新的特异性窄谱抗生素,益生菌结合抗生素治疗,或者是 FMT。到目前为止,FMT 是最为安全、价廉、有效的治疗方式,有大于 90% 的患者治愈率。FMT 抑制艰难梭菌生长的具体机制还不是完全清楚,它可能通过竞争生长必需的营养,创造抑制细菌生长的营养环境,其他的肠道细菌产生抑制艰难梭菌生长的杀菌素,或者是增加次级胆酸水平。决定 FMT 是否成功的一个重要因素是受体肠道微生物菌群的多样性是否在 FMT 之后恢复。例如,关键的厚壁菌门(Firmicutes)和拟杆菌属(Bacteroides)的水平回复并伴随变形菌门(Proteobacteria)属的水平降低是抑制艰难梭菌生长的一个重要条件;毛螺菌科(Lachnospiraceae)属水平降低与严重的 CDI 有正相关,而且在患 CDI 的老鼠模型里掺入某一毛螺菌科种能治愈老鼠的 CDI,这些结果显示毛螺菌科属的保护作用;苏云金杆菌产生的细菌素具有窄谱抗革兰氏阳性菌能力,其中包括艰难梭菌,这也预示其他肠道细菌具有相同的分泌抗生素的能力。

根据现阶段 FMT 的指导原则,FMT 的最主要的适应证包括:

(1)复发的 CDI。A:至少有轻度至中度 CDI 复发 3 次以上并且 6~8 个星期的万古霉素(或另一种抗生素)治疗无效。B:至少重度的 CDI 复发 2 次以上,导致入院治疗,并且伴有其他的重大病症。

(2)对标准治疗方案(万古霉素)至少一星期无效的中度 CDI。

(3)重度的 CDI 对标准治疗方案在 48 小时内无反应。

FMT 的治疗必要性需要根据综合考虑患者的 CDI 病情严重性和进展来决定是否其能预防 CDI 的症状进一步恶化。

(二)IBD

IBD 是一种胃肠道慢性炎症,包括溃疡性结肠炎和克罗恩病。IBD 的微生物学致病机制远比 CDI 的机制复杂得多,分子生物学研究显示 IBD 患者和健康人的肠道微生物菌群的结构和功能有着本质的不同:菌群的多样性降低,特别是拟杆菌门和毛螺菌科属的细菌水平降低,而变形菌门和放线菌门(Actinobacteria)细菌水平增高;在克罗恩病患者肠道中,具有抗炎症保护功能的普氏栖粪杆菌(Faecalibacterium prausnitzii)的水平降低。这些关于在 IBD 患者肠道菌群失调的观察预示 FMT 可能有益于 IBD 的治疗。

用 FMT 治疗 IBD 基本上处在早期研究阶段,大部分的报道都是病例报道和观察性研究,现在只有 2 篇随机对照研究的报道,而且总的结果显示 FMT 的疗效也不是很确定。有些病例报道从内镜和组织学上显示 FMT 减缓 IBD 病症;但有些观察行研究并未显示 FMT 在 IBD 治疗中的有效性。最近的两篇随机对照研究也显示出不同的结论:Moayyedi 等人报道了 24%FMT 组溃疡性结肠炎患者病情减缓,而只有 5% 安慰剂组的患者病情减缓,所以 FMT 显示出显著的疗效;但是 Rossen 等人却没有发现 FMT 在轻度至中度溃疡性结肠炎患者中有显著的疗效。这些不同的结论也说明了 IBD 治疗的复杂性,有多种因素影响着治疗结果,如患者的 IBD 的特征、粪便供体的差异、FMT 的剂量和伴随的药物治疗,所以将来的研究需要解决这些可变的因素,这样可以得到更清晰的结论。

(三)肠易激综合征

肠易激综合征(IBS)是一个非常常见的慢性肠道疾病,可能影响到 10% 人群,可以分为两类腹泻为主和便秘为主的 IBS。IBS 的具体的致病机制还不是很清楚,但是肠道菌群多样性的降低可能和 IBS 有联系。例如,和健康人相比,腹泻为主的 IBS 患者肠道菌群中的肠杆菌(Enterobacteriaceae)水平显著增高而普氏栖粪杆菌水平显著降低。肠道菌群的变化可能导致内脏高敏感性、肠道蠕动力的变化、小肠细菌的过度生长、细胞间连接的变化,这些变化都有可能促进 IBS 的发展。有研究显示 IBS 患者的粪便或者是黏膜微生物菌群和健康人的不一样,并且改善肠道微生物菌群,如使用抗生素、益生菌和益生元都能改善 IBS 的症状。

FMT 重建健康的肠道菌群可能是一个很有希望的 IBS 治疗手段。一些病例报道显示慢性便秘患者在接受 FMT 治疗后,便秘、腹胀和腹痛都能得到改善。但是到目前为止还没有随机对照试验研究 FMT 治疗 IBS 的有效性,所以还需要进一步的研究。

（四）其他潜在的适应证

随着研究的深入,很多代谢性疾病可以和肠道菌群的失调有关系,比如肥胖、胰岛素抗性和糖尿病。研究显示在肥胖的老鼠或人的肠道中,厚壁菌门水平相对增高,而拟杆菌门的水平降低,因此 FMT 有可能通过改变肠道菌群来治疗这些代谢性疾病。另外,人们已经认识到肠道菌群和免疫系统的发育之间的联系。例如,肠道菌群的失调有可能是风湿性关节炎（RA）诱发因素之一;RA 患者和纤维肌痛患者的肠道菌群组成有显著性差异,RA 患者的脆弱类杆菌（*B.fragilis*）和球形梭菌（*Clostridium coccoides*）的水平显著减少。最后,人们发现自闭症和肠道菌群也有某种联系。观察性研究发现自闭症患者在使用抗生素（如万古霉素）治疗其他疾病（腹泻）时,自闭症的症状在服用抗生素后会减轻。自闭症小孩的肠道菌群的梭菌属（Clostridium）和胃球菌属（Ruminococcus）的含量相对较高。

总而言之,FMT 应用于这些潜在的适应证还处在研究的初级阶段,在将来需要更多的严格设计的随机对照试验来证实其有效性。

二、供体的筛选

目前,作为 FMT 的供体有两种来源,一种是受体的直系亲属或朋友,另一种是没有任何联系的志愿者。有紧密联系的供体可能和受体有相同的生活环境,因此能降低传染病的传播。直系亲属可能和供体具有非常类似的肠道微生物菌群,因此受体对供体的菌群有更好的免疫耐受性。但是,无联系的志愿者供体的优势是也许能增加受体肠道菌群的多样性,而且能避免单一供体带来的限制,例如无法在特定的时间内提供足够量的粪便。目前没有研究显示哪一种供体更好,只是决定于受体的选择。

一旦供体确定,供体需要经过一系列的筛选。首先,潜在的供体的生活方式必须是安全,无传播疾病的危险,而且供体自身不携带任何可传播性疾病。供体也需要做一系列生物学的检测以确定其安全性,表 31-1 列举了供体应该接受的检查。除了生物学检测的结果外,排除供体的标准还包括:

（1）在捐献粪便的前 3 个月使用抗生素治疗的历史。

（2）供体自身的肠道疾病史:IBD、IBS、慢性便秘、胃肠道癌症,或主要的胃肠道手术。

（3）自身免疫病史或者持续的免疫治疗。

（4）慢性痛病史或者是神经发育失调。

（5）代谢综合征、肥胖或中度至严重的营养不良。

（6）癌症病史或正在接受癌症治疗。

表 31-1 受体需要的生物学检测

血清学检测	粪便	应考虑的检测	潜在需要的检测
甲肝病毒 / 免疫球蛋白 M	艰难梭菌毒素 B	贾第鞭毛虫（Giardia）	巨细胞病毒（Cytomegalovirus）
乙肝表面抗体	肠道病原菌的培养	隐孢子虫属（Crytosporidium）	HTLV、EBV

续表

血清学检测	粪便	应考虑的检测	潜在需要的检测
丙肝病毒抗体	寄生虫的检测（如果有旅游史显示需要）	等孢子球虫属（Isospora）和圆孢子虫（Cyclospora）	脆双核阿米巴（Dientamoeba fragilis）
HIV 1 和 2 酶联免疫反应		大肠埃希菌 O157	人酵母菌（Blastocystis hominis）
快速血浆反应素		轮状病毒（Rotavirus）	溶组织内阿米巴（Entamoeba histolytica）
		李斯特菌（Listeria）	幽门螺杆菌
		弧菌（Vibrio）	血吸虫属（Schistosoma）
			多瘤病毒（JC virus）
			耐万古霉素肠球菌（vancomycin-resistant Enterococci，VRE）
			耐甲氧西林金黄色葡萄球菌（MRSA）

三、FMT 的移植方式

供体捐献的粪便一般需要稀释搅拌，然后经过简单的处理，如过滤或离心，制成粪便悬浮液供 FMT 使用。目前的报道使用自来水、牛奶，或者是生理盐水稀释供体粪便，在成功率上无显著差异，然而生理盐水可能对肠道菌群的影响是最小的。粪便悬浮液可以通过灌肠的方式灌入直肠，或肠道内镜灌入肠道的上游，可以通过鼻胃管灌入胃幽门端或十二指肠。另外，加拿大科学家将粪便悬浮液通过离心浓缩后灌入胶囊，以口服的方式植入到受体的肠道，因此减低了粪便移植在操作上的复杂性。一般粪便悬浮液应该在制备后立刻使用，但是也有报道将悬浮液储存在 −80℃，在需要的时候化冻使用，其有效率没有显著降低。除了植入粪便悬浮液，最新的一项研究显示粪便的浸润液，也就是过滤掉粪便悬浮液中大的颗粒和细菌后剩下的滤液（包含细菌碎片、蛋白质、抗菌物质、代谢产物和寡核苷酸 /DNA），也能治疗 CDI 患者。

另一方面，在受体接受治疗前，无论是什么样的移植方式，也需要做一些肠道准备工作。如果是通过鼻胃管灌入，患者应该在治疗前一晚上服用质子泵抑制剂药物。

四、不良反应

FMT 的安全性的研究证据相对来说还是比较有限的。一篇系统性的综述显示在 7562 篇 FMT 相关的报道中，有 28.5% 的 FMT 出现了不良反应并且 9.2% 的患者出现严重的不良反应。不良反应包括短期和长期的，短期的不良反应的轻度症状包括腹胀、腹泻、便秘、腹鸣、呕吐和短暂的发热，而严重症状比较少见，包括感染、IBD 和 CDI 的复发和死亡。但这些严重的不良反应与 FMT 的直接关系还不能确定，比如有一例死亡是因为 FMT 治疗过程中的呼吸问题导致的。FMT 引起的长期不良反应也许比较复杂，比如植入传染性病原体或者是肠道菌群的改变引起新的病变。例如一篇病例报道显示患者在接受其女儿（BMI 26.4）的粪便治疗 CDI 后，在 16 个月的时间里增重 34 磅（1 磅 =0.45kg）。因此，FMT 之后的长期跟踪将是确保其安全性的重要手段之一。

五、前景和展望

目前,人们对 FMT 的真正原理还不清楚,所以当前最重要的急需解决的问题是证实 FMT 是通过什么原理治疗 CDI,以及粪便中的哪些成分发挥作用。目前,Seres Therepeutics 公司研发的细菌芽孢 Ser-109(firmacute eubacterial spores)代替粪便悬浮液植入到患者肠道中治疗 CDI,并取得了较好的疗效(http://www.serestherapeutics.com/pipeline/ser-109);另一个加拿大研究小组,通过体外培养的技术,培养了 33 株已知细菌的混合微生物群体,称之为 "RePOOPulat"。然后将这一混合微生物群体植入到 2 个 CDI 复发患者中,两个患者的病情都得到改善。这些研究也预示着 FMT 的发展方向:简化复杂的粪便悬浮液,确定起关键作用的某一细菌或多个细菌除去可能致病的无治疗作用的细菌,已达到更安全有效的治疗。

FMT 是一个古老的方法,但随着科学技术的进步,又得到了新生,也许会将应用于更多的疾病治疗中。

(吴凯宇)

参 考 文 献

［1］Alang N, Kelly CR, Editor's Choice: Weight Gain After Fecal Microbiota Transplantation Open Forum Infect Dis, 2015, 2（1）: first published online February 1, 2015doi: 10. 1093/ofid/ofv004

［2］Bakken JS, Borody T, Brandt LJ, et al. Treating Clostridium difficile Infection with Fecal Microbiota Transplantation. Clinical Gastroenterology and Hepatology: the Official Clinical Practice Journal of the American Gastroenterological Association, 2011, 9（12）: 1044-1049. doi: 10. 1016/j. cgh. 2011. 08. 014.

［3］Brandt LJ, Aroniadis OC, Mellow M, et al. Longterm follow-up of colonoscopic fecal microbiota transplant for recurrent Clostridium diffi cile infection. Am J Gastroenterol, 2012, 107: 1079-1087 .

［4］König J, Siebenhaar A, Högenauer C, et al. Consensus report: faecal microbiota transfer-clinical applications and procedures. Aliment Pharmacol Ther, 2017, 45: 222-239. doi: 10. 1111/apt. 13868

［5］Ott SJ, Waetzig GH, Rehman A, et al. Efficacy of Sterile Fecal Filtrate Transfer for Treating Patients With Clostridium difficile Infection, Gastroenterology, Available online 17 November 2016, ISSN 0016-5085, http://dx. doi. org/10. 1053/j. gastro. 2016. 11. 010.

［6］Petrof EO, Gloor GB, Vanner SJ, et al. Stool substitute transplant therapy for the eradication of Clostridium difficile infection: "RePOOPulating" the gut. Microbiome, 2013, 1: 3. doi: 10. 1186/2049-2618-1-3.

［7］Rajilić-Stojanović M, Biagi E, Heilig HG, et al. Global and Deep Molecular Analysis of Microbiota Signatures in Fecal Samples From Patients With Irritable Bowel Syndrome. Gastroenterology, 2011, 141（5）: 1792-1801

［8］Zhang F, Luo W, Shi Y, et al. Should we standardize the 1700-year-old fecal microbiota transplantation. Am J Gastroenterol, 2012；107: 1755

第六篇

病 毒 组

第 32 章 病毒组

人类病毒组作为微生物组的一个组成部分,对机体的内稳态和生理健康发挥着至关重要的作用。本篇将简要回顾总结病毒组的研究方法,着重从两方面介绍病毒组对人类机体的影响。第一个方面是作为传统的致病原,病毒组对人类致病。第二个方面是病毒组通过调节机体免疫系统及转录状态等途径,以非致病原的角色来影响宿主的生理过程,从而对人体健康产生影响。虽然近年来在人类病毒组方面的研究取得了长足的进步,但是依然有很多问题需要进一步的研究去解决。

一、病毒与病毒组

病毒是一类形态微小、结构简单的生物,不仅可寄生于动植物体的组织细胞表面或内部,还可寄生于细菌、真菌等微生物内部。作为宿主以及细胞内的寄生体,病毒除引起宿主多种类型的感染外,还可参与宿主组织细胞的微生态系的组成,赋予细胞干扰相关病毒增殖与复制、抵抗特定病毒感染感染的作用,并能引起宿主细胞产生特定毒素、获得新抗原性等改变。人类病毒组是来源于人体表面及其细胞内所有病毒基因组的综合,是人体微生物组的一部分。包括感染宿主细胞的病毒体的基因组,整合在人体染色体中的病毒基因,以及感染寄居在人体微生物的病毒基因。

在人体内寄居的病毒在内的微生物数量和种类之多、在不同宿主间所呈现的多样性、与宿主复杂的相互作用等因素,使得它们对机体产生重要的影响。由于病毒组在一些情况下会产生有感染性的病毒,并且编码参与病毒复制的蛋白等物质,所以将这些病毒和病毒相关序列作为病毒组的一部分来研究是非常有意义的。相对于微生物组而言,病毒组的组成、在不同个体间的差异及变异性等问题都没有被得到足够的关注。但是病毒组在维持机体内稳态和导致疾病方面的作用与微生物组可能是同等重要的。随着新一代测序技术在各种临床样品中的广泛应用,在人类病毒组组成和对人类健康影响方面的研究必将会有大的进展。

二、人类病毒组对机体的影响

（一）引起传统的感染性疾病

从很早就被诊断出的小儿麻痹症或黄热病,到后来发现的狂犬病或流感,都是病毒感染所致。由不同病毒组编码的新的致病性病毒也在以更高的频率被发现。在 1980 到 2005 年间,有 87 种致病原被发现,其中 67% 的是病毒。过去对病毒的检测依赖于在细胞或者动物中的培养,但是很多病毒却是难以分离培养的,这无疑限制了人们对病毒的了解。但是随着测序花费的大幅度降低,生物信息技术的发展以及病毒数据库的扩增,发现和研究病毒的过程将会容易很多,也会有更多的作为致病原的病毒被发现。

（二）作为非传统性致病原而调控机体生理状态

病毒组不只是威胁人类的生命和健康,事实上,很多携带病毒的宿主并没有什么病症,而且病毒组与宿主的互相作用也不总会导致病毒所感染细胞的死亡。由于系统性的病毒是在生命早期遗传自父母,出生后横向或纵向传播,所以无论病毒是否被整合到我们的染色体中,它都可以被看作我们个体遗传同一性的重要部分。近年该领域的研究使得我们对病毒认知不断深入——包括病毒与宿主共生、互惠共生的关系,以及病毒毒力和相关发病机制,这影响着人类对自身基因和健康、疾病的理解。也促使研究者们进一步思考病毒组在宿主体内除了作为传统致病原之外,还以怎样的形式对宿主的健康发挥作用。

1. 病毒组与宿主基因组共同发挥作用 乙肝病毒(HBV)感染机体后,病毒基因组片段与宿主基因组会发生整合。整合入宿主基因组的片段,具有很大的随机性,但整体上以XProtein 的整合为主。关于 HBV 整合对宿主细胞所存在的影响,普遍认为这一过程与肝癌的发生发展密切相关,但对其具体机制缺乏认识。

有些病毒在宿主的细胞核外复制,在很长的时间内能够表达 mRNA 和蛋白质。在这种情况下,很有可能发生病毒 - 易感基因的互相作用和病毒组 - 基因组的互相作用。有些时候,病毒会以一种类似合成致死的方式导致基因的一个突变(MNV+Atg16l1 突变),在另一种情况下病毒会以类似遗传互补的方式沉默基因突变(γ-HV68+HOIL 突变)的影响,由此来对宿主的性状发挥作用。

2. 病毒组对宿主免疫系统具有调控作用 病毒组是能够与宿主基因作用以致复杂疾病发生的一个重要因素。多年来,研究者们致力于发现自身免疫性疾病的感染因素。然而,这些疾病与特定的病原体之间并没有直接关系。在过去的几年里,全基因组关联性分析(GWAS)被应用在自身免疫性疾病的研究中。研究者们试图发现 GWAS 中的热点与疾病致病原之间的关系。新的研究表明,1 型糖尿病和炎症性肠病(IBD)的发病与机体基因组中涉及病毒 - 宿主互作的部分基因有关系。

免疫系统是一个与包括病毒组在内的微生物组动态平衡的系统。在被病毒侵染而未表现症状的个体中,免疫反应是由免疫细胞分泌的细胞因子所激活的,而这些细胞因子是由识别了包括来于病毒的抗原或病原体相关分子模式的免疫细胞释放的。这些免疫细胞作用于对威胁识别不活跃的旁邻细胞。由于许多非免疫细胞对细胞因子有受体,因而细胞因子对于正在进行的免疫过程有着使其对机体生理发挥更广泛作用的潜力。比如,干扰素 -γ(IFN-γ)是通过与受体作用来多方面调节固有免疫和适应性免疫的关键性细胞因子。IFN-γ 受体存在于红细胞外的所有细胞中,因而这种细胞因子有免疫和非免疫的作用。黏膜微生物组的一些成分,比如细菌和真菌,能调节非病症个体中低水平的免疫反应。最近的一些工作表明病毒组能以一种相似的途径持续调节免疫系统。研究者连续用同种低毒性的病毒反复感染来调节宿主黏膜的反应,这对宿主抵抗其他感染和对一些疾病(如哮喘和 1型糖尿病)的敏感性是有着潜在作用的。

除了病毒组中的这些黏膜上的组分,免疫系统持续地被长期存在的系统性病毒调节。据估计,一个健康个体中存在 10 种永久性的系统性病毒感染,但这只是保守估计,因为还有很多病毒组未被注释。这些感染驱动免疫系统活化,来响应病原相关分子模式(PAMP)以及抗原。免疫监视作用出问题的时候,比如存在获得性免疫缺陷时,这些病毒就会导致机体生病。

内源性反转录病毒(ERV)也能持续影响机体免疫系统在内的生物学特性。比如,当 T细胞依赖性抗原结合 B 细胞受体时,诱导 ERV 的 RNA 表达,从而触发了某些抗病毒信号途径来促进 IgM 的生成。

3. 病毒组作为机体正常转录状态的决定性因素 病毒组通过在感染的细胞和邻旁细胞中改变宿主的转录状态起作用。研究表明持续的脑膜炎病毒(LCMV)感染没有破坏分泌生长激素的腺垂体细胞,但是能够通过改变小鼠生长激素基因的表达水平而导致该种小鼠的发育不良。在人体内尚未有这类实验证据。

一些研究直接检测出持续的疱疹病毒感染对肝脏、脾脏、脑中某些基因表达有影响,揭示了大量的病毒对器官特异性的影响。结果显示,这其中很多基因表达水平的变化和白介素诱导的转录过程相一致,这提示着病毒具有诱导细胞因子表达的功能。由于人类一生可能携带多种慢性的疱疹病毒,关注病毒组对转录状态的调控作用可能会对人类预防某些疾病提供一定的理论基础。肠诺瓦克病毒以依赖于自噬基因表达的一种方式来调节上皮细胞的基因表达,这为"病毒组能改变未感染细胞的转录状态"这一观点提供了实验证据。

2012 年, Sen 等人在轮状病毒感染小鼠的单细胞研究中揭示了在感染的细胞和未感染的邻旁细胞的基因表达变化。病毒感染会通过诱导干扰素及其他细胞因子,或 cGAMP (2'~5')来触发邻旁细胞的变化。诸如此类的一些机制,尤其是在人体内的作用途径和机制有待进一步的研究。

4. 病毒组(以噬菌体组为例)通过菌群间接影响人类机体健康　病毒组会通过影响宿主的微生物组和机体本身的基因来影响宿主的健康。噬菌体是在肠道病毒组中被发现的主要成分,占据肠病毒组组分的接近 90%。尽管目前在噬菌体导致肠道细菌失衡的作用方面很少有实验数据,但是 de Paepe 等人在噬菌体影响肠道微生物群微环境的机制方面做了几个假设。

其中一种比较可信的假设被描述为"生物武器"模式。共生的细菌可以利用其噬菌体来杀灭肠道中与之竞争生存环境与营养物质的其他细菌。在这个假设中,噬菌体会为其宿主菌提供抵抗再次感染的免疫力,以"生物武器"的方式,噬菌体会导致与其宿主菌相竞争的微生物的大量裂解,从而导致微生物组分的改变——即内环境的失衡,在某些情况下还会进一步引起机体的炎症或其他疾病反应。

三、病毒组与人类基因组共进化

人类基因组中 8% 的组分来源于反转录病毒。尽管内源病毒在很长一段时间里被认为只有反转录病毒,但是现在的研究证明所有真核病毒的主要类型都能导致内源性病毒因子(endogenous viral elements, EVEs)的产生。与转座因子等相比较,EVEs 可能具有更强的调节和生理功能。大多数的转座因子插入其宿主基因组后,会尽量减小对宿主的不利影响,有时候能达到与宿主基因组共存甚至互利共存的状态。但是当病毒侵入机体后,病毒感染所引起的免疫反应通常会使其被完全消灭,为了保证个体基因能够遗传给后代,病毒产生了 EVEs 来篡改宿主的基因组,以抵抗宿主的抗病毒反应。

四、结语

病毒组是人类宏基因组中一个重要的组成部分,并且迅速地发生进化。随着测序花费的下降、病毒组数据库注释量的增加,以及更多病毒种类的发现,人们对病毒组检测和量化的工作正在迅速进行。病毒组对人类健康与疾病潜在的重要性促使着科研人员对寄居在人体的病毒进行测定和注释。继人类微生物组计划之后,一个以研究基因型和表型的关系为目标的人类病毒组项目有必要被发起。

在将来有关人类病毒组的研究中,以下问题是值得关注的:机体如何在病毒组中识别病原体相关分子模式（PAMPS）和抗原并刺激产生固有免疫和适应性免疫,病毒组是如何影响共生菌的组成、功能性质及其抗原性的,以及会对机体的免疫力和健康发挥怎样的作用,等等。

（陈　倩）

参 考 文 献

［1］Zhao H, Fu YM, Song WQ, et al. Advances in micro-ecological researches on viruses and cells. Chin J Microecol, 2014, 26（7）: 863–865.（in Chinese）

［2］赵宏,付英梅,宋武琦. 病毒与细胞的微生态学研究进展. 中国微生态学杂志, 2014, 26（7）: 863–865.

［3］Virgin HW. The virome in mammalian physiology and disease. Cell, 2014, 157（1）: 142–150.

［4］Cadwell K. The Virome in Host Health and Disease. Immunity, 2015, 42（5）: 805–813.

［5］Lecuit M, Eloit M. The human virome: new tools and concepts. Trends in Microbiology, 2013, 21（10）: 510–515.

［6］Rosenberg R, Johansson MA, Powers AM, et al. Search strategy has influenced the discovery rate of human viruses. Proceedings of the National Academy of Sciences, 2013, 110（34）: 13961–13964.

［7］Woolhouse ME, Howey R, Gaunt E, et al. Temporal trends in the discovery of human viruses. Proceedings of the Royal Society, 2008, 275: 2111–2115.

［8］屈正中. 肝癌基因组中乙肝病毒整合事件的研究［D］. 北京: 中国科学院基因所硕士论文, 2011.

［9］Foxman EF, Iwasaki A. Genome-virome interactions: examining the role of common viral infections in complex disease. Nature Reviews Microbiology, 2011, 9（4）: 254–264.

［10］Farrar MA, Schreiber RD. The molecular cell biology of interferon-gamma and its receptor. Annual Review of Immunology, 1993, 11（1）: 571–611.

［11］Virgin HW, Todd JA. Metagenomics and personalized medicine. Cell, 2011, 147（1）: 44–56.

［12］Zeng M, Hu Z, Shi X, et al. MAVS, cGAS, and endogenous retroviruses in T-independent B cell responses. Science, 2014, 346（6216）: 1486–1492.

［13］De La Torre JC, Oldstone MB. Selective disruption of growth hormone transcription machinery by viral infection. Proceedings of the National Academy of Sciences, 1992, 89（20）: 9939–9943.

［14］Valsamakis A, Riviere Y, Oldstone MBA. Perturbation of differentiated functions in Vivo during persistent viral infection Ⅲ. Decreased growth hormone mRNA. Virology, 1987, 156（2）: 214–220.

［15］White DW, Suzanne Beard R, Barton ES. Immune modulation during latent herpesvirus infection. Immunological Reviews, 2012, 245（1）: 189–208.

［16］Canny SP, Goel G, Reese TA, et al. Latent gammaherpesvirus 68 infection induces distinct transcriptional changes in different organs. Journal of Virology, 2013: JVI. 02708–13.

[17] Cadwell K, Patel KK, Maloney NS, et al. Virus-plus-susceptibility gene interaction determines Crohn's disease gene Atg16L1 phenotypes in intestine. Cell, 2010, 141 (7): 1135–1145.

[18] Sen A, Rothenberg ME, Mukherjee G, et al. Innate immune response to homologous rotavirus infection in the small intestinal villous epithelium at single-cell resolution. Proceedings of the National Academy of Sciences, 2012, 109 (50): 20667–20672.

[19] Ablasser A, Schmid-Burgk JL, Hemmerling I, et al. Cell intrinsic immunity spreads to bystander cells via the intercellular transfer of cGAMP. Nature, 2013, 503 (7477): 530–534.

[20] Reyes A, Semenkovich NP, Whiteson K, et al. Going viral: next-generation sequencing applied to phage populations in the human gut. Nature Reviews Microbiology, 2012, 10 (9): 607–617.

[21] De Paepe M, Leclerc M, Tinsley CR, et al. Bacteriophages: an underestimated role in human and animal health?. Frontiers in Cellular and Infection Microbiology, 2014, 4 (3): 39.

[22] Bossi L, Fuentes JA, Mora G, et al. Prophagecon-tribution to bacterial population dynamics. Journal of Bacteriology, 2003, 185 (21): 6467–6471.

[23] Brown SP, Le Chat L, de Paepe M, et al. Ecology of microbial invasions: amplification allows virus carriers to invade more rapidly when rare. Current Biology, 2006, 16 (20): 2048–2052.

[24] Lander ES, Linton LM, Birren B, et al. Initial sequencing and analysis of the human genome. Nature, 2001, 409 (6822): 860–921.

[25] Feschotte C, Gilbert C. Endogenous viruses: insights into viral evolution and impact on host biology. Nature Reviews Genetics, 2012, 13 (4): 283–296.

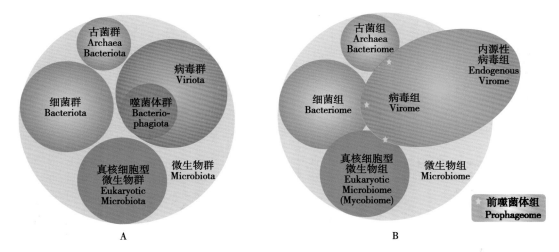

图 1-1 人体微生物群（A）与微生物组（B）示意图

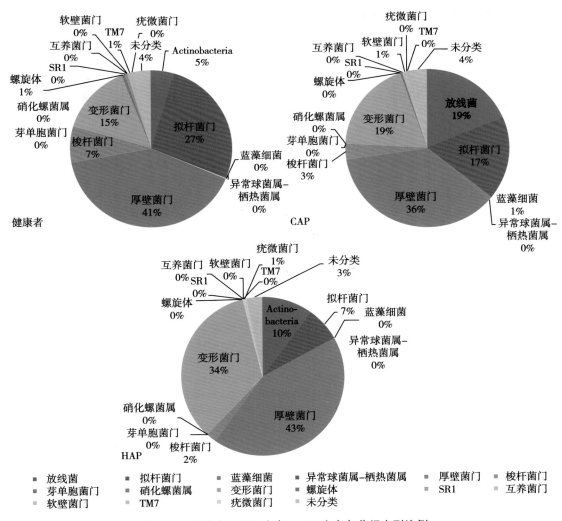

图 3-1 正常人、CAP 患者、HAP 患者各菌门序列比例

1

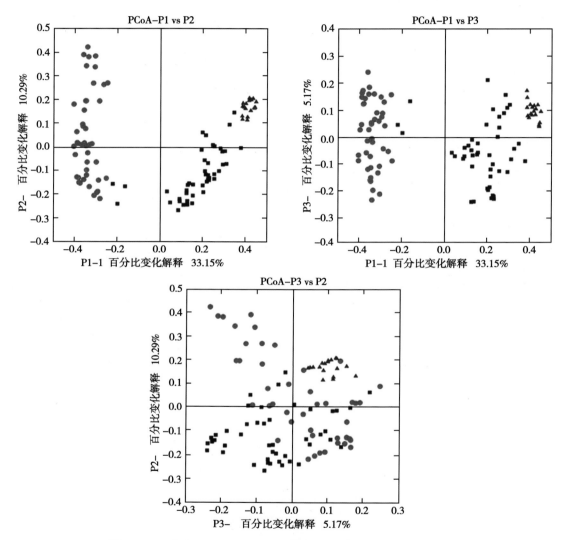

图 3-2 正常人、CAP 患者、HAP 患者标本微生物组的 PCoA 分析

图中的绿色、蓝色、红色的散点分别代表正常人、CAP 患者、HAP 患者

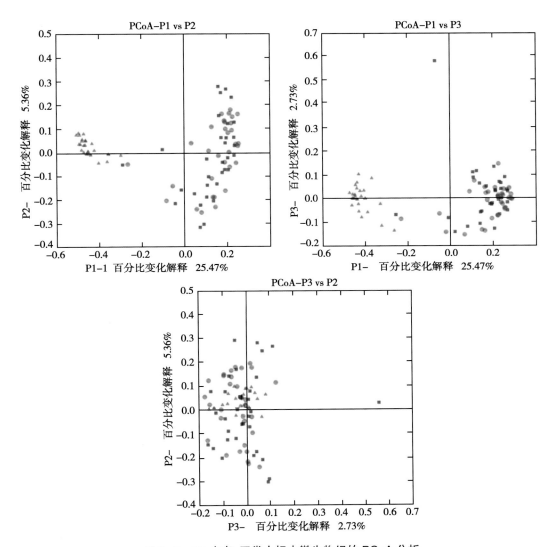

图 3-3 TB 患者、正常人标本微生物组的 PCoA 分析

图中的绿色、蓝色、红色的散点分别代表正常人、TB 患者健侧、TB 患者患侧标本

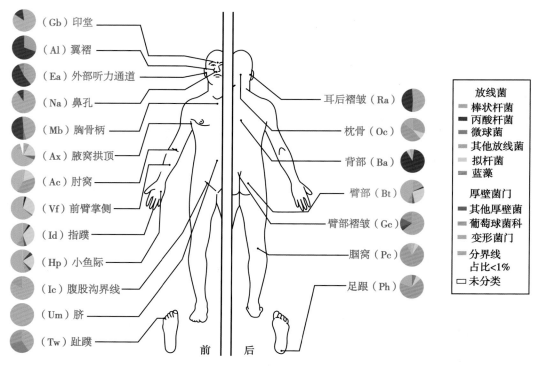

图 6-1 人体表皮的微生物群分布

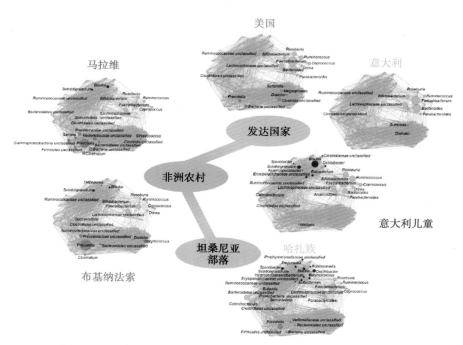

图 7-1 肠道微生物群的进化：从古老生活方式到现代文明的转变

图中每个点代表该人群丰度最高的六种微生物，用不同的颜色予以区分。栖粪杆菌属（*Faecalibacterium*）（深蓝色）、戴阿利斯特菌属（*Dialister*）（绿色）、普雷沃菌属（*Prevotella*）（橙色）、梭菌目 – 未分类（*Clostridiales*_unclassified）（黄色）、瘤胃菌科 – 未分类（*Ruminococcaceae*_unclassified）（粉色）和布劳特菌属（*Blautia*）（紫色）

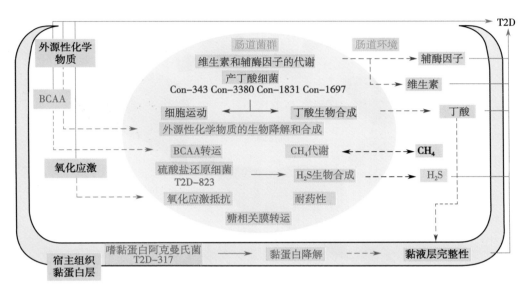

图 16-1　部分肠道微生物和其代谢产物与 T2DM 发病的关系

红色、蓝色的物质和生化过程分别表示该因素会增加、降低 T2DM 患者肠道
微生物的功能,黑色表示不确定是否 T2DM 患者肠道微生物的功能有关

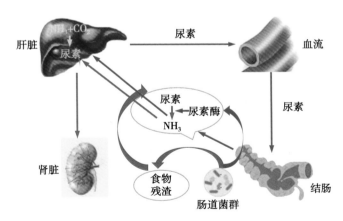

图 17-1　肠道菌群产生的尿素"肠 - 肝循环"

━━▶:正常代谢途径;　━━▶:CKD 患者尿素的"肠 - 肝循环"

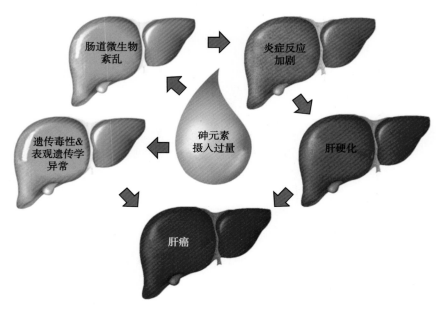

图 22-1　砷诱导肝损伤进展为肝硬化、肝癌过程图

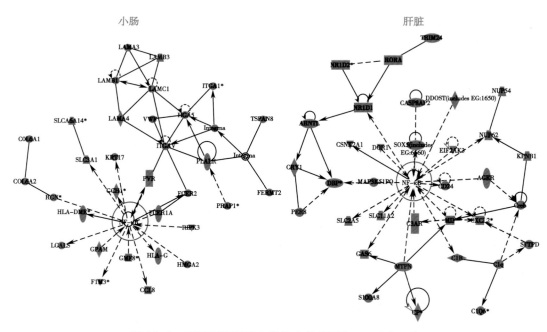

图 22-2　肝螺杆菌促进小鼠体内黄曲霉素 B1 诱导肝癌
的进展与 NF-κB 因子活化的联系

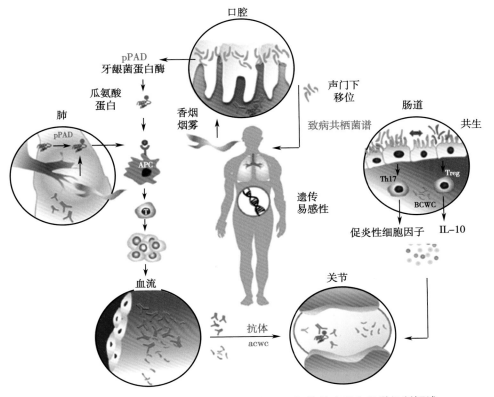

图 24-1　人体微生物组微生态失调与 RA 相关的病理生理学机制概述

通过口腔,肺和消化道中被认为是 RA 疾病起源的位点,这些部位的微生物
微生态失调可以与环境和宿主遗传因素协同作用而引发 RA[13]

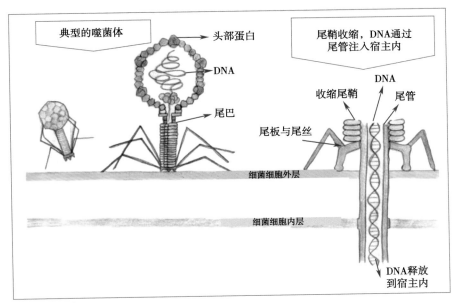

图 30-2　噬菌体的典型结构和穿透细胞壁将 DNA 注入宿主菌的收缩能力示意图

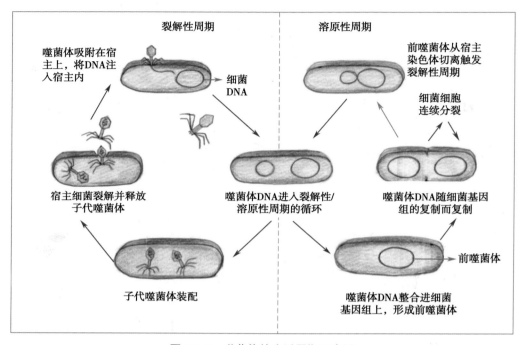

图 30-3　噬菌体的生活周期示意图

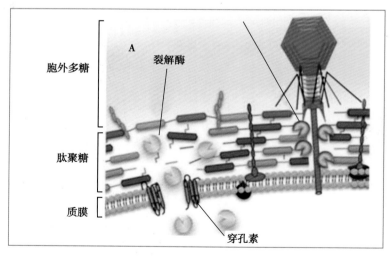

图 30-4　穿孔素 – 裂解酶途径（以 G⁺ 为例）